Esame di Stato
Infermieristica

Dott.ssa Claudia Meazzini

I edizione Aprile 2020

Esame di Stato Infermieristica
© 2020 Claudia Meazzini. Tutti i diritti riservati.
ISBN: 9798636345749

Sito web dell'autrice:
www.claudiameazzini.it

A cura di Dr. Alessio Mangoni, PhD
www.alessiomangoni.it

Indice

Indice		**5**
1	**Introduzione**	**19**
2	**La legislazione**	**21**
2.1	Decreto n. 739/1994 - Profilo professionale	22
2.2	Legge n. 42/99 - Disposizioni in materia di professioni sanitarie	30
2.3	Il codice deontologico (1 Marzo 2009)	32
3	**La metodologia di ricerca**	**39**
3.1	La revisione della letteratura	39
3.2	Le fasi della ricerca bibliografica	40
3.3	Gli studi osservazionali	42
3.4	Gli studi sperimentali	43
4	**Il rischio biologico**	**47**
4.1	Gli agenti biologici e l'insorgenza di infezioni	47
4.2	Le infezioni correlate all'assistenza	49
4.3	La prevenzione: il lavaggio delle mani	52
	4.3.1 Tipologie di lavaggio delle mani	52
4.4	La prevenzione: i dispositivi di protezione individuale	55
4.5	La prevenzione e il controllo delle infezioni: Il processo di sterilizzazione	58

4.5.1 Procedure preliminari alla sterilizzazione 59

5 L'organizzazione dell'ospedale per intensità di cure — 71
5.1 Cosa significa ospedale per intensità di cure 71
5.2 La progettazione dell'ospedale per intensità di cura 72
5.3 L'instabilità clinica e la complessità assistenziale 73

6 L'infermieristica di comunità — 75
6.1 La comunità e la figura dell'infermiere di comunità 75
6.2 Le leggi e le norme che disciplinano l'infermiere di famiglia e di comunità 78

7 L'educazione terapeutica — 81
7.1 Definizioni 81
7.2 Le caratteristiche generali 82
7.3 Le modalità d'intervento 83
7.4 Le quattro fasi del processo educativo 85
7.5 Gli obiettivi dell'educazione terapeutica 86
7.6 Gli attori nell'educazione terapeutica 86

8 La somministrazione della terapia — 89
8.1 Il ruolo dell'infermiere 89
8.2 La prevenzione degli errori, la prescrizione e l'interpretazione 90
8.3 La preparazione dei farmaci 92
8.4 Il dosaggio e la conservazione del farmaco 93
8.5 La somministrazione dei farmaci 94
8.6 Le vie di somministrazione 96
8.7 Gli effetti collaterali e le reazioni avverse 97
8.8 Le responsabilità professionali 97

8.9 La tenuta del registro di carico e scarico delle sostanze stupefacenti e psicotrope 99

8.10 Il cloruro di potassio 100

9 Il blocco operatorio 105

9.1 Il blocco operatorio e la fase intra-operatoria 105

9.2 I percorsi in sala operatoria 106

9.3 Gli strumenti e i materiali di base della sala operatoria . . . 107

9.4 Il personale del blocco operatorio 109

9.5 Lo strumentario chirurgico 113

9.6 L'atto chirurgico 114

10 La prevenzione e il trattamento delle Lesioni Da Pressione (LDP) 117

10.1 Definizione generale 117

10.2 La classificazione delle LDP 117

10.3 La prevenzione delle LDP e i fattori di rischio 118

10.4 Le scale di valutazione del rischio 121

10.5 Il trattamento delle LDP 123

10.6 Le caratteristiche ideali per la medicazione delle LDP 129

11 La rilevazione del dolore 131

11.1 Definizioni 131

11.2 I tipi di dolore 131

11.3 Le complicanze del dolore 133

11.4 I riferimenti normativi 134

11.5 Il ruolo dell'infermiere 134

11.6 La misurazione del dolore 135

11.7 Le scale del dolore utilizzate nell'adulto 136

11.8 La terapia farmacologica antalgica 139

11.9 Il dolore nel bambino 139

11.10 Le scale di valutazione del dolore nel bambino 140

11.11 Il contenimento del dolore attraverso le tecniche non farmacologiche 143

12 Il piano assistenziale per la persona operata per patologia gastro-esofagea o patologia intestinale — 145

12.1 L'accertamento iniziale 147

12.2 Le diagnosi infermieristiche pre-operatorie associate ad interventi gastro-esofagei e intestinali 148

12.3 Le diagnosi infermieristiche post-operatorie associate ad interventi gastro-esofagei e intestinali 151

12.4 I problemi collaborativi post-operatori 152

12.5 Le complicanze post-operatorie 153

13 Il piano assistenziale per la persona operata per patologia polmonare — 159

13.1 L'accertamento iniziale 160

13.2 Le diagnosi Infermieristiche pre-operatorie associate a patologia polmonare 161

13.3 La preparazione fisica all'intervento 163

13.4 Il paziente di ritorno dalla sala operatoria 165

13.5 Le diagnosi infermieristiche post-operatorie associate a patologia polmonare 168

13.6 Le complicanze post-operatorie 171

13.7 Il drenaggio toracico 173

13.8 Il drenaggio di tipo Pleur-Evac 175

13.9 Il drenaggio di tipo Thora-Seal III 176

13.10 Il drenaggio toracico e l'assistenza infermieristica 176

13.11 La medicazione del drenaggio chirurgico 177

14 Il piano assistenziale della donna operata per patologia della mammella — 179

    14.1 L'epidemiologia 179

    14.2 Il trattamento 179

    14.3 L'accertamento iniziale 180

    14.4 Le diagnosi infermieristiche pre-operatorie associate a patologia mammaria 181

    14.5 La preparazione fisica all'intervento 182

    14.6 Il periodo post-operatorio 184

    14.7 Le diagnosi infermieristiche post-operatorie associate a patologia mammaria 184

    14.8 Il paziente di ritorno dalla sala operatoria 187

    14.9 Le avvertenze post-operatorie 189

    14.10 Le complicanze post-operatorie 189

15 Il piano assistenziale per la persona con BPCO — 195

    15.1 Le quattro entità nosologiche della BPCO 195

    15.2 I fattori di rischio 196

    15.3 La sintomatologia 196

    15.4 L'accertamento iniziale 197

    15.5 Le diagnosi infermieristiche pre-operatorie associate a persona con BPCO 198

    15.6 Le complicanze della BPCO 204

    15.7 Le procedure diagnostiche 204

    15.8 Gli interventi infermieristici 205

16 Il piano assistenziale per la persona con diabete mellito — 209

    16.1 Definizioni 209

16.2 Il diabete mellito di tipo 1 210
16.3 Il diabete mellito di tipo 2 211
16.4 Il diabete mellito gestazionale 212
16.5 Le complicanze del diabete 213
16.6 Il ruolo dell'infermiere nella prevenzione e gli interventi da attuare 218
    16.6.1 La prevenzione 218
    16.6.2 La prevenzione delle complicanze 224
    16.6.3 Gli interventi infermieristici 225
16.7 La diagnosi di diabete 225
16.8 Il test orale di tolleranza al glucosio (OGTT) 226
16.9 La terapia farmacologica 227
16.10 Gli ipoglicemizzanti orali 228
16.11 L'insulina 229
    16.11.1 La conservazione e la somministrazione dell'insulina   231
    16.11.2 Le complicanze, le sedi e le tecniche di iniezione della terapia insulinica 232
16.12 L'infermiere e la preparazione al prelievo capillare 233
16.13 L'insegnamento all'auto-somministrazione 235
16.14 L'accertamento iniziale 237
16.15 Le diagnosi Infermieristiche associate a persona con diabete mellito 238
16.16 Il piede diabetico 240
    16.16.1 Definizioni 240
    16.16.2 Epidemiologia 240
    16.16.3 Eziopatogenesi 240
    16.16.4 Classificazione delle lesioni e trattamento 241

16.16.5 Le caratteristiche del piede sano e le indicazioni pratiche per prevenire le lesioni del piede 244

17 Il piano di assistenza ad un paziente di 62 anni affetto da carcinoma polmonare in fase terminale a domicilio — 247

17.1 L'eziopatogenesi 247

17.2 L'accertamento iniziale 248

17.3 Le diagnosi infermieristiche associate a paziente con carcinoma polmonare in fase terminale 248

18 Il piano di assistenza per una persona di 19 anni affetta da neoplasia del retto trattato con radio-chemioterapia e ospitato in hospice per dolore intrattabile — 255

18.1 Il tumore del retto 255

    18.1.1 Epidemiologia 255

    18.1.2 Lo screening per il tumore del colon-retto 256

18.2 I fattori di rischio 256

18.3 La sintomatologia 257

18.4 La stadiazione 258

18.5 Gli esami diagnostici 259

18.6 La diagnosi e l'Hospice 260

18.7 L'accertamento iniziale 261

18.8 I problemi collaborativi 261

18.9 Le complicanze del tumore del retto 262

18.10 Le diagnosi infermieristiche associate a persona affetta da tumore del retto trattata con chemio-radioterapia 263

19 Il piano assistenziale del paziente politraumatizzato degente in terapia intensiva, con diagnosi di trauma cranico seve-

ro, insufficienza respiratoria acuta e frattura scomposta di
femore trattata con fissatori esterni   267
   19.1 Definizioni 267
       19.1.1 La Glasgow Coma Scale e l'esame neurologico 268
   19.2 L'Emogasanalisi (EGA) 270
   19.3 La ventilazione meccanica 272
       19.3.1 Cos'è la ventilazione meccanica 272
       19.3.2 I concetti da conoscere 273
       19.3.3 L'atto ventilatorio meccanico 273
       19.3.4 La ventilazione a pressione positiva e la ventilazione
             a pressione negativa 274
       19.3.5 Le modalità di ventilazione 274
       19.3.6 Il monitoraggio del paziente con Ventilatore Meccanico 276
       19.3.7 I rischi legati alla ventilazione 277
   19.4 L'accertamento iniziale 277
   19.5 Il piano assistenziale del paziente politraumatizzato degente
      in terapia intensiva, con diagnosi di trauma cranico severo, insufficienza respiratoria acuta e frattura scomposta di
      femore trattata con fissatori esterni 279
   19.6 Gli obiettivi infermieristici e il monitoraggio 282
   19.7 Gli interventi infermieristici 287

20 Il piano assistenziale del paziente degente in terapia intensiva che a seguito di Emorragia Sub-Aracnoidea evolve in morte cerebrale   291
   20.1 L'Emorragia Sub-Aracnoidea (ESA) 291
       20.1.1 Definizione di ESA 291
       20.1.2 Le cause di ESA 291
       20.1.3 La clinica dell'ESA 292

20.1.4 La diagnosi di ESA 293
20.1.5 Il trattamento dell'ESA 293
20.1.6 Le complicanze dell'ESA 294
20.2 I principali interventi infermieristici in caso di ESA 295
20.3 La terapia della persona con ESA 296
20.4 La morte cerebrale 297
20.5 La diagnosi di morte cerebrale 298
20.6 L'accertamento di morte cerebrale 301
20.7 Il ruolo dell'infermiere durante la fase dell'accertamento di morte cerebrale 303
20.8 Il periodo di osservazione 303
20.9 La compilazione della documentazione 304
20.10 Il monitoraggio, il mantenimento e il trattamento terapeutico del donatore 305
    20.10.1 Il mantenimento del corpo del donatore 306
    20.10.2 Il trasferimento in SO e il prelievo di organi 306
20.11 Le diagnosi infermieristiche associate a paziente con ESA evoluta in morte encefalica 307
20.12 Gli obiettivi infermieristici 309

21 Il piano assistenziale del paziente degente in UTIC a seguito di PTCA, con stent per riperfusione coronarica, IABP, e in trattamento con NIV per insufficienza respiratoria   311

21.1 La PTCA e il posizionamento di uno stent per la riperfusione coronarica 311
21.2 Il contropulsore aortico (IABP) 312
21.3 L'insufficienza respiratoria 314
21.4 La ventilazione meccanica non invasiva o Non Invasive Ventilation (NIV) 315

21.5 Il piano di assistenza del paziente ricoverato in UTIC 317
    21.5.1 La fase pre-operatoria 318
21.6 Le diagnosi infermieristiche standard pre-operatorie del paziente sottoposto a intervento chirurgico 319
21.7 Le diagnosi infermieristiche standard post-operatorie del paziente sottoposto a intervento chirurgico 321
21.8 Il rientro dell'assistito in UTIC dalla sala operatoria - Gli interventi infermieristici 322
    21.8.1 Quadro generale delle condizioni cliniche dell'assistito 322
    21.8.2 Il monitoraggio dei PV 322
    21.8.3 Gli esami ematici 323
    21.8.4 La somministrazione della terapia 323
    21.8.5 La valutazione dei siti d'inserzione 323
    21.8.6 Il sistema respiratorio, gli scambi gassosi e la ventilazione 324
    21.8.7 Il posizionamento del paziente 326
    21.8.8 Le medicazioni 326
    21.8.9 L'igiene personale dell'assistito 327
    21.8.10 L'alimentazione 327
    21.8.11 Informazione/Educazione dell'assistito e della sua famiglia 327
    21.8.12 Il supporto infermieristico psicologico 328
21.9 Le complicanze 328
21.10 La gestione infermieristica del contropulsatore aortico ... 329
    21.10.1 Elenco dei controlli che vengono effettuati durante l'assistenza al paziente contropulsato 330
21.11 Il catetere di Swan-Ganz 334

22 Il piano assistenziale per la gestione del paziente con ictus cerebrale — 337

- 22.1 L'ictus cerebrale 337
- 22.2 L'eziopatogenesi 337
- 22.3 La sintomatologia 338
  - 22.3.1 I sintomi dell'ictus cerebrale, le caratteristiche del sintomo e l'esame obiettivo: 340
- 22.4 I fattori di rischio 347
- 22.5 L'accertamento iniziale 348
- 22.6 Gli esami strumentali 349
- 22.7 Le diagnosi Infermieristiche per la persona affetta da ictus cerebrale 350
  - 22.7.1 I risultati dell'attività infermieristica 355
- 22.8 I problemi collaborativi 356

23 Il piano assistenziale della persona ricoverata con TSO in SPDC — 357

- 23.1 Cos'è e quando nasce il TSO 357
- 23.2 Legge del 14 Febbraio 1904, n. 36 in materia di "Disposizione sui manicomi e sugli alienati. Custodia e cura degli alienati" 358
- 23.3 Legge del 13 Maggio 1978, n. 180 in materia di "Accertamenti e trattamenti sanitari volontari e obbligatori" 362
- 23.4 Il Servizio Psichiatrico di Diagnosi e Cura (SPDC) 370
  - 23.4.1 L'accesso in SPDC 371
- 23.5 Le condizioni richieste per eseguire un TSO e la sua esecuzione 372
  - 23.5.1 Condizioni richieste per un TSO 372
  - 23.5.2 Come si esegue il TSO 373
- 23.6 Il ruolo dell'infermiere nel TSO 375
- 23.7 La presa in carico e l'accertamento iniziale in SPDC 376

23.7.1 La presa in carico 376

23.7.2 L'accertamento iniziale 377

23.8 Le diagnosi infermieristiche per la persona ricoverata in TSO 378

23.9 I risultati attesi 380

24 L'infermiere in assistenza domiciliare e il case management del paziente schizofrenico — 383

24.1 La schizofrenia 383

24.2 Il Case Management infermieristico 384

24.3 Il Centro di Salute Mentale (CSM) 385

24.4 I sottotipi del disturbo schizofrenico 388

24.4.1 Il disturbo di tipo paranoide 389

24.4.2 Il disturbo di tipo disorganizzato o ebefrenico 389

24.4.3 Il disturbo di tipo catatonico 389

24.4.4 Il disturbo di tipo residuo 390

24.4.5 Il disturbo di tipo indifferenziato 390

24.5 I fattori di rischio 390

24.6 L'esordio e le fasi della malattia 391

24.7 Le valutazioni trasversali e longitudinali 392

24.8 La sintomatologia 393

24.8.1 I sintomi fondamentali 393

24.8.2 I sintomi secondari 394

24.9 Il piano assistenziale e la presa in carico del paziente al CSM e il Case Manager a domicilio 394

24.9.1 La presa in carico del paziente schizofrenico al CSM 394

24.9.2 La presa in carico del paziente schizofrenico a domicilio 398

24.10 Il paziente schizofrenico e la gestione dell'aggressività 400

24.10.1 L'aggressività 400

24.10.2 La gestione dell'aggressività 401

25 Il piano assistenziale della persona affetta da demenza senile — 405

- 25.1 La sintomatologia 405
  - 25.1.1 Sintomi di demenza precoce (segni di allarme) 407
  - 25.1.2 Sintomi di demenza intermedi 407
  - 25.1.3 Sintomi di demenza tardivi (gravi) 407
- 25.2 L'accertamento 408
- 25.3 Le diagnosi infermieristiche associate a persona affetta da demenza senile 409
- 25.4 I problemi collaborativi con la persona affetta da Alzheimer 414
- 25.5 Il trattamento della demenza senile 414

26 Il piano assistenziale per il paziente pediatrico — 417

- 26.1 L'infermiere pediatrico e i diritti del bambino 417
- 26.2 La carta di Ledha 418
- 26.3 L'ospedalizzazione, il trauma per il bambino e l'assistenza infermieristica 419
- 26.4 Il processo assistenziale in ambito pediatrico 421
- 26.5 L'accertamento 424
- 26.6 Le diagnosi infermieristiche pediatriche 425
  - 26.6.1 Il "modello Gordon" 425
- 26.7 La pianificazione degli interventi 431
- 26.8 L'attuazione degli interventi 432
- 26.9 La valutazione degli esiti 433

27 Glossario — 435

- 27.1 Significato - Acronimo 435
- 27.2 Acronimo - Significato 442

1 Introduzione

Questo libro rappresenta una valida base per la preparazione dell'Esame di Stato per l'abilitazione alla Professione di Infermiere. Il libro è suddiviso in 25 argomenti adeguatamente trattati, in modo chiaro e completo. I temi sviluppati sono quelli generalmente richiesti dalle commissioni di esame.
La prima parte del libro copre i seguenti argomenti di carattere generale: la legislazione, la metodologia di ricerca, il rischio biologico, l'organizzazione dell'ospedale per intensità di cure, l'infermieristica di comunità, l'educazione terapeutica, la somministrazione della terapia, il blocco operatorio, la prevenzione e il trattamento delle lesioni da pressione, la rilevazione del dolore.
La seconda parte del libro è dedicata ai piani assistenziali, ciascuno correlato da adeguate spiegazioni, diagnosi infermieristiche e relativi interventi. I piani assistenziali trattati sono i seguenti: piano assistenziale per la persona operata per patologia gastro-esofagea o patologia intestinale, piano assistenziale per la persona operata per patologia polmonare, piano assistenziale della donna operata per patologia della mammella, piano assistenziale per la persona con BPCO, piano assistenziale per la persona con diabete mellito, piano assistenziale ad un paziente di 62 anni affetto da carcinoma polmonare in fase terminale a domicilio, piano assistenziale per una persona di 19 anni affetta da neoplasia del retto trattato con radio-chemioterapia e ospitato in hospice per dolore intrattabile, piano assistenziale del paziente politraumatizzato a seguito di incidente stradale, degente in terapia inten-

siva, con diagnosi di trauma cranico severo, insufficienza respiratoria acuta, frattura scomposta di femore, trattata con fissatori esterni, piano assistenziale del paziente degente in terapia intensiva che a seguito di emorragia Sub-Aracnoidea evolve in morte cerebrale, piano assistenziale per pazienti in UTIC a seguito di PTCA, con inserimento di stent per riperfusione coronarica, posizionamento contropulsore aortico e insufficienza respiratoria in trattamento con NIV, piano assistenziale per la gestione del paziente con ictus cerebrale, piano assistenziale della persona ricoverata con TSO in SPDC, l'infermiere in assistenza domiciliare e il case management del paziente schizofrenico, il piano assistenziale della persona affetta da demenza senile, piano di assistenza per un paziente pediatrico.

E' infine presente un glossario per la spiegazione degli acronimi più comuni e usato in questo ambito.

2 La legislazione

L'attività infermieristica rientra all'interno dell'ambito professionale e non mansionale, non è lasciata andare a se stessa ma viene regolamentata da numerose leggi, decreti ministeriali e, dal punto di vista morale ed etico, da un vero e proprio codice deontologico. La presenza di leggi tutela da un lato l'infermiere, perché definendo i suoi ambiti operativi e le sue personali competenze impedisce sia l'insorgenza di ostilità causate da "sconfinamenti" negli ambiti delle competenze delle diverse figure professionali con cui collabora che erronee interpretazioni del problema sanitario-assistenziale. Quest'ultime potrebbero essere la causa di un potenziale pericolo per la vita e la salute dell'assistito. Un esempio esplicativo è rappresentato da una sbagliata diagnosi che potrebbe fare la differenza tra vita, morte, salute e malattia. Le leggi definiscono il concetto di indipendenza e responsabilità dell'infermiere nello svolgimento delle attività a lui preposte, dove la presenza del un medico o di un'altra figura professionale non è necessaria. In alcuni casi la legge prevede il demansionamento delle sue attività a terzi, come discuteremo in seguito, entrando nello specifico delle normative. Dall'altro lato le leggi tutelano l'assistito perché, se vengono rispettate, garantiscono un'attività assistenziale sicura, efficiente ed efficace.

Tra i vari decreti ministeriali, uno dei più rilevanti, molto importante da ricordare, è il Decreto del 14 Settembre 1994 n. 739, tale decreto professionalizza l'attività infermieristica attraverso la regolamentazione e la definizione del profilo professionale dell'infermiere. Il decreto riconosce l'infermiere come responsabile dell'assistenza infermieristica generale, precisa la natura dei suoi interventi, gli ambiti operativi, la metodologia del lavoro, le interrelazioni con gli altri operatori, gli ambiti professionali di approfondimento culturale, operativo e le cinque aree della formazione specialistica (sanità pubblica, area pediatrica, salute mentale/psichiatria, geriatria e area critica). Il suo profilo è quello di un professionista intellettuale, competente, autonomo e responsabile. Gli articoli più importanti da ricordare all'interno del Decreto n. 739 sono i primi tre, di cui all'interno del primo articolo i primi sei commi.

2.1 Decreto n. 739/1994 - Profilo professionale

Art. 1 comma 1

"E' individuata la figura professionale dell'infermiere con il seguente profilo: l'infermiere è l'operatore sanitario (non è un operatore ausiliario che deve assistere il medico o altre figure professionali durante le loro attività) che, in possesso di diploma universitario abilitante (l'infermiere acquisisce la sua formazione all'interno dell'ambito universitario e il conseguimento del titolo tramite superamento dell'esame di stato a termine del terzo anno universitario lo abilita all'esercizio professionale) e dell'iscrizione all'albo professionale (obbligatorio, in quanto la sua iscrizione a tale albo garantisce allo Stato e al cittadino la competenza di colui che esercita l'attività professionale, questo sia che lavori in ambito privato che pubblico) è responsabile dell'assistenza generale infermieristica. Per assistenza sanitaria si intende quella generica, in cui l'infermiere è direttamente responsabile di tutte le attività poste in essere per erogarla, distinta comunque dall'assistenza sanitaria specialistica, che può essere attuata solo dopo il conseguimento degli ulteriori due anni universitari (laurea di secondo livello) dopo la laurea di primo livello in infermieristica)."

Art. 1 comma 2

"L'assistenza infermieristica preventiva, curativa, palliativa e riabilitativa è di natura tecnica, relazionale, educativa. Le principali funzioni sono: la prevenzione delle malattie, l'assistenza dei malati e dei disabili di tutte le età e l'educazione sanitaria."

Leggendo questo comma ci accorgiamo di come sono cambiate le attività infermieristiche rispetto al passato, infatti se prima le azioni svolte dall'operatore erano basate principalmente sul processo di assistenza alle cure, ora la prevenzione e l'educazione sanitaria sono attualmente il punto focale dell'assistenza infermieristica, infatti tramite un'adeguata prevenzione (ad esempio le vaccinazioni) e una corretta educazione sanitaria è possibile ridurre l'insorgere di molte malattie. Alcuni esempi comuni di educazione sanitaria sono:

- le attività svolte nei consultori, che forniscono informazioni sui rischi associati ai rapporti sessuali con lo scopo di determinare una maggiore consapevolezza nell'assistito, il quale dovrebbe, a seguito di questa nuova presa di coscienza, adottare comportamenti più sicuri per la sua salute, prevenendo così l'insorgenza di eventuali malattie sessualmente trasmissibili;

- l'educazione svolta dall'infermiere delle Aziende Sanitarie Locali (ASL) quando svolge servizio di assistenza domiciliare, attraverso l'atto educativo verso corretti stili di vita e comportamenti che ogni persona dovrebbe tenere per ridurre o eliminare determinate problematiche sanitarie.

L'educazione sanitaria ha quindi delle conseguenze importanti che sono di utilità sia nel campo della prevenzione di patologie mai avute, sia di quelle già avute e trattate, impedendone la ricaduta.

Un altro intervento molto importante contenuto nel comma 2 dell'Art. 1 del Decreto 739, di pertinenza infermieristica, è l'assistenza al malato anche nella fase palliativa, in cui l'infermiere risponde ai suoi bisogni fino al suo exitus. Non si tratta quindi soltanto di assistenza quando lo scopo finale è la riabilitazione o la cura della persona, ma anche quando questo diventa l'abbandono della vita. L'assistenza al morente avviene di solito o al proprio domicilio, tramite assistenza domiciliare effettuata dagli infermieri dell'ASL, o all'interno di Hospice (strutture residenziali, dove persone con patologie terminali hanno un trattamento mirato principalmente alla riduzione dei sintomi associati alla loro malattia, come ad esempio il dolore sia fisico che mentale).

La natura relazionale dell'assistenza permette una maggiore "compliance" dell'assistito al trattamento terapeutico, infatti una corretta comunicazione tra infermiere e assistito determina una maggiore conoscenza da parte di quest'ultimo della propria patologia e questo incide positivamente sull'adesione al piano terapeutico-assistenziale, facilitando di conseguenza il raggiungimento dell'obiettivo prefissato.

Art. 1 comma 3

"L'infermiere:

- partecipa all'identificazione dei bisogni di salute della persona e della collettività; identifica i bisogni di assistenza infermieristica della persona e della collettività e formula i relativi obiettivi;

- pianifica, gestisce e valuta l'intervento assistenziale infermieristico;

- garantisce la corretta applicazione delle prescrizioni diagnostico-terapeutiche;

- agisce sia individualmente sia in collaborazione con gli altri operatori sanitari e sociali;

- per l'espletamento delle funzioni si avvale, ove necessario, dell'opera del personale di supporto;

- svolge la sua attività professionale in strutture pubbliche o private, nel territorio e nell'assistenza domiciliare, in regime di dipendenza o libero professionista."

Nel comma 3 dell'Art. 1 del Decreto 739 sono presenti alcuni aspetti importanti da evidenziare. Il primo è l'ambiente interdisciplinare in cui lavora l'infermiere, dove viene rispettato come soggetto competente nella sua materia. La presenza di un'équipe multidisciplinare consente una corretta identificazione e interpretazione dei bisogni di salute e assistenziali della persona e dell'intera collettività (identificando i bisogni collettivi si può infatti agire su un più ampio spettro di soggetti). Una volta individuati i bisogni, attraverso una pianificazione integrata tra i vari operatori, viene definito un piano assistenziale con i relativi interventi e obiettivi da raggiungere.

All'infermiere sono riconosciute le capacità e le competenze per poter definire le priorità di intervento e l'ipotesi risolutiva, con la relativa scelta degli strumenti e delle risorse necessarie per l'esecuzione dell'intervento, l'attuazione autonoma e personale delle azioni di sua competenza di cui ne è il responsabile, la verifica di quanto attuato e il livello di raggiungimento dell'obiettivo prefissato. In alcuni casi specifici l'infermiere ha la possibilità di istruire il personale di supporto, come ad esempio gli Operatori Socio Sanitari (OSS) o gli Operatori Tecnici dell'Assistenza (OTA), per l'esecuzione di alcune attività di cui però ne rimane responsabile.

Art. 1 comma 4

"L'infermiere contribuisce alla formazione del personale di supporto e concorre direttamente all'aggiornamento relativo al proprio profilo professionale e alla ricerca."

In questo comma è riconosciuta nella figura dell'infermiere una funzione formativa e didattica continua, con capacità di delegazione di alcune proprie attività al personale di supporto, previa un'adeguata formazione svolta in prima persona dall'infermiere stesso e di cui lui risponde di un'eventuale malpractice. Un altro aspetto importante è quello dell'aggiornamento del professionista infatti, tramite corsi con erogazione di crediti di Educazione Continua in Medicina (crediti ECM), l'infermiere aggiorna le proprie competenze, sia per quanto riguarda gli aspetti più pratici delle sue attività sia per quelli clinico-assistenziali e socio-relazionali, tutti basati esclusivamente su evidenze scientifiche.

L'Art. 1 del Decreto 739 dal comma 5 al comma 7 tratta il percorso formativo specialistico infermieristico.

Art. 1 comma 5

"La formazione infermieristica post-base per la pratica specialistica è intesa a fornire agli infermieri di assistenza generale delle conoscenze cliniche avanzate e delle capacità che permettano loro di fornire specifiche prestazioni infermieristiche nelle seguenti aree:

- Sanità pubblica (infermiere di Sanità pubblica);

- pediatria (infermiere pediatrico);

- salute mentale (infermiere psichiatrico);

- geriatria (infermiere geriatrico);

- area critica (infermiere di area critica)."

Il percorso universitario permette alla fine dei tre anni di poter effettuare due anni di formazione avanzata in cui competenze più specifiche di tipo pratico-teorico, in merito a una delle cinque diverse aree di formazione specialistica, si aggiungeranno alle conoscenze assistenziali di base acquisite nei tre anni precedenti.

1. **L'area di Sanità pubblica** (infermiere di Sanità pubblica) richiede di saper gestire (pianificare, realizzare, monitorare e valutare) strategie assistenziali globali, tempestive, continue e di elevata qualità, in risposta ai bisogni di salute reali e potenziali che si manifestano nella persona dal momento della nascita fino alla sua morte. Gli ambiti di intervento dell'area di sanità pubblica sono: la comunità, i servizi di prevenzione, l'ambulatorio infermieristico, i centri di sostegno, i centri educativi, gli studi medici associati, i luoghi di lavoro, i servizi ospedalieri di prevenzione e controllo delle malattie infettive e infezioni ospedaliere, i servizi distrettuali, i centri immigrati e le carceri;

2. **L'area pediatrica** (infermiere pediatrico) dove l'assistenza infermieristica ruota attorno ad una conoscenza profonda dei bisogni del bambino e della famiglia, alla promozione della salute e alla prevenzione di malattie e disabilità dell'età evolutiva, all'educazione alla salute e terapeutica del bambino e della famiglia e agli interventi riabilitativi e di sostegno nel momento della cronicità, disabilità e nella fase terminale di malattia. Infine si occupa anche della ricerca infermieristica mediante indagini di tipo socio-epidemiologiche svolte sia su individui singoli che su gruppi in età evolutiva;

3. **L'area di salute mentale** (infermiere psichiatrico) in cui l'infermiere deve essere in grado di effettuare un'attenta analisi dei bisogni con un'adeguata presa in carico dell'assistito e della sua famiglia, attraver-

so il potenziamento delle sue capacità e il mantenimento e lo sviluppo dei legami affettivi e sociali della persona, dove l'infermiere cerca di reinserire l'assistito all'interno dei diversi contesti di vita che lo circondano. L'attività dell'infermiere psichiatrico viene generalmente svolta all'interno dei servizi psichiatrici, degli ospedali psichiatrici e dei centri diurni, all'interno delle comunità, dei servizi di neuropsichiatria infantile, dei centri di sostegno per gruppi di auto-aiuto, dei servizi territoriali, come il Centro di Salute Mentale (CSM), degli ospedali psichiatrici giudiziari, dei servizi ospedalieri deputati alla diagnosi e alla cura delle malattie psichiatriche;

4. **L'area geriatrica** (infermiere geriatrico), si occupa delle persone con età avanzata, dove i soggetti assistiti presentano spesso comorbilità (presenza di più patologie in un'unica persona) e dove quindi la gestione clinica e assistenziale è molto complessa. Le capacità di interagire e integrare le proprie attività con l'equipe multidisciplinare è fondamentale, un'adeguata cooperazione può migliorare le condizioni di vita dell'assistito, al contrario, l'assenza di comunicazione o la presenza di rapporti conflittuali, può essere causa di aggravamento delle condizioni di salute e aumento del rischio di mortalità. Mentre in un soggetto giovane si possono riscontrare patologie acute che solitamente, dopo un'adeguata terapia medica o chirurgica, vengono risolte con ristabilimento delle condizioni di salute precedenti alla patologia, nella persona anziana invece l'infermiere si trova di fronte a disabilità e patologie croniche evolutive, in cui l'obiettivo generalmente non è più orientato alla cura, ma molto spesso al mantenimento e al rallentamento del declino delle condizioni di salute. Gli ambiti in cui opera l'infermiere geriatrico sono: i servizi ospedalieri, gli studi medici associati, la comunità, l'ambulatorio infermieristico (sia pubblico

che privato), la famiglia e i servizi distrettuali;

5. **L'area critica** (infermiere di area critica) è una specializzazione che permette l'acquisizione di conoscenze e competenze infermieristiche avanzate, abilità specifiche nell'ambito dell'Urgenza/Emergenza. L'infermiere di area critica sa affrontare le situazioni di criticità e instabilità vitale della persona assistita, assistendolo sin dal momento in cui l'evento si verifica, approcciando immediatamente il problema di salute, con rapida valutazione clinica e assistenziale e continua rivalutazione critica, fino alla stabilizzazione e attivazione del percorso di recupero o, nel caso peggiore, accompagnandolo alla sua morte. Tale specializzazione trova ambito in numerosi ambienti/reparti: la Stroke Unit, la Rianimazione, la Sala Operatoria (SO), l'Unità di Terapia Intensiva Coronarica (UTIC), il Pronto Soccorso (PS), l'Unità spinale, l'Unità operativa di Medicina e Chirurgia d'Urgenza, la Terapia Intensiva Post Operatoria Cardiochirurgica (TIPOC), la Pneumologia e la Terapia Sub Intensiva.

Art. 1 comma 6

Il Ministero della Salute (MdS) tramite decreto specifico può, in caso di necessità adeguatamente motivate da parte del Servizio Sanitario Nazionale (SSN), definire ulteriori aree in cui è necessario un percorso formativo specialistico o comunque una formazione complementare specifica.

Art. 1 comma 7

Il percorso formativo specialistico si conclude con il rilascio di un attestato, il quale fornisce, dal punto di vista lavorativo, un titolo preferenziale nell'esercizio delle funzioni specifiche nelle aree per cui si è specializzati.

Art. 2

Il diploma universitario di infermiere, previa iscrizione all'albo professionale della Federazione Nazionale Ordini Professioni Infermieristiche (FNOPI), abilita all'esercizio della professione infermieristica.

Art. 3

Il Ministero dell'Istruzione, dell'Università e della Ricerca (MIUR), assieme al Ministero della Sanità, ha reso i diplomi e gli attestati conseguiti con il precedente ordinamento equipollenti all'odierno diploma universitario, per poter esercitare l'attività professionale e accedere ai pubblici uffici.

2.2 Legge n. 42/99 - Disposizioni in materia di professioni sanitarie

Art. 1 comma 1

Definizione delle professioni sanitarie

La denominazione di "professione sanitaria ausiliaria" viene sostituita con "professione sanitaria", questa modifica definisce ed evidenzia l'autonomia dell'infermiere nell'esecuzione delle sue funzioni, infatti in passato ogni sua attività doveva essere effettuata (anche se era sempre svolta autonomamente) con la presenza di un medico. L'esclusione del termine ausiliario, definisce una maggiore autonomia e responsabilità professionale che aumenta indirettamente anche la gratificazione personale e, di conseguenza, la qualità delle prestazioni eseguite dall'infermiere, con conseguenze positive per l'assistito e per la collettività.

Art. 1 comma 2

Abrogazione del Mansionario

Abrogazione del Mansionario, definito dal Decreto del Presidente della Repubblica (DPR) n. 225 del 1974, e utilizzo al posto di esso, per la definizione delle attività e responsabilità professionale, del Profilo professionale (n. 739/94), dell'Ordinamento Didattico (insieme di ciò che si è appreso nei tre anni di università) e del Codice Deontologico.

Art. 2

Attività della Commissione Centrale per gli Esercenti le Professioni Sanitarie (CCEPS)

Per le indennità di missione e per il rimborso delle spese sostenute dai membri della Commissione Centrale quali Esercenti le Professioni Sanitarie, designati dai Comitati centrali delle Federazioni nazionali degli ordini e dei collegi, provvedono direttamente le Federazioni predette.

Art. 3

Modifiche alla legge n. 175 del 5 Febbraio 1992

Modifica dell'Art. 3, comma 1: "sono sospesi dall'esercizio della professione sanitaria per un periodo da due a sei mesi" sono sostituite da "gli esercenti delle professioni sanitarie di cui all'articolo 1 che effettuino pubblicità nelle forme consentite dallo stesso articolo senza autorizzazioni del Sindaco, sono assoggettati alle sanzioni disciplinari della censura o alla sospensione dell'esercizio della professione sanitaria, ai sensi dell'articolo 40 approvato con Decreto del Presidente della Repubblica 5 Aprile 1950, n. 221. Se la pubblicità non autorizzata contiene indicazioni false la sospensione è da sei mesi a un anno. Alla stessa sanzione sono soggetti gli esercenti le professioni sanitarie che effettuino pubblicità a qualsiasi titolo con mezzi e forme non disciplinati dalla presente legge." In parole povere questo articolo regolamenta le sanzioni del professionista sanitario, quando questo effettua pubblicità concernente l'esercizio della sua professione senza il rispetto delle forme, mezzi e autorizzazione del Sindaco, tale infrazione aumenta di gravità se all'interno della pubblicità ci sono indicazioni false, ciò infatti porterebbe alla sospensione dell'esercizio professionale da sei mesi ad un anno.

Art. 4

Diplomi conseguiti in base alla normativa anteriore a quella di attuazione dell'Art. 6, comma 3, del d.lgs. 30 Dicembre 1992, n. 502, e successive modificazioni

Come visto nell'Art. 3 del Decreto 739/94 , l'Art. 4 della Legge n. 42/99 definisce l'equipollenza tra i diplomi e attestati conseguiti con la precedente normativa (che avevano permesso l'iscrizione agli albi professionali, lo svolgimento delle attività in regime di lavoro dipendente o autonomo e la partecipazione ai concorsi pubblici) e i diplomi universitari per l'esercizio professionale e l'accesso alla formazione post-base.

2.3 Il codice deontologico (1 Marzo 2009)

Il codice deontologico è un codice di comportamento etico che deve essere rispettato da tutti gli infermieri nell'esercizio della loro professione. All'interno del codice deontologico si trovano le norme generali di comportamento e la struttura dei principi guida nella relazione con la persona/assistito. Il codice deontologico venne approvato e promulgato per la prima volta nel 1960, successivamente ha subito due revisioni: la modifica del 1977 e quella dell'Ottobre del 1999, con la presentazione e la celebrazione del nuovo codice deontologico durante il Congresso della Federazione Nazionale dei collegi IPASVI (Infermieri Professionali, Assistenti Sanitari e Vigilatrici d'Infanzia), contestualmente all'emanazione della Legge n. 42/99 (abrogazione del mansionario). L'ultima revisione del codice deontologico risale alla delibera n. 1 del 10 Gennaio 2009, approvata dal Comitato centrale della Federazione Nazionale dei Collegi IPASVI. Una prima stesura di revisione presentata a Roma al Consiglio Nazionale era avvenuta il 26 Novembre del 2016. Il codice deontologico si compone di 51 articoli, che definiscono i rapporti dell'infermiere con l'assistito. La relazione che viene instaurata tra infermiere e assistito è basata su interventi autonomi (non necessitano della presenza o mediazione di altri professionisti), professionali e specifici di competenza infermieristica (competenza acquisita sia tramite il percorso di studi sia tramite esperienza sul "campo") impiegati durante i percorsi terapeutici, clinici e assistenziali. L'autonomia di scelta, come già accennato, conferisce all'infermiere anche una maggiore responsabilità nei confronti della persona assistita. Nel relazionarsi con l'assistito, l'infermiere utilizza i saperi della sua professione, non solo di natura prettamente tecnica e scientifica, ma anche intellettuali, gestionali, relazionali ed educativi. All'interno dei 51 articoli viene definito il sistema etico-morale su cui si basa l'azione dell'infermiere, infatti, prima di prendere una qualsiasi decisione di tipo assistenziale, non solo deve tenere in considerazione le norme specifiche della professione, ma rispettare e tutelare anche la vita, la giustizia, l'equità, la dignità e la libertà della persona umana (principi fondamentali dell'uomo). Deve inoltre tenere conto dei valori etici, del genere, della religione, della cultura e delle condizioni sociali della persona specifica assistita con cui interagisce. Il rispetto di quanto detto permette, insieme alle attività di prevenzione, cura, riabilitazione e palliazione, il perseguimento del "bene salute", inteso come interesse sia del singolo che dell'intera collettività. Non rispettare quanto scritto all'interno del codice deontologico può essere causa di sanzioni che vengono emesse e applicate dal Collegio professionale, di cui l'infermiere, per essere qualificato come un professionista competente, aggiornato e formato, deve far parte. Dal codice deontologico si possono evidenziare quattro aspetti che sono alla base della pratica infermieristica etica: l'Advocacy, la competenza/responsabilità, la cooperazione e il caring. Vediamo ora nel dettaglio questi quattro aspetti.

- **L'Advocacy:** l'infermiere si fa garante di fronte all'assistito della sua salute e del rispetto dei suoi diritti. Confrontandosi con l'assistito, deve essere in grado di mettersi nei panni di quest'ultimo, adottando un atteggiamento empatico e senza pregiudizi, deve essere imparziale e rispettare la persona e le sue scelte cercando, in quest'ultimo caso, di aiutare l'assistito nel prendere decisioni in modo più consapevole, permettendo un giusto confronto tramite l'ascolto e senza prevaricare in caso insorgano incomprensioni e conflitti. Nel caso in cui vi siano contrasti etici non risolvibili, il professionista, può avvalersi della cosiddetta clausola di coscienza, definita dal Comitato Nazionale Bioetica del 2004 (tale pronunciamento si è avuto a seguito di una richiesta in merito alla legittimità di un operatore sanitario di potersi esimere dal somministrare e prescrivere la pillola del giorno dopo).

- **La competenza/responsabilità:** durante lo svolgimento dell'assistenza generale infermieristica, ogni azione dell'infermiere deve essere fatta secondo le competenze che ha acquisito attraverso la formazione di base o specialistica, oltre all'esperienza acquisita sul campo, non sconfinando negli ambiti di competenza degli altri professionisti. Quest'ultimo fatto non dovrebbe accadere per diverse ragioni: la creazione di conflitti genera un ambiente di lavoro ostile e quindi una più difficile convivenza tra i vari attori sanitari; causa errori sia nelle valutazioni sia nelle decisioni da prendere nei confronti dell'assistito; può determinare effetti psicologici negativi nei professionisti stessi, oltre al fatto che ogni professionista è portatore di conoscenza ed esperienza nel proprio settore. Nel caso in cui il professionista non sia sicuro o sufficientemente preparato nell'esecuzione di determinate prestazioni assistenziali deve chiedere ai colleghi con maggiore esperienza di sostituirlo o assisterlo nell'esecuzione dell'atto assistenziale evitando di eseguire "manovre" che potrebbero essere sbagliate e potenzialmente dannose per l'assistito. La responsabilità dell'agire professionale si basa su fondamenta molto solide: la formazione di base, il profilo professionale e il codice deontologico. Le competenze dell'assistito sono principalmente di natura tecnica, relazionale ed educativa e l'atto infermieristico è attuato in completa autonomia, dal momento della pianificazione dell'intervento, al momento dell'attuazione e valutazione, perciò la responsabilità ricade esclusivamente sull'infermiere che l'ha messo in atto. L'infermiere deve tenere conto dei principi giuridici, etici, deontologici e professionali, essendo lui stesso il responsabile delle attività assistenziali e di cura che pone in essere. La responsabilità professionale viene divisa in tre ambiti: civile, disciplinare e penale. La responsabilità civile tutela gli interessi del privato e la reintegrazione del diritto leso tramite un risarcimento di tipo pecuniario, tale responsabilità è trasferibile a terzi. La responsabilità disciplinare si attua quando viene meno il rispetto delle norme di comportamento e non è trasferibile a terzi. La responsabilità penale è quella di maggior gravità, in quanto una sua violazione comporta un reato, è personale e non trasferibile a terzi.

- **La cooperazione con l'assistito:** l'infermiere deve sempre ricordarsi che ogni essere umano ha un suo ambiente di vita, abitudini e persone con cui ha attivato relazioni sociali importanti, perciò quando si relaziona con esso per decidere la strategia, gli obiettivi da raggiungere, la pianificazione e le modalità di attuazione del piano terapeutico, non può non tenere in considerazione questi importanti aspetti, che possono incidere favorevolmente o meno durante il percorso terapeutico della persona. Tra infermiere e assistito deve nascere una profonda relazione fiduciaria, dove non solo il primo deve attivarsi nel tutelare lo stato di salute del secondo, ma deve essere anche quest'ultimo, in piena autonomia e in prima persona, ad avere premura di promuovere e tutelare il proprio stato di salute, anche nella sua vita quotidiana, essendo esposto continuamente a potenziali rischi di varia natura: genetici, ambientali, lavorativi e voluttuari. Deve quindi cercare di attuare tutti i sistemi di controllo e prevenzione possibili, oltre a utilizzare quelli che il sistema sanitario mette a sua disposizione. Quest'ultimo aspetto è di particolare importanza quando la persona presenta situazioni di disabilità, fragilità o svantaggio, perché l'acquisizione di una maggiore autonomia permette uno svolgimento delle attività di vita quotidiana, chiamate in inglese Activity Daily Living (ADL), con una dipendenza dai sistemi sanitari solo parziale.

- **La cooperazione con gli altri professionisti**: ogni giorno l'infermiere nello svolgimento della propria attività si avvale di rapporti di tipo collaborativo e integrativo con altri professionisti. Tali relazioni permettono di prendersi carico della salute dell'assistito in maniera completa, attraverso interventi multidisciplinari e interdisciplinari. Il rapporto che si instaura tra i vari professionisti deve fondarsi sul rispetto reciproco, sulla valorizzazione del lavoro di equipe, sulla tutela della dignità e del prestigio della professione e nel caso in cui uno di questi aspetti venisse a mancare, l'infermiere si assume la responsabilità di segnalare al proprio Collegio i comportamenti che vanno contro la deontologia professionale, denunciando le situazioni in cui determinate condizioni ambientali e strutturali possono essere sinonimo di bassa qualità assistenziale e sanitaria.

- **Il caring**: rispecchia l'anima dell'infermiere, in quanto a differenza del to cure che si basa solamente nel risolvere il problema della malattia in senso organico, il caring considera il corpo della persona non più solamente come corpo oggetto portatore della patologia che deve essere curata, ma come corpo-soggetto, prestando quindi attenzione a tutti gli aspetti della persona umana, dove i rapporti relazionali hanno un ruolo fondamentale. Il caring integra le conoscenze scientifiche, le competenze tecniche e l'interesse umano e attraverso l'ascolto attivo, la comprensione, l'impegno e la disponibilità verso gli altri, si prende cura della persona in un modo più ampio, in senso olistico. Un momento in cui il to care è particolarmente evidente e oggettivamente più chiaro e ben definito rispetto a quello del to cure è durante l'assistenza nel fine vita. Durante l'attività di assistenza dell'infermiere nell'evoluzione terminale della malattia gli aspetti di natura spirituale, relazionale e emotiva sono prevalenti rispetto a quelli di tipo tecnico, infatti attraverso meccanismi di sostegno psicologico, relazionale, spirituale e ambientale l'infermiere si prende cura della persona. L'infermiere deve avere una notevole sensibilità, perché il fine vita è per la persona affetta da una patologia incurabile un momento di patimento ed enorme difficoltà. L'operatore deve cercare di rispettare, per quanto possibile, la volontà della persona, ad esempio nel porre limiti agli interventi, se questi non risultino ben commisurati alla condizione clinica o siano incoerenti con la qualità di vita concepita ed espressa dalla persona. Nel caso in cui l'assistito non sia più in grado di esprimere le sue volontà, deve essere rispettato quanto precedentemente da lui espresso, con un'unica eccezione: quella di non attuare o partecipare attivamente ad interventi che possano provocarne la sua morte (anche se il malato stesso aveva precedentemente espresso tale volontà). L'infermiere si impegna inoltre a sostenere non solo la persona nel momento terminale della sua vita, ma assiste e sostiene i familiari e le persone di riferimento durante la perdita e l'elaborazione del lutto, informando con sensibilità sulla possibilità di poter donare sangue, tessuti e organi del caro defunto, come atto di solidarietà e umanità.

3 La metodologia di ricerca

3.1 La revisione della letteratura

Quando parliamo di metodologia di ricerca intendiamo il modo con cui ricercare e valutare all'interno della letteratura medica e infermieristica gli interventi infermieristici sorretti dalle migliori evidenze scientifiche. In pratica si effettua una revisione della letteratura, cioè un'analisi critica e sistematica di tutta la letteratura accademica più autorevole, pubblicata in merito a un determinato argomento, per ottenere il miglior risultato assistenziale possibile. La revisione della letteratura viene utilizzata nella prassi infermieristica per la pianificazione di progetti di ricerca e analisi dei risultati, come evidenza scientifica a sostegno della propria attività assistenziale, parte integrante delle Evidence Based Nursing (EBN), nella riduzione del gap tra la pratica assistenziale e l'avanzamento delle conoscenze (in modo che la pratica assistenziale sia guidata dalle conoscenze più avanzate) e nell'elaborazione delle linee guida, dei percorsi assistenziali, dei protocolli e delle procedure. Gli infermieri hanno l'obbligo di svolgere, durante la loro attività professionale, le pratiche assistenziali basate sulle migliori prove di efficacia. Per garantire il rispetto di questa condizione la loro formazione di base non è sufficiente e risulta necessario l'aggiornamento continuo, come scritto al capo III dell'Art. 11 del Codice Deontologico. L'aggiornamento continuo conferisce un'ulteriore garanzia per l'assistito e per l'intera comunità, infatti una più ampia conoscenza dell'operatore si traduce in una migliore qualità dell'assistenza erogata e quindi in un maggior grado di benessere e di salute per le persone assistite.

3.2 Le fasi della ricerca bibliografica

Le fasi della ricerca bibliografica si dividono in 4 fasi: la prima è la scelta dell'argomento da trattare, la seconda è il reperimento delle fonti relative, segue poi l'organizzazione razionale di tutto il materiale trovato e, infine, l'analisi e la valutazione critica.

Fase 1: ricerca dell'argomento da trattare
Se durante la pratica assistenziale insorge un problema, cioè viene rilevata dall'infermiere una discrepanza tra le sue conoscenze e il bisogno dell'assistito, la necessità dell'assistito diventa l'argomento della ricerca.

Fasi 2 e 3: reperimento delle fonti e organizzazione razionale del materiale trovato
Le possibili fonti di ricerca della letteratura possono essere: le riviste scientifiche, le riviste di pubblicazione secondaria, la letteratura terziaria (le linee guida), i database bibliografici (esempi di banche dati sono Pubmed, Medline, Cochrane Library, Cinahl, ecc...), i libri di testo e le notizie orali. Quando si cercano le fonti è importante che il quesito venga posto in modo corretto, si deve avere una domanda di fondo e una di primo piano. La domanda di fondo permette di ottenere una conoscenza generale del tema che si sta affrontando, la domanda di primo piano è strutturata in quattro componenti definite con la sigla PICO:

- P: paziente/problema;

- I: intervento/esposizione principale da prendere in considerazione;

- C: confronto (ossia le alternative da comparare all'intervento scelto);

- O: l'esito di interesse (cosa ci si aspetta di ottenere) compresi, se pertinenti, anche gli aspetti temporali.

La domanda di primo piano permette di acquisire conoscenze più specifiche, proprio quelle che serviranno al professionista per poter prendere le sue decisioni. Durante il reperimento delle fonti si deve tener conto della cosiddetta "piramide delle evidenze", tale struttura è un elenco in ordine crescente delle principali fonti di ricerca nella letteratura scientifica in base alla tipologia di studio, in cui alla base della piramide si trovano le opinioni degli esperti e degli editoriali, le quali, pur scaturendo da pareri di persone autorevoli con elevata conoscenza ed esperienza, hanno un'importanza inferiore rispetto all'approccio osservazionale, che si trova al secondo gradino della piramide delle evidenze. L'approccio osservazionale è composto da tre tipologie di studi: serie di casi, studi caso-controllo e studi di coorte. Nel penultimo gradino della piramide ci sono gli studi sperimentali composti da studi clinici randomizzati e studi controllati, mentre nell'ultimo gradino ci sono le evidenze con maggiore rilevanza in tutta la letteratura scientifica, ovvero le revisioni sistematiche di studi sperimentali. Una volta reperito il materiale che ha per oggetto il nostro problema assistenziale, tenendo in considerazione a quale livello della piramide delle evidenze è stato trovato, cioè da quali evidenze scientifiche è sorretto, dovrà poi essere organizzato in modo sistematico per poter essere correttamente processato e analizzato, ovviamente a parità di livello, i dati provenienti da fonti di informazioni più autorevoli dovranno avere una maggiore rilevanza durante la valutazione clinica.

Fase 4: analisi e valutazione clinica

L'analisi del materiale con corrispettiva valutazione clinica, rappresenta l'ultima fase. Il ricercatore a seguito di un'accurata analisi e valutazione clinica dei risultati ottenuti, applica nella pratica ciò che ha appreso grazie alla sua ricerca. L'attuazione di un accurato studio della ricerca bibliografica, permette all'infermiere di concretizzare atti assistenziali sostenuti dalle migliori e più recenti evidenze scientifiche.

3.3 Gli studi osservazionali

Gli studi osservazionali, detti anche epidemiologici, hanno un livello di evidenza scientifica minore rispetto a quella degli studi sperimentali, ma hanno anche un costo inferiore rispetto a questi ultimi. In questo tipo di studi il ricercatore non partecipa attivamente, ma si limita a osservare, raccogliere dati e confrontarli tra di loro. Esistono due tipi di studi osservazionali: descrittivi (case report, case series, studi trasversali o di prevalenza) e analitici (studio caso controllo e studio di coorte). Gli studi osservazionali descrittivi, come dice la parola stessa, descrivono un fenomeno ma non le associazioni causali o la frequenza di un evento. Fra gli studi descrittivi ci sono i case report (trattano un singolo caso) e i case series (descrivono una serie di casi) che contengono un quadro clinico, l'effetto di un trattamento o la storia naturale di una malattia. Gli studi trasversali o di prevalenza (cross-sectional study) hanno una componente descrittiva e una componente analitica in cui, oltre allo studio della malattia, viene misurata simultaneamente l'esposizione di una determinata popolazione. Quest'ultima tipologia di studio permette di conoscere la prevalenza delle patologie acute e croniche presenti in una popolazione in un determinato momento storico, in modo da poter attuare strategie e politiche sanitarie che rispondono più congruentemente ai bisogni assistenziali e clinici delle persone. Gli studi osservazionali analitici si basano sull'analisi dei dati, sulla ricerca del nesso causale tra il fattore di rischio/l'esposizione e l'effetto/la malattia. I due studi principali che fanno parte di questa categoria sono lo studio caso controllo e lo studio di coorte. Lo studio caso controllo è basato sulla formazione di due gruppi, uno chiamato casi e un altro chiamato controlli, il gruppo casi è quello che presenta la condizione patologica, il gruppo controlli è invece quello che non è affetto da malattia. Una volta formati i gruppi si valuta qual è la frequenza di esposizione al fattore di rischio di ciascun gruppo e, qualora il gruppo casi fosse quello con la maggiore frequenza e il gap tra i due gruppi risultasse statisticamente rilevante, si potrebbe affermare che l'agente sospettato di essere patogeno lo è effettivamente, cioè è fonte di un maggior rischio di malattia. Questo tipo di studio è sia retrospettivo, cioè guarda ciò che è già accaduto, andando a verificare il nesso eziologico tra esposizione e insorgenza di malattia, sia prospettico. Nello studio di coorte, che è solo retrospettivo, a differenza dello studio caso controllo, l'esposizione al fattore potenzialmente patogeno non è presente in ambedue i gruppi che vengono analizzati, soltanto uno dei gruppi è sottoposto all'esposizione, il gruppo detto coorte di soggetti esposti, mentre l'altro gruppo con cui viene confrontato è chiamato coorte di soggetti non esposti e, come dice la parola stessa, non è assoggettato al fattore di rischio. Lo studio osservazionale è soggetto generalmente a più errori rispetto a quello sperimentale, a causa di diverse difficoltà tra cui il reperimento di gruppi per il confronto che siano realmente omogenei nella loro composizione e la presenza di un reale nesso causale tra l'esposizione e la malattia.

3.4 Gli studi sperimentali

Gli studi sperimentali, detti anche studi clinici/studi di efficacia, vengono utilizzati principalmente per valutare l'efficacia di farmaci, terapie, interventi preventivi clinici (screening), interventi preventivi non clinici (ad esempio l'educazione sanitaria) e per l'organizzazione dei servizi sanitari. Tali studi vengono chiamati sperimentali perché il ricercatore è un vero e proprio sperimentatore, cioè interviene nell'assegnare il trattamento che si vuole andare a valutare. Tra questi studi i più utilizzati sono gli studi randomizzati controllati o Randomized Controlled Trial (RCT), in cui i partecipanti vengono divisi in due gruppi casuali (si elimina il rischio di errore che era presente negli studi osservazionali per la formazione di gruppi simili) e a uno di questi viene somministrato l'intervento/il trattamento scelto, l'altro viene invece escluso. Alla fine dello studio si valuta se ci sono state differenze e, in caso affermativo, si procede con la valutazione di una loro eventuale correlazione con l'esposizione dell'intervento/trattamento assegnato dall'operatore. Gli studi sperimentali, come anche gli studi osservazionali, presentano dei problemi e degli elementi critici. Tra i problemi ci sono la non comparabilità delle popolazioni dovuta alle alterazioni del processo di randomizzazione e la non comparabilità delle osservazioni, causata dal non uso o distorsione della cecità (significa che i soggetti sono a conoscenza del gruppo di cui fanno parte o del tipo di trattamento a loro somministrato). Altri problemi presenti negli studi osservazionali sono: la non esecuzione del trattamento da parte del paziente e la mancanza di analisi "Intention To Treat" (ITT), cioè la non valutazione nell'esperimento degli intenti iniziali del trattamento. L'analisi di ITT permette la valutazione dell'efficacia del trattamento nelle condizioni reali, incluso il caso in cui, ad esempio, il paziente potrebbe non aderire al trattamento terapeutico somministrato. Gli elementi critici negli studi sperimentali sono principalmente 7:

1. il tipo di popolazione studiata;

2. la grandezza del campione;

3. la scelta del trattamento di controllo;

4. i metodi di assegnazione/valutazione del trattamento al gruppo (studio "cieco" contro studio "aperto");

5. la scelta degli indicatori di esito (end points);

6. l'analisi dei dati (ITT);

7. la valutazione dei risultati (significatività statistica contro rilevanza clinica).

4 Il rischio biologico

4.1 Gli agenti biologici e l'insorgenza di infezioni

Il d.lgs. 81/2008 definisce l'agente biologico come:
"qualsiasi microrganismo anche se geneticamente modificato, coltura cellulare, endoparassita umano in grado di riprodursi, di crescere, di trasferire materiale genetico perciò in grado di provocare infezioni, allergie o intossicazioni."

Il microrganismo, quando penetra all'interno del corpo umano, non sempre si manifesta con segni e sintomi di infezione, ma può agire anche in modo silente. In ogni caso i fattori che incidono sull'instaurarsi dell'infezione nell'essere umano sono essenzialmente tre: l'agente infettivo, la suscettibilità dell'ospite e, nel caso di infezioni esogene, la modalità di trasmissione. Quando diciamo che l'instaurarsi dell'infezione dipende dall'agente infettivo intendiamo che essa è determinata dalle caratteristiche del patogeno, cioè da:

1. patogenicità;

2. virulenza: capacità di attraversare e superare i sistemi di difesa per poi moltiplicarsi;

3. invasività: capacità del patogeno di penetrare all'interno di un organismo ospite e di diffondersi attraverso i tessuti;

4. dose;

5. fonte: il singolo soggetto infetto in grado di trasmettere l'infezione;

6. serbatoio: specie o ambiente naturale di infezione.

Per suscettibilità dell'ospite si intendono: i meccanismi di difesa, l'immunità acquisita, detta anche immunità adattativa/specifica (questo tipo di risposta immunitaria è più lenta, ma più efficace nei confronti dell'infezione rispetto all'immunità innata che è più rapida ma aspecifica) e l'immunità umorale (immunità adattativa, caratterizzata dalla produzione di anticorpi da parte delle cellule dei linfociti di tipo B). La trasmissione dell'infezione può avvenire secondo diverse modalità: per contatto diretto o indiretto (attraverso veicoli come le mani, oggetti o materiali inanimati o tramite vettori come ad esempio topi, mosche e zanzare), tramite goccioline di grandi dimensioni (circa 5 micrometri, contenenti microrganismi) emesse in un'area ristretta dell'ordine del metro (non riescono a percorrere lunghe distanze poiché sono troppo pesanti e non riescono a rimanere sospese nell'aria) dette "droplet". Queste goccioline vengono emesse generalmente durante l'esecuzione di colpi di tosse, starnuti, mentre si parla o durante l'esecuzione di procedure mediche come ad esempio l'aspirazione tracheo-bronchiale o la broncoscopia. Si depositano generalmente sulla congiuntiva, sulla mucosa nasale, sulla bocca dell'ospite o sopra oggetti inanimati. L'infezione può essere trasmessa anche per via aerea tramite disseminazione di nuclei di goccioline chiamate "airborne". Queste sono l'esatto contrario delle "droplet", cioè sono molto piccole, meno di 5 micrometri e rimangono sospese nell'aria trasmettendo l'infezione anche a lunghe distanze, come ad esempio la varicella, la tubercolosi o il morbillo. Il rischio di contrarre un'infezione da agente biologico è perciò riassumibile in due fattispecie:

1. il rischio da contatto, collegato al tipo di misure di prevenzione adottate, al tipo di lavoro svolto e alla prevalenza dell'infezione nella popolazione;

2. il rischio di contrarre la malattia, connesso alla carica infettante del patogeno e alla resistenza del soggetto ospite.

Il rischio biologico si identifica come un pericolo a cui sono costantemente esposti gli operatori sanitari (infermieri, medici, tecnici di laboratorio, ecc...), tale rischio è dovuto alla trasmissione diretta o indiretta (tramite strumenti o materiali contaminati da sostanze biologiche come sangue, saliva, fluidi e aerosol) di agenti biologici potenziali portatori di malattie infettive, tra cui, i più frequenti a cui sono soggetti i sanitari sono quelli portatori del virus dell'epatite B, dell'epatite C, dell'HIV e di altre malattie infettivo-diffusive virali e batteriche. Gli agenti biologici si dividono a seconda del grado di rischio di infezione per l'uomo in quattro gruppi:

- Gruppo 1: agente biologico con bassa probabilità di causare malattie nell'uomo;

- Gruppo 2: agente biologico che può causare malattie nell'uomo e essere un rischio per i lavoratori;

- Gruppo 3: agente biologico che può causare malattie gravi nell'uomo ed essere un serio rischio per i lavoratori;

- Gruppo 4: agente biologico che può causare malattie gravi nell'uomo, essere un serio rischio per i lavoratori e con elevato rischio di propagazione nella comunità.

4.2 Le infezioni correlate all'assistenza

Si definiscono Infezioni Correlate all'Assistenza (ICA) o infezioni nosocomiali, tutte quelle infezioni che si verificano in un paziente durante il processo assistenziale all'interno di un ospedale o all'interno di altri tipi di strutture sanitarie e che non erano né presenti né in incubazione al momento del ricovero (le infezioni che sono già presenti o sono in incubazione quando si viene ricoverati sono definite infezioni comunitarie). Si definiscono nosocomiali anche le infezioni che si manifestano dopo la dimissione. Le infezioni che vengono contratte dal personale della struttura sanitaria, si chiamano invece infezioni occupazionali. Le ICA possono determinare importanti conseguenze, tra cui: l'insorgenza di patologie più severe, una morte evitabile, una disabilità a lungo termine, un aumento del tempo di degenza, un consumo maggiore di risorse economiche ospedaliere e di conseguenza un incremento dei costi della degenza per paziente. Il patogeno che si trova più frequentemente in ambito ospedaliero è lo Staphylococcus aureus antibiotico-resistente, tale batterio colonizza principalmente la pelle e con minore frequenza il setto nasale delle persone. L'infezione da parte di questo batterio può essere asintomatica oppure può manifestarsi a livello cutaneo con follicoliti, foruncoli o impetigine e, nei casi più estremi, può determinare ascessi con successiva diffusione ad altri organi. Le maggiori fonti di rischio per l'insorgenza di infezioni sono:

1. le procedure invasive sulle vie urinarie (catetere vescicale);

2. l'antibiotico profilassi, la preparazione della cute e l'esecuzione di medicazioni scorrette durante il pre e post-operatorio;

3. le procedure invasive nelle vie venose/arteriose (catetere vascolare);

4. durante la ventilazione meccanica (Ventilator-Associated Pneumonia, VAP);

5. durante l'aspirazione endotracheale e il posizionamento o la gestione del Sondino-Naso-Gastrico (SNG);

6. la degenza nei reparti di unità di terapia intensiva;

7. l'età neonatale.

Osservando le fonti di rischio, si può affermare che le sedi dove vi è maggior frequenza di infezione sono quelle relative alle infezioni del tratto urinario, alle infezioni della ferita chirurgica, alle infezioni delle vie respiratorie (polmoniti) e alle infezioni nel sangue (batteriemie). Le linee guida dell'Organizzazione Mondiale della Sanità (OMS) hanno definito alcune raccomandazioni in merito all'igiene delle mani nell'assistenza sanitaria, indicando le situazioni in cui è raccomandata tale prassi: (Le lettere IA e IB presenti tra parentesi riguardano il livello di raccomandazione della procedura)

- prima e dopo il contatto diretto con il paziente (IB), dopo la rimozione dei guanti (IB);

- prima di una manovra asettica: prima di manipolare un presidio invasivo (IB) e quando ci si sposta da una sede corporea contaminata a una sede incontaminata durante l'assistenza al paziente (IB);

- dopo una esposizione a rischio contatto con un liquido corporeo: dopo il contatto con liquidi corporei, escrezioni, membrane mucose, cute non integra o per la medicazione delle ferite (IA), se ci si sposta da una sede contaminata a una incontaminata durante l'assistenza al paziente (IB), dopo la rimozione dei guanti (IB);

- dopo il contatto con l'ambiente circostante: dopo il contatto con oggetti inanimati nelle immediate vicinanze del paziente (IB), dopo la rimozione dei guanti (IB).

Le misure di prevenzione delle infezioni correlate all'assistenza sono basate su tecniche di asepsi che si distinguono in misure di asepsi medica e chirurgica. Le misure di asepsi medica, chiamate anche tecniche pulite prevedono il lavaggio delle mani, l'uso di guanti, l'utilizzo di camici e mascherine e di tutti gli opportuni Dispositivi di Protezione Individuale (DPI). Le misure di asepsi chirurgica sono associate al concetto di sterilità (assenza di qualsiasi microrganismo).

4.3 La prevenzione: il lavaggio delle mani

L'infermiere, ogni volta che entra in contatto con la cute del paziente, con le superfici ambientali con cui può andare a contatto l'assistito o dopo l'esposizione ad un liquido biologico, deve sempre lavarsi accuratamente le mani, perché possono rappresentare un veicolo per la trasmissione degli agenti patogeni. Questa pratica dovrà essere effettuata anche al termine di ogni operazione, al fine di evitare il trasferimento dei germi dalle proprie mani ad altri pazienti e operatori. Non di minore importanza, l'igiene delle mani protegge anche l'operatore stesso, determinando una prevenzione all'insorgenza di infezioni nosocomiali, occupazionali o personali. Il lavaggio delle mani non deve essere considerato un optional, ma una vera e propria pratica per la prevenzione delle ICA.

4.3.1 Tipologie di lavaggio delle mani

Esistono diversi tipi di lavaggio delle mani che elenchiamo in ordine di velocità di esecuzione. Il primo, quello più veloce, della durata di circa venti o trenta secondi, è anche il più tollerato ed efficace per la cute ed è il lavaggio delle mani mediante frizionamento con soluzione idroalcolica (questo tipo di lavaggio migliora l'aderenza all'igiene delle mani). Il secondo tipo di lavaggio è il cosiddetto lavaggio sociale delle mani, effettuato tramite acqua tiepida, detergente anionico e salviette monouso per l'asciugatura, della durata di circa un minuto (questo tipo di lavaggio riduce parzialmente, ma non totalmente la carica batterica). Esiste poi un lavaggio che agisce sia sulla flora batterica transitoria sia su quella residente, detto lavaggio antisettico, che richiede l'uso di acqua tiepida, antisettico in dispenser e salviette monouso per l'asciugatura, della durata di circa quaranta/sessanta secondi. Infine, il lavaggio più lungo, il cosiddetto lavaggio chirurgico, rimuove la flora transitoria dalle unghie, dalle mani e dagli avambracci, riduce la flora residente e inibisce la rapida crescita dei microorganismi. Quest'ultimo tipo di lavaggio viene utilizzato in campo operatorio e quando si eseguono procedure altamente invasive.

Lavaggio delle mani con frizionamento

Il lavaggio delle mani con frizionamento con soluzione idroalcolica si pratica quando:

- Cat. IA: le mani non sono visibilmente sporche o contaminate con sangue o altri liquidi organici;

- Cat. IA: dopo ogni contatto con liquidi corporei, ferite o cute lesa se non sono visibilmente sporche;

- Cat. IB: prima e dopo ogni contatto con il paziente;

- Cat. IB: dopo aver tolto i guanti;

- Cat. IB: prima di indossare i guanti sterili quando si devono inserire dispositivi invasivi che non richiedono procedura chirurgica.

Lavaggio sociale delle mani

Il lavaggio sociale delle mani si pratica all'inizio e al termine di ogni turno di servizio, prima e dopo le attività assistenziali che richiedono il contatto tra operatore e assistito, dopo il contatto con materiale organico, dopo aver maneggiato padelle e prima della distribuzione dei pasti. Per il lavaggio sociale delle mani si deve prima bagnare bene le mani con l'acqua tiepida, poi si insapona in modo uniforme sia le mani che gli avambracci, si procede poi a risciacquare accuratamente tenendo le mani e i polsi più in alto rispetto ai gomiti, si asciuga infine sempre accuratamente partendo dalle mani per procedere poi verso l'avambraccio, infine si chiude il rubinetto utilizzando l'ultima salvietta monouso utilizzata per asciugarsi.

Lavaggio antisettico delle mani

Il lavaggio antisettico delle mani si pratica prima di procedure invasive, prima e dopo l'esecuzione di medicazioni, prima del contatto con assistiti immunodepressi, prima e dopo il contatto con ferite e oggetti contaminati e prima e dopo il contatto con il paziente in terapia intensiva e isolamento. Per effettuare il lavaggio antisettico delle mani si bagnano le mani e successivamente si cospargono uniformemente, assieme agli avambracci, con una dose di antisettico. Si sciacquano accuratamente mani e avambracci tenendoli più in alto rispetto ai gomiti, si asciugano poi le mani e successivamente gli avambracci e, infine, si chiude il rubinetto utilizzando l'ultima salvietta monouso usata per asciugarsi.

Le dermatiti da contatto associate al lavaggio delle mani e la cura delle mani per la prevenzione delle ICA

L'utilizzo frequente di saponi e antisettici può causare dermatiti da contatto. Per ridurre l'incidenza di questo disturbo è raccomandato l'utilizzo di lozioni o creme. Per ridurre il rischio di ICA, è necessario che le unghie dell'operatore siano sempre tenute corte e naturali, senza smalto e ben curate, è obbligatorio altresì non indossare anelli, bracciali o monili, poiché anch'essi possono favorire la diffusione di infezioni a causa dell'accumulo di microrganismi al loro interno.

4.4 La prevenzione: i dispositivi di protezione individuale

Oltre a chiarire cosa si intende per agente biologico, il d.lgs. 81/2008 definisce l'utilizzo dei dispositivi di protezione individuale (DPI) per ridurre l'esposizione accidentale alle sostanze biologiche, tale diminuzione si concretizza con la creazione di barriere fisiche, da interporre tra l'operatore e il materiale biologico potenzialmente infetto. Rientrano tra i DPI: guanti, mascherina, sistemi di protezione di viso e occhi, camici, copricamici, copriscarpe e copricapo. I dispositivi di protezione si distinguono in tre classi, ciascuna contraddistinta per la complessità della progettazione e per la capacità di protezione verso un determinato tipo di danno:

- I CLASSE: dispositivi di semplice progettazione, destinati a proteggere le persone da danni di lieve entità;

- II CLASSE: dispositivi di moderata complessità di progettazione, in grado di proteggere le persone da danni di modesta entità;

- III CLASSE: dispositivi con una progettazione particolarmente complessa, creati per proteggere da danni legati al rischio di morte o di gravi lesioni permanenti.

I DPI devono essere contrassegnati dal marchio di Conformità Europea (CE), sia per rispondere alle caratteristiche previste dalla legislazione comunitaria, sia per poter circolare all'interno dell'Unione Europea. I DPI devono inoltre soddisfare determinati requisiti per essere in regola con la legislazione: devono rispettare i requisiti informativi (segnalazione della data di scadenza), devono essere sicuri (non si devono rompere facilmente), devono essere confortevoli e devono rispondere ai requisiti prestazionali ed economici.

Dopo essere usciti da un'area contaminata, i DPI devono essere rimossi seguendo la seguente procedura: rimuovere i guanti, rimuovere il camice, eseguire il lavaggio delle mani, rimuovere gli occhiali e la mascherina (prestando attenzione a non toccare la superficie potenzialmente contaminata) ed eseguire nuovamente il lavaggio delle mani. Successivamente i DPI devono essere adeguatamente puliti e decontaminati o, nel caso siano monouso, devono essere opportunamente eliminati.

Per indossare i DPI si deve seguire la seguente procedura:

- eseguire il lavaggio delle mani;
- posizionare correttamente la mascherina;
- indossare il camice;
- indossare gli occhialini;
- indossare i guanti.

I guanti sono dispositivi che devono essere indossati quando si prevede il contatto con sangue o materiale biologico potenzialmente infetto e quando le mucose o la cute del paziente risultano non integre o potenzialmente colonizzate.

Il Decreto del Ministero della Sanità del 28 settembre 1990 definisce l'uso dei guanti come:

"obbligatorio per i prelievi ematici di difficile esecuzione, per le condizioni del paziente o per la particolarità del sito di prelievo durante l'istruzione del personale all'esecuzione dei prelievi stessi."

I guanti devono essere adatti, commisurati alla situazione presente. Si indossano guanti monouso non sterili per l'assistenza diretta al paziente o per pulire i presidi medici e l'ambiente. Per eseguire procedure più invasive o in ambito chirurgico, si utilizzano invece guanti sterili in lattice, vinile o nitrile. I guanti, oltre a essere adatti, devono avere una durata che sia adeguata al tempo della prestazione assistenziale da attuare. Dopo il contatto con la persona o con l'ambiente circostante i guanti devono essere rimossi e non devono essere riutilizzati per assistere altri pazienti, ciò deve accadere anche nel passaggio da un'area del corpo a un'altra. I guanti devono soddisfare i seguenti requisiti: elasticità, resistenza alla tensione, intercambiabilità tra guanto destro e sinistro, buona aderenza, ottima sensibilità, disponibilità in diverse misure e in diversi tipi di materiale (lattice, vinile, polietilene, nitrile). I guanti monouso non sterili sono disponibili in grandi quantità in confezioni di cartone, mentre quelli sterili si trovano sigillati con termosaldatura in doppia confezione per paio, in modo tale da proteggere il contenuto da eventuali contaminazioni esterne. L'involucro interno ha una dimensione adeguata a contenere completamente ciascun guanto e può essere utilizzata anche come superficie sterile.

La mascherina è un dispositivo che permette di proteggere il naso e il cavo orale da agenti biologici trasmessi per via aerea. Il dispositivo deve essere indossato prima di entrare nella stanza del paziente e prima di iniziare una procedura con rischio di produzione di aerosol. La mascherina deve essere sempre allacciata correttamente e deve aderire in ogni sua parte (bocca, naso e mento). Esistono tre tipi di maschere di protezione monouso: la maschera FFP1, la maschera FFP2 e la maschera FFP3. La maschera FFP1, progettata per lavori all'interno di industrie per il bricolage, protegge l'utente da particelle fini e polveri. Le maschere FFP2 sono realizzate per la protezione dai virus influenzali (influenza aviaria, influenza A/H1N1, SARS, Tubercolosi o TBC, ecc...) e forniscono protezione da particelle fini e tossiche. Infine, la maschera FFP3 fornisce un'altissima protezione contro le particelle molto fini (piombo, amianto, ecc...) e viene usata anche come maschera antismog. Quest'ultima, a differenza delle altre due è dotata di una valvola che permette un maggior comfort per il viso, impedisce la creazione di condensa, previene la resistenza respiratoria e impedisce l'appannamento di eventuali occhiali.

La protezione del viso e degli occhi avviene attraverso l'utilizzo di mascherine con visiera, schermi facciali e occhiali protettivi. Attraverso questi dispositivi, l'operatore è in grado di proteggere la congiuntiva durante le procedure che possono generare schizzi o aerosol di liquidi biologici.

I camici e i copricamici vengono indossati quando si accede o si permane all'interno di una struttura di degenza e di diagnosi. I camici proteggono da imbrattanti estesi, durante l'attuazione delle procedure assistenziali. Esistono due tipi di camici: quelli monouso in Tessuto Non Tessuto (TNT) usati principalmente all'interno delle sale operatorie e i camici non monouso in tessuto (solitamente cotone) usati nelle attività assistenziali giornaliere all'interno dei reparti. Il copricamice viene usato in ogni procedura assistenziale che comporta un rischio di contaminazione con liquidi biologici. I copriscarpe sono in polietilene monouso, mentre il copricapo può essere monouso in polietilene o riutilizzabile e personale in cotone. Questi due dispositivi vengono utilizzati all'interno di aree riservate negli ambienti sanitari, come ad esempio all'interno di camere sterilizzate, laboratori o sale operatorie, in cui è necessario che l'ambiente sia sempre asettico.

4.5 La prevenzione e il controllo delle infezioni: Il processo di sterilizzazione

La sterilizzazione è un processo che tende a garantire la distruzione dei microrganismi potenzialmente presenti nei dispositivi medici, senza danneggiare l'attrezzatura. Il processo di sterilizzazione non può essere utilizzato sui tessuti corporei, perché è caustico, facendo uso di potenti sostanze chimiche, gas e alte temperature per svolgere la sua funzione.

Le normative sulla sterilizzazione:

- La norma europea uni-en 556-1:2002, in merito all'attività di sterilizzazione dei dispositivi medici, dichiara: "Per definire un prodotto sterile si deve avere la probabilità che al massimo un organismo su un milione sopravviva all'interno di un lotto di sterilizzazione";

- Il Decreto Legislativo del 1997 n. 46 e la direttiva della Comunità Economica Europea (CEE) 93/42 asseriscono: "I dispositivi medici forniti allo stato sterile devono essere fabbricati e sterilizzati con un metodo convalidato e appropriato".

4.5.1 Procedure preliminari alla sterilizzazione

Si devono utilizzare tutti i DPI necessari per la sicurezza dell'operatore, quali occhiali protettivi, mascherine oro-nasali e guanti (preferibilmente antigraffio). I dispositivi contaminati devono essere raccolti e collocati in un contenitore rigido senza saldature, dotato di manici laterali e di una griglia estraibile per evitare la fuoriuscita di liquidi, così da evitare il contatto del dispositivo con l'operatore e con l'ambiente circostante. L'operatore, una volta riempito il contenitore, lo prende saldamente attraverso i manici e lo porta nella zona di decontaminazione. Il processo di sterilizzazione si divide in 8 fasi (escludendo la fase di raccolta) che elenchiamo di seguito:

1. **Decontaminazione:** il dispositivo medico deve essere decontaminato prima di poter essere maneggiato, smontato o lavato. La decontaminazione può essere effettuata in due modi, il primo è quello manuale, in cui l'operatore fa uso di sostanze chimiche per decontaminare il dispositivo medico, il secondo è la decontaminazione auto-

matica, attraverso l'uso di apparecchiature termo-disinfettatrici, che effettuano un lavaggio ad alta temperatura per la decontaminazione. La decontaminazione manuale viene effettuata immergendo il dispositivo in un idoneo recipiente con all'interno una specifica soluzione chimica di riconosciuta efficacia, tenendo sempre in considerazione la sorgente del rischio biologico e la compatibilità con il materiale da trattare. Se un presidio è potenzialmente contaminato da HIV deve essere utilizzato un disinfettante chimico la cui efficacia sia riconosciuta rispetto a tale virus. L'operatore deve inoltre rispettare i tempi di immersione e le altre indicazioni presenti all'interno della scheda tecnica fornita dal produttore della soluzione disinfettante. Una volta terminato il periodo di immersione, il materiale viene estratto e avviato alla fase successiva, mentre la soluzione decontaminante viene smaltita secondo le indicazioni della normativa vigente. La decontaminazione automatica avviene invece tramite il collocamento del materiale all'interno del lavastrumenti, dove si attiva il programma di disinfezione e, dopo la procedura, il materiale viene adeguatamente confezionato.

2. **Lavaggio:** dopo la decontaminazione si passa al lavaggio, che deve essere effettuato in un'area dedicata a tale procedura per cercare di ridurre, per quanto possibile, o eliminare, il rischio biologico connesso. Il lavaggio permette la rimozione dei residui di sostanze organiche e inorganiche, riducendo di oltre il 90% la contaminazione microbica. La pulizia dei dispositivi medici riutilizzabili può avvenire manualmente o tramite il metodo meccanico/chimico. Il lavaggio manuale prevede l'utilizzo di: DPI, detergente che può essere enzimatico, a base di tensioattivi o plurienzimatico, spugne e spazzole con setole morbide o scovolini (utili soprattutto quando gli strumenti presenta-

no zigrinature o fessure), pistole ad acqua o pistole ad aria compressa. La procedura è abbastanza semplice, ma deve essere effettuata con accuratezza. Si deve disassemblare il materiale e immergerlo all'interno di una soluzione detergente e disinfettante, aspettare il tempo d'azione (che dipende dal tipo di soluzione utilizzata), spazzolare ogni parte del dispositivo, ricorrendo a scovolini o pistole ad acqua o aria quando si riscontrano condizioni che richiedono di pulire l'interno di cavità, lumi ristretti, zigrinature o fessure. Il lavaggio automatico è preferibile al lavaggio manuale perché è più sicuro per l'operatore e può essere effettuato tramite macchine lavastrumenti, ultrasuoni o termo-disinfettatrici. Il lavaggio con macchine lavastrumenti assicura un'omogenea rimozione dello sporco, attraverso la somministrazione costante di una sostanza detergente, a cui viene sottoposto il materiale contaminato sopra le griglie della macchina (è importante che il materiale dentro le griglie non si sovrapponga mai, sia tutto ben steso, gli strumenti a snodo devono essere aperti e gli strumenti con cavità devono essere trattati con accessori specifici). In base al tipo di materiale da trattare la macchina ha dei programmi prestabiliti. Le fasi standard eseguite dalla macchina lavastrumenti sono: una fase di prelavaggio con acqua fredda, una fase di lavaggio con acqua calda (circa $50°C$ di temperatura) e detergente, una fase di neutralizzazione e risciacquo in acqua calda, una fase di disinfezione termica a $90°C$ o termico-chimica e, infine, una fase di asciugatura. Il lavaggio a ultrasuoni viene utilizzato quando si deve eliminare il materiale biologico che può residuare all'interno dei dispositivi medici particolarmente delicati (come ad esempio quelli utilizzati nella microchirurgia) o che hanno zigrinature e per cui è difficile la rimozione manuale. Il lavaggio a ultrasuoni agisce attraverso la formazione di bolle di gas, create dalle onde ultrasoniche le quali, implodendo all'interno di un liquido, rilasciano un'onda d'urto che, colpendo il materiale biologico presente nella superficie dell'oggetto, ne determina il distacco dallo strumento. Si ottiene così una pulizia sia fisica che chimica (microspazzolatura e detersione).

3. **Risciacquo e asciugatura:** a seguito della procedura manuale o a ultrasuoni si esegue il risciacquo del materiale con una doccia di acqua corrente, per eliminare i residui di materiale organico e detergente che potrebbero interferire nel processo di sterilizzazione successivo. Si esegue successivamente l'asciugatura del materiale ancora potenzialmente infetto (usando di nuovo i DPI), con panni di carta o tela che non rilasciano fibre per la pulizia esterna del dispositivo e pistole ad aria compressa per la pulizia interna (nelle cavità, nei lumi ristretti, ecc...).

4. **Controllo, selezione e manutenzione strumentario:** prima di eseguire la sterilizzazione e il confezionamento l'operatore deve controllare che tutto il materiale sia correttamente funzionante e integro. Nel caso in cui il materiale risulti danneggiato non deve arrivare alla fase successiva, ma deve essere opportunamente riparato o eliminato. La manutenzione, quando necessaria, prevede l'utilizzo di lubrificanti idrosolubili (il lubrificante deve essere privo di silicone se la sterilizzazione è a vapore).

5. **Confezionamento:** il confezionamento del materiale sanitario deve avvenire in un luogo diverso da dove avviene il lavaggio e deve rispettare determinate condizioni. Quando si effettua il confezionamento i requisiti che la confezione deve rispettare sono i seguenti: 1) permettere l'eliminazione dell'aria dal suo interno, consentendo però

la penetrazione dell'agente sterilizzante o del vapore (in caso di sterilizzazione a vapore); 2) essere un'ottima barriera nei confronti dei microrganismi presenti nell'ambiente circostante; 3) resistere alle piegature e agli strappi dovuti alla manipolazione da parte dell'operatore; 4) adattarsi alla forma del materiale che verrà inserito all'interno; 5) presentare il suo contenuto asettico al momento dell'apertura della confezione, rispettando gli indicatori di qualità, cioè integrità della confezione, assenza di macchie, umidità o sporco sulla confezione e presenza dei giusti dati sulla confezione; 6) contenere l'indicatore di sterilità specifico; 7) presentare sulla superficie esterna un'etichetta con l'indicatore di processo e un'etichetta con i dati relativi al lotto di sterilizzazione per l'identificazione e la tracciabilità (data di sterilizzazione e di scadenza, tipologia del contenuto, sigla dell'operatore che ha confezionato il pacco, numero del ciclo e dell'autoclave utilizzata, codice o denominazione del reparto d'appartenenza). Per il materiale di sala è consigliato effettuare un doppio involucro. Quando si deve sterilizzare un materiale sanitario occorre sempre ricordarsi di controllare se il dispositivo è conforme a quanto indicato dalla ditta produttrice.

6. **Sterilizzazione:** i presidi e le attrezzature che entrano in contatto con gli organi o con la cute lesa devono essere sterilizzati. I processi di sterilizzazione più frequenti sono: la sterilizzazione a vapore, a gas (ossido di etilene), con radiazioni, come ad esempio raggi gamma e raggi ultravioletti (raggi UV) e con gas-plasma (azione sinergica di perossido di idrogeno e gas plasma). La sterilizzazione a vapore è un tipo di procedura che utilizza calore umido sotto forma di vapore. L'autoclave a vapore è il mezzo di sterilizzazione più usato negli ambienti sanitari perché è economico, rapido, pratico, efficace e non

tossico per il personale. Per creare il vapore il macchinario necessita di tempo, pressione e temperatura (queste ultime due vengono tenute costantemente a livelli stabili e standardizzati). La temperatura del vapore aumenta progressivamente all'aumentare della pressione (temperatura e pressione sono direttamente proporzionali). Si utilizza questo processo per ferri chirurgici, strumenti metallici, vetro temperato, materiale tessile di medicazione, telerie, materiale tessile per creazione dei campi sterili e materiali di gomma non termolabili. Ogni tipo di materiale possiede una sua particolare resistenza al calore, quindi la temperatura da utilizzare durante il ciclo di sterilizzazione cambia a seconda del materiale da sterilizzare, ad esempio, i ferri chirurgici vengono sterilizzati in 3 minuti a 134°C con una pressione di 2.2 bar, mentre la gomma e la plastica non termolabile vengono sterilizzati in 15 minuti a 121°C e a 1.1 bar di pressione. La sterilizzazione ad ossido di etilene, come la sterilizzazione a vapore, avviene tramite l'utilizzo dell'autoclave, ma in questo caso, al posto di utilizzare il calore umido viene usato un gas incolore chiamato ossido di etilene. Il meccanismo d'azione dell'ossido di etilene è il seguente: penetra all'interno del microrganismo, interagisce chimicamente con le proteine microbiche (agisce anche sulle spore) e distrugge tutte le funzioni vitali del microrganismo. Questo tipo di sterilizzazione presenta diversi svantaggi: il costo elevato, i lunghi tempi di sterilizzazione e di aerazione del locale e gli effetti nocivi per l'operatore. A causa delle condizioni sfavorevoli associate a questa metodologia viene generalmente data in gestione esterna. L'utilizzo di questo processo è riservato ai materiali termolabili (plastica, gomma, fibra ottica, lattice, ecc...). La sterilizzazione con le radiazioni avviene attraverso l'emissione di raggi gamma, cioè fotoni ad alta energia, emessi da radioisotopi (il più usato è il Cobalto 60) durante il decadimento dei nuclei, con passaggio degli elettroni da uno stato eccitato ad uno più stabile. I raggi gamma trasferiscono la loro energia all'interno della cellula colpita, danneggiandone il DNA e producendo così una lesione letale per il microrganismo. Un altro tipo di radiazioni utilizzate sono quelle ultraviolette, create a seguito di bombardamenti di un bersaglio composto da metallo pesante (lampade germicide) con elettroni o fasci di raggi catodici. A differenza dei raggi gamma queste radiazioni elettromagnetiche sono meno penetranti e vengono principalmente utilizzate nei laboratori scientifici per il trattamento dell'aria. La massima azione delle lampade germicide si ottiene a temperature di circa 27°C. La sterilizzazione con gas-plasma permette una rapida distruzione dei microrganismi, generalmente nell'arco di un'ora. La sterilizzazione avviene attraverso un ben preciso processo che prevede inizialmente la creazione del vuoto nella camera di sterilizzazione, con successiva iniezione di una soluzione acquosa di perossido di idrogeno. Quest'ultimo viene poi vaporizzato, così che il vapore di perossido possa circondare tutti gli oggetti, successivamente, con una seconda riduzione della pressione nella camera, viene generato un gas plasma (una nube reattiva di ioni, elettroni e particelle atomiche neutre) prodotto da un forte campo elettromagnetico (utilizza l'energia delle frequenze radio). Il perossido di idrogeno, entrando in contatto con il gas plasma, si dissocia in specie reattive che collidono e distruggono i microrganismi. Questo tipo di sterilizzazione è particolarmente indicata per gli strumenti termolabili e sensibili all'umidità, infatti la temperatura utilizzata dal processo non supera i 50°C e l'ambiente è praticamente secco. I dispositivi non compatibili con questa procedura sono quelli costituiti da materiali che svolgono azione assorbente (ad esempio la teleria) e dispositivi o oggetti che contengono cellulosa. Le buste utilizzate per il confezionamento sono fatte con carta per sterilizzazione TNT di polipropilene e buste specifiche (TYVEK).

7. **Tracciabilità:** consiste in una raccolta documentale descrittiva di tutte le fasi del processo di sterilizzazione che ha subito il dispositivo medico riutilizzabile all'interno della struttura sanitaria. Tale documentazione consente nel tempo di identificare e rintracciare il dispositivo sterilizzato, nel caso in cui si sollevi un dubbio sul processo o sul risultato finale, ad esempio nel caso in cui si riscontri un'infezione su un paziente a seguito di un intervento chirurgico. Per ogni confezione sottoposta a un ciclo di sterilizzazione devono essere registrati i seguenti dati: il contenuto e le caratteristiche del materiale, il numero identificativo dell'autoclave usata, il numero progressivo giornaliero del ciclo di sterilizzazione, il numero identificativo dell'operatore responsabile di quel ciclo di sterilizzazione e confezionamento, la data e la scadenza della sterilità e il codice del reparto. Il sistema di registrazione dei dati può avvenire sia manualmente, sia attraverso sistemi informatizzati.

8. **Controllo e convalida:** come avviene per la tracciabilità, anche il controllo è una procedura documentata, necessaria a dimostrare che un processo è sistematicamente conforme alle specifiche previste dalla normativa uni-en 556, nel quale il prodotto sterile viene definito come: "prodotto che ha subito un processo di sterilizzazione all'interno di una sterilizzatrice convalidata". Le normative che trattano la validazione delle sterilizzatrici più frequentemente utilizzate all'interno dei servizi sanitari, si trovano all'interno della normativa EN-550 per quanto riguarda l'ossido di etilene, nella normativa EN-552 per le radiazioni ionizzanti e nella normativa EN 554 per la sterilizzazione

a vapore. La validazione della macchina avviene attraverso un insieme di fasi. La prima è l'accettazione in servizio, viene verificata che la sterilizzatrice e l'area di installazione siano conformi, viene altresì controllata la conformità alle specifiche della taratura degli strumenti, inoltre il macchinario deve essere in grado di riprodurre per tre cicli consecutivi le stesse temperature e pressioni, rispettando determinate tempistiche. Dopo l'accettazione in servizio avviene la qualificazione di prestazioni che controlla le condizioni di sterilizzazione richieste su tutto il carico. Durante questa fase viene eseguita una verifica di ripetibilità dei test su almeno tre carichi omogenei consecutivi, ad esempio, tre cicli con carico gomma, tre cicli con carico ferri, tre cicli con carico tessile, inoltre viene effettuato il test Bowie-Dick e la verifica dell'umidità residua. Infine viene effettuata la qualificazione fisica, controllando la riproducibilità dei parametri necessari alla sterilizzazione di ogni ciclo e la qualificazione microbiologica. Quest'ultima dimostra la conformità degli indicatori biologici rispetto alle normative vigenti, inoltre permette di verificare il raggiungimento dell'uno su un milione della sterilizzazione.

Qualora la macchina non venga utilizzata per un lungo periodo di tempo oppure venga spostata in un altro luogo deve essere eseguita la riaccettazione in servizio. La riqualifica di prestazioni deve essere invece eseguita ad intervalli stabiliti, oppure se viene effettuata una modifica del carico di sterilizzazione.

Controlli del ciclo di sterilizzazione

Il Decreto Legislativo del 1997 n. 46 e la direttiva CEE 93/42 affermano: "I dispositivi medici forniti allo stato sterile devono essere fabbricati e sterilizzati con un metodo convalidato e appropriato".

Il processo di sterilizzazione per essere convalidato deve rispettare determinati parametri chimico-fisici, monitorati sistematicamente durante il funzionamento del macchinario. La supervisione dei parametri avviene attraverso la lettura degli indicatori presenti nei sistemi di controllo. I controlli sono basati su tre principi: fisici, chimici e biologici.

I controlli fisici vengono eseguiti ad ogni ciclo di sterilizzazione per valutare i parametri fisici stabiliti, cioè la temperatura, la pressione e i tempi di esposizione. Questi controlli avvengono attraverso strumenti installati nell'autoclave: termometri, manovuotometri, registratori su carta, avvisatori elettrici acustici e visibili, i cui valori vengono visualizzati dall'operatore tramite un display esterno all'autoclave. I controlli fisici avvengono anche nella fase del preriscaldamento, quando si accende giornalmente la macchina, e quando, tra un ciclo e un altro, rimane spenta per un tempo maggiore di trenta minuti. I controlli fisici vengono effettuati anche durante l'accertamento della capacità di saturazione del vapore (viene accertata la capacità del vapore di penetrare completamente all'interno del carico). La prova della tenuta della camera e la prova della perdita di vapore (vuoto-test) vengono effettuate come avviene per il preriscaldamento, cioè all'attivazione giornaliera del macchinario e quando rimane spento per un periodo maggiore di trenta minuti. Queste ultime due prove permettono di controllare la capacità di tenuta della camera e quindi la sua capacità di impedire le infiltrazioni d'aria durante la procedura di sterilizzazione. La prova di penetrazione del vapore, detta Bowie-Dick test, ha lo scopo di verificare la capacità del vapore di raggiungere tutti i punti del carico. Il Bowie-Dick test consiste nell'immettere vapore sotto pressione all'interno della camera e verificare che nella confezione non si formi una bolla centrale, detta "zona fredda", che simboleggia l'entrata di aria e quindi l'impedimento per il vapore di raggiungere tutti i punti del carico. Se il vapore non raggiungesse tutti i punti del carico nemmeno l'agente sterilizzante potrà farlo e dunque la sterilizzazione non sarà efficace.

I controlli chimici consistono nella supervisione di indicatori di processo e di indicatori di sterilità presenti, rispettivamente, all'esterno e all'interno di ogni confezione. Gli indicatori di processo si trovano all'esterno del pacco/carico e sono dei supporti di carta (etichette o nastri) che, a seguito di stimoli fisici (variazione di temperatura, pressione, tempo, umidità) e chimici, cambiano il proprio aspetto, ad esempio alterando il proprio colore o la propria consistenza. Gli indicatori di sterilità, posti all'interno delle confezioni, sono di tipo multi-parametrico (rilevano le variazioni di diversi parametri a seconda del genere di sterilizzazione effettuata) e si usano per rilevare anomalie durante il processo.

I controlli biologici vengono integrati ai controlli chimici e fisici, per valutare l'efficacia del processo di sterilizzazione. Questi controlli consistono in preparazioni standardizzate di spore non patogene (innocue per l'uomo), di Bacillus Stearothermophilus o Bacillus Subtilis Variazione Niger. Le spore di questi microrganismi sono solitamente resistenti ai singoli processi di sterilizzazione e una loro non sopravvivenza può fornire un'ottima indicazione sull'efficacia del processo di sterilizzazione.

5 L'organizzazione dell'ospedale per intensità di cure

5.1 Cosa significa ospedale per intensità di cure

La strutturazione delle attività ospedaliere supera il concetto di organizzazione dei reparti per patologie o disciplina medica specialistica, orientandosi verso quello di creazione di aree differenziate incentrate per intensità di cura, modalità assistenziali, durata della degenza e regime di ricovero. L'assistenza alla degenza non è più centrata sui compiti, al centro delle attività di cura e assistenza ci sono i bisogni dell'assistito. Questo denota una congruenza verticale con un livello di cura e assistenza appropriata al bisogno, accompagnata da una integrazione orizzontale, che comprende il lavoro interdisciplinare e interprofessionale che si deve instaurare tra i diversi operatori. E' necessario tenere sempre presente che ogni professionista ha una sua dedicata area di competenza che deve essere rispettata, in particolare la parte diagnostico-terapeutica deve rimanere di competenza medica, mentre la gestione assistenziale rimane prettamente di pertinenza infermieristica. Il concetto di integrazione orizzontale mette il dialogo alla base del processo di assistenza e di cura. Un ulteriore aspetto da tenere in considerazione è l'età media della popolazione che si è notevolmente innalzata, questo cambiamento si rispecchia nella presenza di maggiori problematiche a carico del singolo individuo. Infatti la persona, vivendo più a lungo, è maggiormente soggetta all'insorgenza di più malattie (polipatologie). Queste, per essere risolte, devono essere trattate da più professionisti e quindi il dialogo tra i diversi operatori non può che essere un elemento fondamentale per poter risolvere efficacemente e prontamente il bisogno di salute delle persone.

5.2 La progettazione dell'ospedale per intensità di cura

Quando viene organizzato un ospedale per intensità di cura i punti chiave da prendere in considerazione sono: 1) l'organizzazione dell'ospedale incentrata sull'assistito, con l'intera struttura che si muove intorno a lui; 2) l'assegnazione di uno score; 3) l'assenza di appoggi: le persone che non hanno un problema clinico acuto devono far riferimento alle strutture territoriali e non appoggiarsi a quella ospedaliera, perché quest'ultima è rivolta alla gestione di acuzie e non di cronicità o di eventi di lieve entità trattabili in altre sedi; 4) la presenza di un Dipartimento di Emergenza e Accettazione (DEA): luogo per stabilizzare le condizioni di salute della persona in stato di urgenza-emergenza; 5) il numero dei ricoveri nelle aree di degenza che non può superare le 8-20 persone per reparto (riduzione del numero dei posti letto) e la presenza di tecnologie sempre più avanzate. Altri tre elementi fondamentali nell'organizzazione di questa struttura sono: 1) la cartella clinica integrata, strumento necessario per conoscere il percorso clinico effettuato da ogni assistito; 2) il concetto di "safety"; 3) una periodica revisione dei processi, per valutare i tempi d'azione e l'eventuale eliminazione di attività riconosciute come inutili.

La struttura viene progettata in base a tre tipi di processo: un processo unitario in cui il paziente è il centro di tutti i percorsi integrati, un processo clinico multidisciplinare che inizia con l'accertamento e termina con il follow-up e un processo assistenziale omogeneo organizzato secondo i diversi livelli di assistenza.

Fra i modelli organizzativi ospedalieri che sono strutturati secondo intensità di cure vi sono il modello per acuti ad alta specialità e il modello Hub & Spoke. Quest'ultimo prevede la concentrazione della produzione dell'assistenza di maggiore complessità in centri di eccellenza (hub) e l'organizzazione del sistema di invio da centri periferici funzionalmente sottordinati (spoke), cui compete principalmente la selezione e l'invio dei pazienti al centro di riferimento. Questi modelli permettono un migliore intervento diagnostico, terapeutico e assistenziale sia del paziente acuto, sia di quello con patologia cronica, poiché entrambe le figure possono essere preso in carico e curate dalle strutture (rispettivamente per acuti e territoriali) in modo più efficace e veloce. Questo fatto ha delle ricadute positive nella riduzione della mortalità, della disabilità, dei tempi di attesa, degli errori diagnostici e assistenziali e, dal punto di vista economico, anche delle spese ospedaliere (infatti alcune attività dovrebbero essere eseguite e demandate a livello territoriale e non ospedaliero).

5.3 L'instabilità clinica e la complessità assistenziale

I due concetti basilari associati all'ospedale per intensità di cura sono la complessità assistenziale e l'instabilità clinica.

La complessità assistenziale è una valutazione multicriteriale che misura il livello di performance richiesto all'infermiere per poter soddisfare i bisogni del paziente in termini di monitorizzazione, di pesantezza dei servizi, di livello delle prestazioni e di risorse necessarie per risolvere il problema.

L'instabilità clinica è associata all'alterazione dei parametri fisiologici (pressione arteriosa, temperatura corporea, frequenza cardiaca, stato di coscienza e saturazione dell'ossigeno) che sono a loro volta legati alla criticità del quadro clinico, all'evoluzione dello stesso e alla presenza di comorbilità. L'instabilità può essere considerata:

- Bassa: quando il paziente è stabile sia dal punto di vista clinico che cognitivo e le attività di prescrizione infermieristica sono molto contenute;

- Media: quando il paziente è stabile dal punto di vista clinico e cognitivo, ma necessita più volte al giorno di interventi diagnostici-terapeutici di competenza infermieristica;

- Alta-Semi-intensiva: il paziente si presenta instabile clinicamente o cognitivamente. In questo grado di instabilità vi è la necessità di monitoraggio continuo, con eventuali ridefinizioni del piano assistenziale e del programma diagnostico-terapeutico in base all'evoluzione del quadro clinico. L'attività educativa e formativa nei confronti del personale di supporto e dei caregiver è intensa;

- Intensiva: il paziente si presenta in condizioni cliniche gravi o con elevato rischio di aggravamento. L'assistito, in questo stato di salute, necessita di supporto vitale e monitoraggio continuo.

6 L'infermieristica di comunità

6.1 La comunità e la figura dell'infermiere di comunità

Per comprendere meglio cosa significa essere un infermiere di comunità, è necessario capire in primo luogo cosa si intende con il termine comunità. Una comunità è un insieme di individui che condividono lo stesso ambiente fisico e sociale, uniti tra loro da vincoli organizzativi, religiosi, economici e da interessi comuni. L'infermiere di comunità, secondo l'OMS, ha il compito di:

"aiutare gli individui, le famiglie, i gruppi e le comunità a determinare e raggiungere il loro potenziale fisico, mentale e sociale all'interno dell'ambiente di vita e di lavoro".

L'infermiere di comunità è una figura professionale che si inserisce all'interno della Welfare Community, cioè all'interno di un modello di società solidale che si auto-organizza, erogando servizi anche quando la Pubblica Amministrazione non interviene (assistenze erogate dalla comunità per la comunità), intervenendo nel momento in cui le persone, dopo aver ricevuto la diagnosi e la cura per la propria malattia, si ritrovano a doverla gestire da soli. Uno degli obiettivi dell'infermiere di comunità è quello di saper utilizzare, durante le attività di cura, tutte le risorse (formali e informali) presenti nella società, in modo tale da offrire un'assistenza differenziata e integrata, volta a far ottenere al cittadino una maggiore autonomia decisionale in merito alla propria salute. Per raggiungere tale obiettivo è importante sviluppare una cultura sanitaria basata sulla promozione e il mantenimento della salute. Le principali attività svolte dall'infermiere di comunità sono riassumibili in 6 punti:

1. Migliorare l'accessibilità ai servizi assistenziali tramite la funzione orientamento dell'offerta sanitaria;

2. Attivare un sistema di congiungimento tra i servizi sanitari e territoriali, i cosiddetti punti di ascolto;

3. Realizzare una funzione di filtro per i ricoveri ospedalieri al fine di eliminare o ridurre le degenze definite "inappropriate";

4. Migliorare la qualità di vita sia dei pazienti con patologie croniche, sia delle loro famiglie;

5. Ostacolare la istituzionalizzazione dei soggetti con fragilità, attraverso la promozione del reinserimento sociale e l'aumento dell'efficienza dei servizi erogati dalle strutture territoriali;

6. Incoraggiare il coinvolgimento attivo degli individui, delle famiglie e delle comunità nei vari ambiti dell'assistenza sanitaria, incentivando i processi di auto-responsabilizzazione e auto-determinazione nelle persone.

L'infermiere di comunità diviene una presenza costante e continua all'interno del contesto comunitario che, attraverso la sua profonda conoscenza del territorio e delle risorse umane informali (vicini di casa, gruppi di volontariato, ecc...) e professionali, si appresta ad assicurare l'assistenza infermieristica generale, integrandola con l'attività diagnostico-terapeutica del Medico di Medicina Generale (MMG). In questo modo svolge contemporaneamente la funzione di facilitatore dei legami comunitari e quella di promotore e potenziatore delle capacità individuali e collettive, per far fronte ai problemi di salute del singolo e dell'intera comunità. L'attività dell'infermiere di comunità si svolge principalmente a livello ambulatoriale, domiciliare e sociale. Nel primo caso, gli utenti e le famiglie possono chiedere aiuto in merito ai loro bisogni assistenziali e l'infermiere di comunità effettua le prestazioni assistenziali agli assistiti che sono in grado di deambulare autonomamente e che, su richiesta del MMG, necessitano un'assistenza infermieristica a complessità medio-bassa, richiedono interventi di educazione o promozione alla salute finalizzati all'autogestione di problematiche assistenziali semplici oppure richiedono interventi di orientamento e informazione relativamente all'offerta sanitaria. A domicilio l'infermiere di comunità si occupa degli assistiti che hanno bassi livelli di autonomia e che non hanno la possibilità di recarsi in ambulatorio. Utilizzando la scala di stabilità/instabilità, esprime un giudizio sulla reale necessità di un trattamento di assistenza infermieristica a complessità medio-alta. Normalmente vengono trattati a domicilio i pazienti con patologie che colpiscono l'apparato locomotore, con problemi neurologici post-acuzia o cronici, con patologie vascolari-linfatiche, diabetici, con BroncoPneumopatia Cronico Ostruttiva (BPCO), post ictus, post intervento chirurgico, con tumori, con patologie cronico-degenerative e con sindrome da allettamento. L'infermiere di comunità, a livello domiciliare, attraverso gli interventi di educazione sanitaria, incentiva la partecipazione attiva della famiglia e del caregiver al processo di cura del malato, risultando di fondamentale importanza nel miglioramento delle sue condizioni di salute. In ambito sociale, l'infermiere di comunità agisce promuovendo e facilitando l'integrazione tra i diversi operatori (sanitari e sociali) e tra le risorse formali e informali del territorio, per poter risolvere le problematiche relative ai bisogni di salute della comunità.

Il raggiungimento di una Welfare Community avviene attraverso due tipi di attività che sono tra loro interconnesse. Un'attività è orientata alla formazione di programmi di interventi per costruire un sistema di cure di comunità, la cosiddetta Community Care, che a sua volta è inserita all'interno di un'altra attività di promozione dello sviluppo della comunità, definita Community Development.

6.2 Le leggi e le norme che disciplinano l'infermiere di famiglia e di comunità

Le leggi che disciplinano la figura dell'infermiere di comunità sono la Legge n. 42/1999, la Legge n. 251/2000, il Decreto Ministeriale (D.M.) 739/1994 (delinea il profilo professionale dell'infermiere) con i relativi Art. 1 comma 3, Art. 3 comma 3, Art. 2, Art. 6 e Art. 21. La FNOPI definisce l'infermiere specialista in sanità pubblica come:
"Un professionista che analizza i bisogni di sanità pubblica della comunità, contribuendo alla promozione della salute e alla prevenzione e svolgendo attività di ricerca e consulenza. Inoltre l'infermiere contribuisce all'analisi della comunità e identifica i fenomeni epidemiologici del territorio in cooperazione con il Medico di Medicina Generale e le altre figure professionali, partecipa alla formazione del personale infermieristico e di supporto ai fini dell'inserimento e dello sviluppo di competenze specifiche nella comunità/famiglia, progetta percorsi di educazione alla salute".
Le norme internazionali che delineano la figura dell'infermiere di comunità sono definite dalla "XXX World Health Assembly" del 1977, dalla Dichiarazione di Alma Ata del 1978, dalla Carta di Ottawa per la Promozione della Salute del 17-21 Novembre del 1986, dalla Dichiarazione della Sanità Mondiale attraverso il documento Health21 del 1998 con il famoso titolo "La

salute per tutti nel 21° secolo". Tra i 21 obiettivi della Health21, quello che riguarda di più l'infermiere di comunità è l'obiettivo 15, che evidenzia l'importanza di fornire a tutti i cittadini un sistema di cure primarie facilmente accessibile, orientato alle famiglie, inserito all'interno della comunità locale, sostenuto da un sistema ospedaliero flessibile con capacità di rispondere a qualsiasi tipo di bisogno (sostituendo tutti gli accessi ospedalieri "impropri" con prestazioni eseguibili in ambulatorio). All'interno dell'obiettivo 15 si evince la funzione dell'infermiere di comunità come garante della continuità assistenziale domiciliare medica, infermieristica e distrettuale, tale compito si riflette sul potenziamento di tutti i servizi infermieristici territoriali.

Le norme nazionali che disciplinano il ruolo dell'infermiere di comunità sono la Legge n. 833/1978, il d.lgs. 502/1992 e successive modificazioni, il Piano Sanitario Nazionale (PSN), la Legge n. 328/2000 chiamata anche "legge quadro" (in modo particolare la parte sulla realizzazione di un sistema di interventi e servizi sociali integrati tra loro) e l'accordo del Ministero della Salute del 28 Maggio 2013 che incentiva la collaborazione e l'integrazione tra il MMG e l'infermiere per lo sviluppo della rete assistenziale territoriale.

7 L'educazione terapeutica

7.1 Definizioni

Quando si parla di educazione terapeutica si intende l'attività svolta dall'infermiere per la promozione di stili di vita sani e per la diffusione della cultura della salute, attraverso lo strumento dell'educazione. Per il raggiungimento del suo obiettivo, attiva e mantiene una rete di rapporti tra i diversi servizi sanitari e gli operatori presenti nel territorio. L'OMS definisce l'educazione terapeutica come:

"un processo di aiuto centrato sul paziente con patologia cronica e sulla sua famiglia/caregiver, parte integrante e continua dell'assistenza, con l'obiettivo di creare un paziente/familiare competente fornendo loro conoscenze sulla malattia, sulla cura, sulla prevenzione delle complicanze evitabili, l'acquisizione di abilità per ottenere un'autonomia operativa (self-care) e autonomia decisionale (empowerment), a livello comportamentale aiuta l'acquisizione di capacità di convivere con la malattia attraverso opportune strategie di coping, incoraggia la collaborazione con i servizi e quindi la creazione di un'alleanza terapeutica. Comprende nelle sue attività organizzate: informazione, formazione e supporto psicologico".

Nella definizione data dall'OMS si può notare come la multiprofessionalità e l'interdisciplinarità siano necessari per ottenere una buona educazione terapeutica e di come la formazione del personale sia fondamentale per poter educare al meglio i pazienti e le famiglie, coordinando al contempo programmi all'interno dei differenti contesti di cura.

7.2 Le caratteristiche generali

L'infermiere, nell'esplicare le sue attività di educatore terapeutico, fa acquisire e mantenere nel tempo al paziente delle importanti competenze di natura intellettuale, gestuale e affettiva che permettono, alla persona assistita, di avere un ruolo attivo nella gestione della propria vita e della propria salute o malattia. Affinché ciò accada è necessario che l'assistenza terapeutica sia centrata sulla persona e che l'assistenza sanitaria sia un processo continuo e integrato.

L'educazione terapeutica è un metodo e uno strumento utilizzato dall'infermiere di comunità per sensibilizzare, informare e far apprendere abilità utili all'assistito per la cura della propria salute, sostenendolo dal punto di vista psicosociale nei vari aspetti concernenti: la malattia, il trattamento prescritto, l'assistenza, l'organizzazione delle attività e i comportamenti definiti di salute e di malattia. Grazie all'intervento educativo le persone diventano progressivamente più esperte e coinvolte nella gestione della loro salute, acquisendo gradualmente una maggiore autonomia gestionale. E' necessario responsabilizzare l'assistito, ma nel caso in cui ci sia mancanza di volontà nell'impegnarsi ad apprendere o nel modificare comportamenti scorretti, si devono accettare tali limiti e si deve cercare di educare il caregiver, i familiari e le persone a lui significative, per migliorare o mantenere le sue condizioni di salute. Lo scopo ultimo dell'educazione è quello di intervenire quando la persona adotta un comportamento spontaneo che produce risultati peggiori in termini di salute e, attraverso l'insegnamento, correggere tali atteggiamenti per raggiungere gli obiettivi di salute e di benessere prefissati. Gli interventi di educazione terapeutica si affiancano sempre al programma terapeutico convenzionale, completandolo e integrandolo, ma non sostituendolo. Da quando l'attività di cura, dal punto di vista medico, si è concentrata principalmente sulla gestione della malattia, i pazienti, per soddisfare le altre loro necessità, hanno dovuto rivolgersi a professionisti in grado di supportarli, ed è qui che interviene, come figura principale, l'infermiere, ovvero un professionista altamente preparato ad attuare un'assistenza di tipo globale. L'infermiere è in grado di comprendere il quadro generale del paziente, riuscendo a trattare non solo i problemi attuali, ma anche quelli potenziali che momentaneamente non vengono apertamente manifestati.

7.3 Le modalità d'intervento

L'educazione viene definita di tipo formale quando si basa su un progetto strutturato, composto da interventi educativi, formativi e di supporto agli operatori. Questi interventi non vengono attuati solo da una singola persona, ma da un team di esperti, all'interno delle istituzioni che sono formalmente dedicate all'istruzione e alla formazione. L'OMS prevede due tipi di competenze educative presenti nella figura dell'infermiere: una competenza che si attua nella pratica effettiva dell'educazione integrata all'assistenza (competenza che tutti gli infermieri devono acquisire e saper esprimere) e una competenza che si esprime nella capacità di saper programmare, pianificare, gestire e coordinare le attività educative.

L'educazione di tipo informale sostiene e rinforza i percorsi strutturati, non è legata a tempi o luoghi specifici e può essere acquisita in modo inconsapevole o non intenzionale, per questo ogni infermiere deve essere conscio delle proprie azioni a valenza educativa e degli effetti che queste possono produrre nelle persone. Anche nell'educazione informale si deve tener conto della situazione fisica e psicologica della persona, soddisfacendo per primi i bisogni che vengono percepiti da quest'ultima come prioritari.

Esistono due metodi con cui si può attuare l'educazione terapeutica: i metodi individuali e i metodi collettivi. I metodi individuali comprendono lezioni, esempi, immagini, analisi di un caso specifico ed esercitazioni pratiche, mentre i metodi collettivi riguardano lavori di gruppo, discussioni guidate, analisi di un caso specifico, esercitazioni pratiche e simulazioni.
L'apprendimento deve essere graduale ed è influenzato da vari fattori. Il ruolo centrale è assunto dalle motivazioni, dalle aspettative e dai valori posseduti dalla persona. Il comportamento è generalmente strumentale al raggiungimento dei risultati che soddisfano i propri bisogni infatti, se la persona ritiene che intraprendendo una certa azione, raggiungerà un determinato risultato e a quel risultato attribuirà un certo valore, si impegnerà nell'azione e la manterrà nel tempo per poterlo raggiungere. Nell'educazione terapeutica della persona assistita è fondamentale la capacità di negoziazione, soprattutto in relazione alla definizione degli obiettivi di apprendimento, tenendo in considerazione le difficoltà dei processi di adattamento che la persona dovrà affrontare per fronteggiare la malattia. Dopo un approfondito accertamento infermieristico, vengono definiti i programmi di insegnamento e apprendimento in modo personalizzato e individualizzato. Nella gestione della malattia, la persona e gli operatori diventano dei partner, agendo insieme per raggiungere un obiettivo comune, cioè la guarigione dell'assistito. L'infermiere deve comunque prestare attenzione agli atteggiamenti della persona, perché potrebbero evolvere nel tempo e chi educa deve saper riconoscere tali cambiamenti e agire di conseguenza e, ovviamente, a seconda della situazione di salute, gli obiettivi cambieranno.
La comunicazione è uno strumento importante durante l'educazione, per raggiungere l'obiettivo occorre usare i migliori metodi e canali messi a disposizione dai servizi territoriali.
L'infermiere studia e applica i principi alla base dei processi comunicati-

vi, durante tutta la relazione assistenziale, compresa la parte educativa. L'educazione è per tutti, nel senso che si può apprendere a qualsiasi età, anche se i metodi e gli strumenti devono essere adattati alle caratteristiche specifiche di chi apprende ed è fondamentale che vengano sempre rispettati i tempi di apprendimento.

7.4 Le quattro fasi del processo educativo

La prima fase del processo educativo è l'analisi del bisogno, la seconda è la progettazione, seguita dalla fase dell'attuazione e, infine, la quarta fase è quella della valutazione.

La fase dell'analisi del bisogno è costituita dalla definizione dei bisogni educativi o di apprendimento della persona, i quali vengono successivamente tradotti in una diagnosi educativa. La diagnosi educativa è caratterizzata da 4 domande che riguardano la persona, a cui vengono associate poi 4 diverse dimensioni, come mostrato in Figura 7.4.1. La diagnosi educativa

Diagnosi educativa	
Che cos'ha?	Dimensione biomedica
Che cosa sa?	Dimensione cognitiva
Che cosa fa?	Dimensione socio-professionale
Chi è? Qual è il suo progetto?	Dimensione psicologica

Figura 7.4.1: Diagnosi educativa.

permette di rilevare diversi aspetti della personalità dell'assistito: i suoi bisogni, le sue potenzialità, le sue aspettative e i suoi progetti, allo scopo di proporre un programma educativo personalizzato.

Nella fase della progettazione vengono identificati i contenuti educativi e gli obiettivi di apprendimento da raggiungere, per permettere la responsabilizzazione del paziente, la creazione di una motivazione e di un clima positivo per l'apprendimento, con conseguente verifica di ciò che è stato poi effettivamente appreso. La fase dell'attuazione avviene attraverso un incontro informativo con il singolo, una lezione partecipata, un addestramento, un'informazione scritta o un counseling motivazionale breve.

Infine, la valutazione dei risultati consiste nella verifica del raggiungimento degli obiettivi prefissati e rappresenta una garanzia per l'assistito. La valutazione è essenzialmente di tre tipi:

1. la valutazione della persona (viene valutata l'area educativa, biochimica e psicosociale);

2. la valutazione del programma educativo;

3. la valutazione dell'educazione dal punto di vista economico.

7.5 Gli obiettivi dell'educazione terapeutica

Gli obiettivi dell'educazione terapeutica sono principalmente quattro:

1. la promozione della salute, con la relativa acquisizione da parte della persona di un maggiore e migliore controllo della propria salute;

2. la prevenzione destinata a ridurre o prevenire il "rischio" di un evento potenzialmente dannoso;

3. il ripristino della salute o delle funzioni perse;

4. la promozione dell'adattamento a nuove condizioni di vita.

7.6 Gli attori nell'educazione terapeutica

L'educazione terapeutica può essere eseguita da medici o da professionisti sanitari come infermieri, tecnici di riabilitazione e professionisti socio-assistenziali. Può essere effettuata negli ospedali (ad esempio con l'atto di educare i familiari dei pazienti in dimissione domiciliare), nei domicili (l'educazione ai familiari dei pazienti in assistenza domiciliare integrata) e negli ambulatori medici. Nella gestione dell'educazione terapeutica il ruolo attivo di facilitatore e di coordinatore di cure, svolto dall'infermieri, permette il completamento dell'attività svolta dal medico e dagli altri operatori sanitari.

8 La somministrazione della terapia

8.1 Il ruolo dell'infermiere

Tra le mansioni dell'infermiere figura la somministrazione di farmaci ai pazienti.

Il ruolo dell'infermiere nella somministrazione dei farmaci è ben specificato nel terzo comma dell'Art. 1 del profilo professionale dell'infermiere, che recita:

"l'infermiere garantisce la corretta applicazione delle prescrizioni diagnostico-terapeutiche".

Una qualsiasi sostanza che altera le funzioni fisiologiche di una persona è detta droga, ne consegue che un farmaco può essere considerato a tutti gli effetti come una droga farmacologica che viene somministrata per beneficiare dei suoi effetti terapeutici.

La responsabilità professionale dell'infermiere nella somministrazione dei farmaci non è riconducibile solo all'atto fisico del dare il farmaco, ma a tutte quelle azioni associate che nel loro insieme determinano la gestione della terapia, ciò conferisce una garanzia di sicurezza ed efficacia al paziente.

Affinché l'infermiere possa legittimamente somministrare la terapia è richiesta la prescrizione medica, ricordando che una prescrizione incompleta, così come una prescrizione scritta con grafia poco leggibile, non è accettabile.

L'infermiere gioca un ruolo fondamentale nella compliance dell'assistito al trattamento terapeutico. Una corretta spiegazione dell'obiettivo della terapia può essere determinante per ottenere la collaborazione del paziente, indispensabile per il raggiungimento della guarigione, per il mantenimento delle condizioni di salute o per il rallentamento del suo declino funzionale. Il ruolo dell'infermiere nella somministrazione dei farmaci è divenuto via via sempre più complesso, infatti il livello di conoscenza che gli viene richiesto è attualmente molto vasto. Per una somministrazione sicura di un farmaco non è sufficiente che applichi la cosiddetta regola delle 6 G (giusta persona, giusto farmaco, giusta dose, giusto tempo, giusta via di somministrazione e giusta registrazione), deve infatti essere anche a conoscenza dell'azione dei farmaci e degli effetti collaterali, compatibilità e loro interazioni, oltre agli aspetti morali, etici e legali legati alla terapia farmacologica. Al termine della somministrazione del farmaco l'infermiere deve smaltire correttamente il materiale infetto ed effettuare la registrazione di quanto avvenuto nella cartella clinica e infermieristica.

8.2 La prevenzione degli errori, la prescrizione e l'interpretazione

Per prevenire gli errori durante la somministrazione dei farmaci è importare conoscere quelli più comuni:

1. la somministrazione del farmaco errato;

2. la mancata somministrazione del farmaco;

3. la somministrazione al paziente sbagliato;

4. la somministrazione di un farmaco al quale il paziente è allergico;

5. gli errori di comprensione o la lettura errata della prescrizione;

6. gli errori di preparazione (dose errata, uso di un diluente sbagliato, concentrazione errata);

7. gli errori durante la somministrazione (tempi di somministrazione errati, elevata velocità di infusione di una soluzione, errata via di somministrazione, omissione della somministrazione, somministrazione di farmaci incompatibili).

Se dovesse verificarsi un errore nella somministrazione dei farmaci si deve sempre documentare l'accaduto. La somministrazione deve essere sempre preceduta da una corretta prescrizione medica, con una calligrafia leggibile (meglio se informatizzata), senza cancellazioni, sovrapposizioni o trascrizioni. L'infermiere deve controllare che siano sempre presenti:

1. il nome completo della persona;

2. il nome del farmaco (da preferirsi il principio attivo rispetto al nome commerciale con cui è conosciuto);

3. il dosaggio del farmaco espresso in unità di peso (di solito grammi, g, o milligrammi, mg), in unità di volume (di solito millilitri, mL), in Unità Internazionali (UI) o in milliequivalenti (mEq);

4. la forma farmaceutica;

5. la via di somministrazione;

6. i tempi di somministrazione (orario di somministrazione, frequenza, durata d'infusione);

7. la durata totale della terapia;

8. la presenza della sottoscrizione del medico con data e firma.

Per ridurre gli errori relativi alla somministrazione di un farmaco occorre seguire le seguenti accorgenze:

1. adottare una scheda unica di terapia (meglio se informatizzata);

2. evitare abbreviazioni (usare solo quelle codificate a livello aziendale se presenti);

3. in caso di dubbi contattare sempre il medico responsabile della prescrizione;

4. far controllare da due operatori (quando possibile) il dosaggio di farmaci riconosciuti come ad "alto livello di attenzione" (ad esempio gli elettroliti).

8.3 La preparazione dei farmaci

Nella fase di preparazione dei farmaci gli elementi che l'infermiere deve prendere in considerazione sono:

1. la scadenza del farmaco;

2. il contesto ambientale in cui avviene la preparazione (numerosi farmaci come ad esempio gli antiblastici, devono essere manipolati e preparati secondo quanto disposto dalla normativa nazionale di riferimento, attenendosi rigorosamente alle procedure definite e adottate dalla struttura sanitaria per la loro manipolazione);

3. l'integrità e le caratteristiche del farmaco da preparare, che possono essere state influenzate dalle modalità di conservazione dello stesso.

Nella modalità di ricostruzione si deve porre attenzione sia alla quantità, sia al tipo di soluzione impiegata per la ricostruzione. Molto spesso la preparazione richiede più di un passaggio, quindi ci possono essere indicazioni diverse sulla quantità del liquido da impiegare per la ricostruzione del preparato e per il successivo allestimento della soluzione. Se specifici, i liquidi da impiegare sono dettagliatamente indicati nelle schede tecniche. La mancata adesione alle procedure contenute nelle schede tecniche può determinare alterazioni chimico-fisiche del preparato (precipitazioni, ossidazioni) che rendono il farmaco inutilizzabile o inefficace. Alcune preparazioni che devono essere conservate a basse temperature necessitano di una permanenza a temperature più elevate per un certo periodo di tempo prima di essere ricostruite, mentre altre richiedono un tempo di "riposo" della soluzione prediluita, prima della preparazione definitiva della soluzione destinata alla somministrazione.

8.4 Il dosaggio e la conservazione del farmaco

La dose di un farmaco può essere espressa in unità biologiche, unità di peso e unità di volume, come mostrato in Figura 8.4.1. Insieme alle caratteri-

	Dose di un farmaco
Unità biologiche	UI
Unità di peso	grammo, decigrammo, milligrammo e microgrammo
Unità di volume	litro, decilitro, centilitro, millilitro e microlitro

Figura 8.4.1: Dose di un farmaco.

stiche proprie del farmaco, i fattori che concorrono a determinare la dose sono dovuti a caratteristiche proprie dell'assistito: la condizione clinica, il sesso, il rapporto tra percentuale di acqua e componente lipidica corporea (è diversa tra la donna e l'uomo, infatti nella donna la componente lipidica è maggiore rispetto all'uomo), il peso e l'età.

Per garantire un corretto uso dei farmaci si deve porre attenzione anche alla loro gestione e, in particolare, alla documentazione, al luogo e alle corrette condizioni di conservazione. Queste si trovano di norma nelle schede tecniche che accompagnano ogni confezione di farmaco. Per quanto riguarda la temperatura, una linea guida comunitaria attualmente in uso in tutti gli stati dell'Unione Europea (UE), stabilisce ciò che deve essere presente sull'etichetta di un prodotto medicinale in relazione alla modalità di conservazione. Questa linea guida esclude l'uso dell'espressione "temperatura ambiente" e introduce specifiche istruzioni come ad esempio: non conservare al di sopra di 30°C; non conservare al di sopra di 25°C; conservare tra 2°C e 8°C; non congelare né mettere in frigorifero; conservare nel freezer. Non deve essere mai trascurato il fattore umidità, perché potrebbe alterare le caratteristiche fisiche delle sostanze contenute in alcuni farmaci.

8.5 La somministrazione dei farmaci

La regola fondamentale per una sicura somministrazione è: "non somministrare mai un farmaco sconosciuto". L'infermiere, attraverso l'accertamento iniziale, raccoglie informazioni sulla persona, sulla sua patologia, sul farmaco che gli è stato prescritto e i relativi effetti terapeutici e collaterali. Prima di somministrare qualsiasi farmaco deve controllare:

1. la documentazione clinica della persona;

2. la scheda terapeutica;

3. le eventuali restrizioni diabetiche;

4. la capacità della persona di assumere autonomamente la terapia prescritta (possono esserci difficoltà nella deglutizione, alterazioni della motilità intestinale, parametri vitali alterati, ecc...);

5. le conoscenze della persona in merito al farmaco;

6. il manuale dei farmaci che dovrebbe essere sempre a disposizione nel carrello della terapia (e nella tasca dell'infermiere).

Nel caso in cui l'infermiere abbia delle perplessità riguardo a quanto letto nella prescrizione medica, deve risolvere eventuali dubbi chiedendo spiegazioni al medico prescrivente. Una procedura di sicurezza da ricordare e attuare sempre è quella di chiedere a un paziente che accede all'interno di un qualsiasi servizio sanitario se ha avuto in passato reazioni allergiche o intolleranze ai farmaci, chiedergli la terapia farmacologica in atto e, nel caso in cui l'assistito sia una donna, se si trova in stato di gravidanza o se sta allattando. Nella fase della somministrazione dei farmaci gli elementi su cui porre attenzione sono:

1. la prescrizione e la sua corretta interpretazione;

2. la corretta quantità di farmaco da somministrare;

3. i tempi indicati in termini di modalità di infusione (in bolo, infusione, intramuscolo, ecc...) e di momenti per la somministrazione (a stomaco pieno, a stomaco vuoto, durante i pasti, al mattino, alla sera, ecc...);

4. le modalità, sia per quanto attiene la via di somministrazione (in vena, in muscolo, ecc...) sia per quanto ne riguarda il modo (diluito, in soluzione con altri preparati, in infusione, ecc...);

5. gli effetti attesi in relazione alla via di somministrazione (possono essere locali o sistemici);

6. le incompatibilità nei confronti dei materiali usati (siringhe, aghi, deflussori) e nei confronti degli altri preparati;

7. le interazioni tra farmaci che possono aumentare gli effetti collaterali, potenziarne o ridurne l'effetto, ritardarne o alterarne l'assorbimento;

8. gli effetti collaterali (effetti non intenzionali di un farmaco) che possono insorgere anche a dosi normalmente impiegate nell'uomo, e sono correlate alle proprietà farmacologiche del farmaco stesso.

8.6 Le vie di somministrazione

Le vie di somministrazioni possono essere: naturali o artificiali (parenterali), come mostrato nelle Figure 8.6.1 e 8.6.2.

Vie di somministrazioni naturali			
Enterali	Orale	Sublinguale	Rettale e vaginale
Inalatoria	Mucosa rinofaringea (decongestionanti)	Mucosa laringea-tracheale-bronchiale (inalazione/nebulizzazione)	Alveoli (gas)
Topica	Cute	Mucosa congiuntivale	Mucosa genitale

Figura 8.6.1: Le vie di somministrazione naturali.

Vie di somministrazione artificiali			
Sottocutaneo (sotto il derma)	Vaccini, insulina etc.	Quantità somministrabile: 0.5-1mL Non si somministrano soluzioni fredde (causano lipodistrofia)	Siringa da 1mL calibrata in 100UI/mL con ago da 26-27 G, lungo 1.3-1.5cm
Intradermica (sotto l'epidermide)	Tbc, anestetici etc.	Quantità somministrabile: 0.1-0.3mL	Siringa da 1mL con ago da 25-27 G, lungo 0.8-1.8cm
Intramuscolo (quadrante superiore del gluteo, sito deltoide, sito retto femorale del vasto laterale (nei bambini))		Quantità somministrabile: 2-5mL. Nei bambini massimo 3mL. Si somministra nella massa muscolare adeguata, dov'è presente muscolatura sufficiente.	Siringa da 2.5-5mL con ago da 19-25 G, lungo da 3 a 8.5cm
Endovenosa		Fino a 20mL in bolo, per quantità superiori l'infusione è lenta (intermittente e/o continua)	

Figura 8.6.2: Le vie di somministrazione artificiali.

8.7 Gli effetti collaterali e le reazioni avverse

Gli effetti collaterali sono spesso numerosi, possono essere più o meno frequenti e manifestarsi dopo la somministrazione del farmaco in tempi più o meno brevi. La conoscenza dell'infermiere degli effetti collaterali associati a una terapia lo orienta nella pianificazione dell'osservazione del paziente prima, durante e dopo il trattamento.

Per reazioni avverse si intendono le evenienze mediche non desiderate che possono manifestarsi durante l'assunzione di un farmaco, ma che non necessariamente presentano un nesso di casualità con esso. Ad esempio le reazioni allergiche, che rappresentano una risposta nociva e non intenzionale a un farmaco. Le reazioni avverse inaspettate sono quelle la cui natura o gravità non è riportata all'interno delle schede tecniche del farmaco o nell'autorizzazione all'immissione in commercio (ad esempio il verificarsi di un'insufficienza renale acuta).

Lo stile di vita di una persona può influenzare notevolmente la compliance, l'assunzione, l'azione e l'effetto dei farmaci. Il fumo, ad esempio, può esercitare una notevole influenza sull'azione dei farmaci, sia per quanto riguarda l'effetto sia per l'emivita del farmaco. Anche le abitudini alimentari possono interferire sugli effetti dei diversi preparati, ad esempio, l'assunzione di cibi ricchi di sale o l'assunzione di alcool durante la terapia farmacologica può ridurne o potenziarne gli effetti.

8.8 Le responsabilità professionali

L'attività di assunzione del farmaco può essere eseguita anche dall'Operatore Socio Sanitario (OSS), considerato come una figura di supporto nella corretta assunzione dei farmaci prescritti. E' importante sottolineare che si parla di "assunzione" e non di somministrazione. L'assunzione indica un'attività verso il paziente, mentre la somministrazione è una fase attiva dell'operatore (fase tradizionalmente riservata al personale infermieristico). In quest'ottica, in caso di errore (dosaggio, orario, identificazione dell'assistito, ecc...), la responsabilità ricade interamente sul professionista e rimane all'operatore la sola responsabilità dell'esecuzione. Quest'ultima, come specificavano i contratti degli anni settanta, era "limitata alla corretta esecuzione delle prestazioni come da istruzioni ricevute". In questo caso quindi, fatte salve le particolarità e le varietà dei casi, la responsabilità è riconducibile all'infermiere.

L'atto di somministrazione della terapia, pur essendo unitario, può, da un punto di vista giuridico, essere diviso in due momenti distinti: l'atto della prescrizione, che è di competenza medica, e l'atto della somministrazione, di competenza prettamente infermieristica. Distinguendo questi due momenti, l'infermiere risponderà solo di eventuali errori legati alla somministrazione, mentre, in caso contrario, potranno essergli contestati anche atti che sono istituzionalmente di responsabilità medica. Questa distinzione tra competenze mediche e infermieristiche può venire meno nelle situazioni d'emergenza, dove l'infermiere può somministrare farmaci senza prescrizione medica, non essendo punibile ai sensi dell'Art. 54 del codice penale che regola lo stato di necessità.

La responsabilità professionale si distingue in penale, civile e disciplinare. Nell'ambito della responsabilità penale, l'infermiere ha l'obbligo di rispondere per le azioni che costituiscono un reato, in quello della responsabilità civile ha l'obbligo di risarcire il danno ingiustamente causato e, infine, nell'ambito della responsabilità disciplinare l'obbligo è di tipo contrattuale e di comportamento disciplinare. I reati a cui l'infermiere può andare incontro più frequentemente sono le lesioni personali e l'omicidio colposo. La responsabilità penale dell'infermiere è personale. Se non è possibile identificare l'errore del singolo, la colpa è addebitata a chi ha la responsabilità organizzativa, di sorveglianza e di verifica. Una frequente fonte di responsabilità è data dall'errore di trascrizione dalla cartella clinica alla cartella infermieristica.

8.9 La tenuta del registro di carico e scarico delle sostanze stupefacenti e psicotrope

Per quanto riguarda la gestione dei farmaci stupefacenti, le norme identificano nella figura del coordinatore infermieristico il responsabile della tenuta del registro. L'infermiere si occupa della custodia, gestione e scarico delle delle sostanze stupefacenti tramite il registro. All'interno del registro devono essere sempre indicati:

1. il nome e il cognome del paziente a cui si è somministrata la sostanza, il numero della cartella clinica o qualsiasi altro sistema di identificazione del paziente;

2. il giorno, il mese e l'anno della registrazione;

3. il nome della specialità medicinale, del prodotto generico o della preparazione galenica somministrata;

4. la forma farmaceutica (compresse, fiale, soluzione orale, ecc...);

5. il dosaggio;

6. l'unità di misura adottata (mL mg o UI);

7. il numero progressivo della registrazione;

8. la quantità di farmaco giacente presso l'unità operativa dopo ogni movimentazione;

9. la firma dell'operatore.

Quando si riscontrano dei casi particolari, vengono effettuate specifiche annotazioni all'interno del registro, utili a fornire una maggiore chiarezza.

8.10 Il cloruro di potassio

In Italia si è provveduto a dare indicazioni per i farmaci definiti ad allerta elevata, come il cloruro di potassio (KCl) e gli stupefacenti. Le indicazioni prevedono l'immagazzinamento solo nei reparti di area critica o aree assistenziali previste dalla programmazione aziendale e regionale, la conservazione in appositi armadi chiusi e l'utilizzo di contenitori che devono obbligatoriamente riportare la scritta: "diluire prima della somministrazione: mortale se infuso non diluito". Le azioni che devono essere messe in atto nel contesto ospedaliero riguardano i seguenti punti critici:

1. la conservazione delle soluzioni concentrate di KCl ed altre soluzioni ad elevato contenuto di potassio (K);

2. la prescrizione delle soluzioni concentrate contenenti K;

3. la preparazione delle soluzioni diluite contenenti K;

4. il controllo della corretta preparazione e del corretto uso delle soluzioni contenenti K;

5. la gestione del processo di corretto utilizzo delle soluzioni concentrate contenenti K.

La conservazione delle soluzioni concentrate di KCl e altre soluzioni ad elevato contenuto di potassio: Le soluzioni concentrate di KCl e le altre soluzioni ad elevato contenuto di K per uso endovenoso (e.v.)

devono essere rimosse, laddove presenti, da tutte le scorte di farmaci ad uso corrente esistenti nei vari reparti. Queste devono essere limitate esclusivamente alla farmacia, alle aree critiche e ad altre aree assistenziali nelle quali sia richiesto l'uso urgente del farmaco (identificate dalla programmazione aziendale e regionale). Nella farmacia e nelle Unità Operative (UO) in cui è prevista la conservazione, le soluzioni concentrate contenenti KCl e le altre soluzioni ad elevato contenuto di K per uso e.v. devono essere conservate separate dagli altri farmaci, in armadi chiusi e, come già accennato, all'interno di contenitori che rechino la segnalazione di allarme "diluire prima della somministrazione: mortale se infuso non diluito". Le soluzioni concentrate contenenti KCl e le altre soluzioni ad elevato contenuto di K per uso e.v. non devono essere trasferite tra le diverse unità operative e tutti gli approvvigionamenti devono essere effettuati direttamente dalla farmacia. Deve comunque essere consentita e garantita, nell'ambito ospedaliero, una procedura per l'approvvigionamento del farmaco, qualora non sia attivo il servizio di farmacia.

La prescrizione delle soluzioni concentrate contenenti K: le soluzioni contenenti K per uso e.v. dovrebbero essere prescritte, quando le condizioni cliniche lo consentano, in formulazioni commerciali già diluite e pronte all'uso. Inoltre deve essere sempre garantita la tracciabilità della prescrizione da parte del medico (dose, frequenza, velocità di infusione, firma, data e ora) nella documentazione clinica del paziente.

La preparazione delle soluzioni diluite contenenti K: laddove le condizioni cliniche del paziente richiedano l'uso di soluzioni con diluizione commercialmente non disponibili, le soluzioni devono essere preparate dalla farmacia ospedaliera. Quando non è possibile attenersi a quanto detto, le soluzioni possono essere preparate direttamente nelle UO, attenendosi al protocollo scritto aziendale.

Il controllo della corretta preparazione ed utilizzo delle soluzione contenenti K: un secondo operatore sanitario dovrebbe sempre controllare, durante la fase di preparazione, la corretta identificazione del prodotto, la dose, la via di somministrazione, la correttezza del calcolo della diluizione rispetto alla prescrizione data, la miscelazione e la corretta etichettatura del prodotto preparato. In fase di somministrazione il secondo operatore deve verificare l'identità del paziente, l'avvenuta somministrazione con registrazione in cartella infermieristica della dose, della via di somministrazione, della velocità di infusione, della data, ora, anno e della firma dell'operatore.

La gestione del processo di corretto utilizzo delle soluzioni concentrate contenenti K: in ambito ospedaliero, la Direzione Aziendale (DA) sviluppa procedure specifiche per la corretta gestione del rischio associato all'utilizzo di soluzioni concentrate di K, attraverso un approccio multidisciplinare che include l'utilizzo di linee guida, check-list, moduli di richiesta prestampati, modalità specifiche di confezionamento e di identificazione del farmaco e formazione.

La Direzione Aziendale svolge le seguenti azioni:

1. identifica le aree assistenziali in cui è consentita la conservazione delle soluzioni concentrate contenenti K;

2. crea una procedura che fornisce indicazioni chiare sull'appropriata prescrizione e sulla modalità di approvvigionamento delle soluzioni contenenti K da parte delle UO, in modo da assicurare, in caso di bisogno, la tempestiva disponibilità del farmaco;

3. fornisce le indicazioni sulla conservazione in sicurezza delle soluzioni concentrate di K;

4. promulga un protocollo scritto per la preparazione delle soluzione diluite;

5. fornisce indicazioni per garantire la tracciabilità della prescrizione e della somministrazione;

6. effettua un monitoraggio delle richieste e dei consumi per poterne valutare l'appropriatezza d'uso.

9 Il blocco operatorio

9.1 Il blocco operatorio e la fase intra-operatoria

Il blocco operatorio è il complesso delle strutture dove si svolge la quasi totalità delle procedure relative alla fase intra-operatoria.

La fase intra-operatoria include tutte le attività che si verificano dal momento in cui il paziente viene collocato sul tavolo operatorio fino al momento in cui viene trasferito nella sala risveglio per le cure anesthesiologiche.

Il blocco operatorio è un ambiente a bassa carica microbica, collocato in un luogo tranquillo e lontano da linee di grande traffico ospedaliero, dove sono presenti risorse tecnologiche, facilmente accessibile e a contatto con gli altri servizi del presidio.

All'interno del blocco si possono trovare una serie di ambienti che ne definiscono la struttura, come sale operatorie (rispondenti la normativa sanitaria vigente) generali e specialistiche, con una superficie compresa tra i 30 mq e i 42 mq e un'altezza compresa tra i 2.8 m e i 4 m (DPR del 14 Gennaio 1997, n. 42). Le caratteristiche costruttive devono includere: pareti rivestite con materiale lavabile e facilmente disinfettabile e con colori chiari, pavimento rivestito con materiale che sia cattivo conduttore di calore e rumore, impermeabile e facilmente lavabile e porte lisce e apribili con un sistema di fotocellule (per evitare l'uso delle mani). Ogni sala operatoria specialistica richiede una specifica apparecchiatura: una sala di preparazione operando e di risveglio, una stanza di preparazione del personale, una stanza di preparazione materiale e sterilizzazione; una stanza per il deposito del materiale sterile e una stanza per il deposito del materiale sporco.

9.2 I percorsi in sala operatoria

I percorsi in sala operatoria utilizzati dagli operatori e dal passaggio della strumentazione dovrebbero essere differenziati e divisi in un percorso dedicato allo sporco e uno al pulito, segnalati opportunamente da strisce colorate applicate sul pavimento. E' necessario precisare quali sono i tipi di percorsi, tra loro separati, che permettono il funzionamento del settore operatorio con la minimizzazione dei rischi infettivi. Per scegliere il percorso dell'operando dall'unità di degenza fino alla sala operatoria si deve considerare quello caratterizzato dalla minore esposizione. Una volta raggiunta la sala di preparazione, l'operando verrà accolto dal personale di sala per poi passare, una volta concluse tutte le operazioni effettuate dall'anestesista, alla camera operatoria. Il percorso del personale è dedicato all'equipe chirurgica ed è nettamente separato dai percorsi dell'operando e dell'operato. Questo tragitto prevede il passaggio per lo spogliatoio, la sala di lavaggio e la vestizione. Anche il percorso del materiale deve avvenire attraverso due vie, una dedicata al materiale sterile che giunge dalla zona di sterilizzazione alla camera operatoria e una dedicata al materiale usato e sporco che deve essere smaltito correttamente o raccolto per poi essere riutilizzato una volta effettuato il lavaggio, la decontaminazione, la preparazione e la sterilizzazione.

9.3 Gli strumenti e i materiali di base della sala operatoria

L'impianto di illuminazione: nel blocco operatorio sono previste finestre, come fonti naturali di illuminazione solo nella stanza di sterilizzazione, nel bagno e nella sala relax, mentre tutti gli altri locali, la sala operatoria, la sala di preparazione operando e la sala di risveglio, sono dotati esclusivamente di luce artificiale. I valori di illuminazione richiesti sono di circa 600 lux, il tavolo operatorio invece necessita di un'illuminazione che va dai 10.000 ai 20.000 lux. La lampada scialitica viene posizionata sopra l'operando per convergere la luce da più punti sul tavolo operatorio e sotto diverse angolazioni, eliminando gli effetti d'ombra, è molto potente, facilmente lavabile, disinfettabile e smontabile. Nel blocco operatorio esiste comunque un "gruppo di continuità generatore" che entra automaticamente in funzione in caso di interruzione di corrente.

L'impianto di condizionamento serve a mantenere una temperatura ambientale all'interno della sala operatoria compresa tra i 20°C e i 22°C, con una umidità relativa del 40-60%. Devono inoltre essere presenti ricambi d'aria senza ricircolo, per garantire una minima concentrazione di microrganismi nell'aria. L'impianto immette nell'ambiente aria con contenuto batterico limitato attraverso dei flussi laminari che si basano sull'immissione di aria unidirezionale a velocità e volumi uniformi, impedendo, attraverso pressioni differenziate, l'ingresso di aria con minore grado di asepsi. E' infine fornito di sistemi di filtrazione contro i micobatteri.

Il tavolo operatorio è strutturato in modo da agevolare da un lato il personale durante i vari tipi di accessi al paziente, dall'altro per impedire che l'assistito subisca lesioni osteo-tendinee, nervose e vascolari, da stiramento o compressioni dovute alla posizione assunta durante l'operazione. I tavoli possono essere di due tipi: a base fissa, cioè fissati sul pavimento con un unico piano regolabile o a base mobile, cioè composti da vari piani montati su una base regolabile.

L'elettrobisturi è uno strumento elettromedicale impiegato in chirurgia per effettuare il taglio dei tessuti in maniera rapida, semplice e pulita. A differenza del bisturi tradizionale, l'elettrobisturi evita la fuoriuscita di sangue da recisione di vasi sanguigni. Le due principali funzioni dell'elettrobisturi sono la coagulazione e il taglio. La coagulazione arresta il sanguinamento dei piccoli vasi attraverso delle pinze collegate al sistema di taglio. Il taglio avviene invece attraverso un elettrodo a lama che effettua il passaggio di corrente nei tessuti, provocando la sezione degli stessi, senza che il chirurgo debba esercitare una pressione meccanica. Il suo funzionamento è basato sul principio della formazione di calore prodotto dalla presenza di una corrente di una certa intensità, compresa tra 0.5 e 1.5 mA (milliAmpere), e di alta frequenza, sopra i 500 kHz (kiloHertz). E' necessario che la corrente utilizzata dall'elettrbisturi per effettuare il taglio e il coagulo dei tessuti biologici provochi solo effetti termici. L'effetto termico della corrente sul tessuto può portare a differenti trasformazioni delle cellule che lo compongono, a seconda della temperatura raggiunta. Se la temperatura raggiunge i 100°C si ha l'evaporazione dell'acqua contenuta nelle cellule ottenendo il blocco della fuoriuscita del sangue, se la temperatura supera i 100°C avviene la distruzione delle cellule e quindi il taglio del tessuto, se invece la temperatura è molto più alta dei 100°C si ottiene la carbonizzazione del tessuto e dunque la sua coagulazione (cauterizzazione del tessuto). L'elettrobisturi è costituito da tre elementi: un generatore di corrente, una lama o punta e una piastra che corrisponde all'elettrodo neutro o zona a bassa intensità. La corrente elettrica ad alta intensità prodotta dal generatore esce attraverso l'elettrodo attivo, esplica la sua funzione nei tessuti, passa nel corpo del paziente e giunge alla piastra, che convoglia la corrente a terra attraverso il sistema di dispersione. In base a determinate caratteristiche come la forma dell'elettrodo attivo, la velocità con cui l'elettrodo viene mosso, l'intensità della corrente che si utilizza e la sua forma d'onda, si ottiene un effetto di taglio o di coagulo, o di taglio e di coagulo contemporaneamente.

L'impianto di distribuzione di gas medicinali è composto da un impianto idraulico con bocchettoni per l'erogazione di ossigeno, di protossido d'azoto, di aria compressa e per il vuoto.

Per quanto riguarda l'arredamento della sala operatoria, tutto deve essere lavabile e disinfettabile e tra gli elementi indispensabili che devono essere presenti troviamo: 1) il tavolo operatorio; 2) l'autorespiratore; 3) la lampada scialitica; 4) l'apparecchio per l'anestesia a circuito chiuso; 5) gli aspiratori chirurgici con doppio funzionamento elettrico e vuoto centralizzato; 6) il defibrillatore; 7) il monitor ambientale fisso per il monitoraggio dei gas anestetici; 8) il monitor per la rilevazione dei parametri vitali; 9) il diafanoscopio a parete o con sistema di lettura immagini digitale; 10) l'elettrobisturi; 11) tavoli metallici lavabili e disinfettabili per riporre strumenti e attrezzature. Nel caso di chirurgia mini-invasiva con tecnica laparoscopica all'interno della SO è presente anche una colonna di video-laparoscopia. Un tempo era presente anche un tavolo, chiamato "tavolo madre", dove erano riposti tutti i ferri per gli interventi programmati della giornata. Attualmente i ferri si preparano intervento per intervento, con la possibilità di disporre di kit monouso per un singolo intervento.

9.4 Il personale del blocco operatorio

In ogni UO sono presenti diverse figure professionali, è quindi indispensabile lavorare garantendo l'integrazione e la collaborazione tra i vari professionisti. All'interno di un blocco operatorio, il lavoro di gruppo è fondamentale per stabilire obiettivi, pianificare gli interventi e valutare, nel tempo, i risultati. Le figure professionali presenti in sala operatoria sono:

- il coordinatore professionale sanitario esperto: è il coordinatore di un blocco operatorio, le cui funzioni principali sono la gestione dei rifornimenti di farmaci e dei presidi, la gestione delle richieste da parte degli operatori di sala e dell'assistenza infermieristica (attraverso il controllo, la pianificazione, l'organizzazione, la direzione, la valutazione, l'educazione e la ricerca). Gli obiettivi che si pone sono garantire un'assistenza di qualità, il coordinamento della giornata di lavoro e l'organizzazione dei turni del personale infermieristico.

- l'infermiere di sala: è il professionista che si occupa della gestione generale della sala operatoria durante lo svolgimento dell'intervento chirurgico. Viene considerato non-sterile, ma allo stesso tempo deve effettuare manovre asettiche e lavorare in sinergia con gli altri membri dell'equipe, in modo tale da non contaminare la zona sterile. Gestisce e coordina l'assistenza del paziente in sala operatoria e protegge la sua sicurezza, i suoi bisogni sanitari e i suoi diritti. La protezione, dal punto di vista ambientale, riguarda la pulizia, una corretta temperatura ambientale, il grado di umidità e di luce. Nello specifico, le sue funzioni principali sono:

    - collaborare con lo strumentista per preparare il materiale necessario durante l'intervento: aprire con cura gli involucri termosaldati, in modo che lo strumentista possa prenderne il contenuto asetticamente, facendo cadere dall'alto i materiali del pacchetto direttamente sul campo sterile, ponendo attenzione a non toccare né il tavolo né il contenuto della confezione;

- accendere e verificare il corretto funzionamento degli apparecchi elettromedicali;
- posizionare correttamente il paziente sul letto operatorio: in base al tipo di intervento chirurgico verrà fatta assumere al paziente una posizione diversa, per facilitare e garantire alla persona il miglior comfort possibile e all'operatore una migliore visuale e un maggiore spazio di manovra;
- posizionare la lampada scialitica in modo che il campo operatorio sia sempre illuminato adeguatamente;
- porgere velocemente il materiale aggiuntivo richiesto, durante l'intervento, dallo strumentista o dai chirurghi;
- collaborare con gli altri professionisti alla conta dei ferri e delle garze usate durante l'intervento;
- trasferire gli strumenti usati durante l'intervento chirurgico alla sala di sterilizzazione (se riutilizzabili);
- riordinare i presidi al termine della seduta operatoria e rifornire di materiali e di farmaci;
- sterilizzare il materiale riutilizzabile (uso dell'autoclave e di altri presidi di sterilizzazione);
- compilare la modulistica in uso nella struttura: cartella infermieristica, richieste per esami, schede per la ricerca, conta degli strumenti, ecc...;
- coordinare le attività del personale con cui collabora e monitorare le pratiche asettiche.

- l'infermiere strumentista è di solito un infermiere di SO che viene istruito sul campo con l'aiuto di infermieri più esperti. Tutti gli infermieri di un blocco operatorio devono, al bisogno, essere "strumentisti".

L'infermiere strumentista si lava le mani durante i vari interventi (secondo dei turni stabiliti precedentemente), indossa un camice sterile, una maschera, un cappellino, i guanti sterili, i copri-scarpe monouso e i presidi per la protezione degli occhi. Le sue funzioni principali sono quelle di assistere il chirurgo, passando prontamente gli strumenti richiesti, preparare in anticipo i tavoli sterili e quanto necessario durante l'intervento, procedere alla conta dei ferri e delle garze all'inizio e alla fine di ogni intervento insieme all'infermiere di sala. Deve inoltre tenere un atteggiamento corretto, mantenendo la sterilità per sé e per il materiale e collaborare alla stesura di protocolli, procedure, linee guida e alla ricerca. Le qualità che contraddistinguono l'infermiere strumentista sono: una buona dose di "self control", una personalità tollerante nelle situazioni più stressanti (in certe occasioni l'attività dello strumentista richiede un notevole stress fisico, legato alla durata degli interventi e alle forti tensioni o ai cambiamenti di umore) e deve avere uno spiccato interesse tecnico-scientifico per le patologie e per il nursing chirurgico. L'infermiere strumentista deve anche conoscere perfettamente i tempi di un intervento chirurgico e il funzionamento e l'utilizzo dei materiali e presidi, applicando correttamente le tecniche di asepsi e cercando, per quanto possibile, di razionalizzare i materiali per ridurre le spese ospedaliere.

- l'infermiere con funzione di tecnico di anestesia: è addetto a coadiuvare l'anestesista e a preparare farmaci e materiali necessari per eseguire l'anestesia. Il suo compito principale è quello di assistere il medico anestesista a effettuare l'anestesia e controllare il corretto funzionamento delle apparecchiature. Le sue prestazioni assistenziali specifiche sono: assistenza al medico anestesista nella varie attività di sala operatoria, raccolta e aggiornamento delle schede anestesiologiche, preparazione del carrello con tutti i materiali necessari (aghi cannula di varie dimensioni, laccio emostatico, medicazioni sterili, kit sterile monouso per Catetere Venoso Centrale o CVC, ecc...), controllo del funzionamento degli apparecchi di anestesia durante l'intervento e monitoraggio continuo (controllo dei monitor, pressione arteriosa, temperatura corporea, tipo di respiro, pressione dei gas anestetici, ecc...).

- i tecnici perfusionisti: erano, un tempo, infermieri specializzati nell'uso e nella gestione dei macchinari perfusori in sala operatoria, attualmente sono professionisti formati con corso di laurea parallelo e svincolati dagli obblighi assistenziali.

- gli Operatori Socio Sanitari (OSS).

9.5 Lo strumentario chirurgico

Per strumentario chirurgico si intende l'insieme degli strumenti necessari per effettuare gli interventi chirurgici. Lo strumentario comprende due tipi di ferri: i ferri comuni, destinati alla maggior parte degli interventi e i ferri specifici, utilizzati per interventi particolari o di competenza specialistica. Attualmente lo strumentario generale è integrato da strumenti dedicati alle varie tecniche specialistiche (ad esempio video-laparoscopia o tecniche endovascolari) ed è molto comune l'uso di materiali monouso, come nel caso delle suturatrici meccaniche cutanee o intestinali. Lo strumentario chirurgico, pur restando fedele ai materiali che lo costituiscono, ha assunto, nel tempo, forme sempre più snelle e ridotte. Il materiale più utilizzato per la quasi totalità degli strumenti è l'acciaio, anche se negli ultimi anni sono state utilizzate leghe metalliche che conferiscono agli strumenti leggerezza e maneggevolezza superiori all'acciaio.

9.6 L'atto chirurgico

L'atto chirurgico è composto da tre tipi di azioni che si susseguono e si alternano nelle varie fasi, ciascuna caratterizzata dall'uso di specifici strumenti.

La dieresi (l'apertura di una breccia operatoria) viene effettuata per accedere all'organo coinvolto dal processo morboso o affetto dalla patologia da eliminare. Gli strumenti utilizzati per effettuare tale apertura possono essere strumenti meccanici taglienti come forbici o bisturi, pinze, divaricatori e tamponi di garza montati su uno strumento (per poter effettuare scollamenti dei tessuti) o strumenti termici (viene utilizzato principalmente l'elettrobisturi perché ha il vantaggio di poter bloccare il sanguinamento dei piccoli vasi sanguigni).

Per emostasi si intende l'insieme delle procedure atte a prevenire o arrestare un'emorragia, causata dalla sezione di tessuti o vasi arteriosi e venosi, o da lesioni accidentali. Può essere temporanea (si interrompe il flusso del sangue con angiostati atraumatici) con successiva riparazione del vaso per mezzo di opportune suture, oppure può essere definitiva, attraverso la legatura del vaso tenuto da pinze emostatiche o attraverso la coagulazione.

La sintesi o sutura consiste nella ricostruzione dei tessuti e delle strutture per mezzo di aghi e materiali di sutura, manovrati con l'ausilio di portaaghi che completano il quadro degli strumenti comuni. I portaaghi sono utilizzati per le suture e sono dotati di un sistema di cremagliera per la loro chiusura. Possono essere di varie dimensioni e robustezza, in base alle strutture da suturare e al materiale da utilizzare, con un manico e branche di varie curvature (Mathieu).

I divaricatori o detrattori servono ad aumentare la visibilità del campo operatorio, permettendo lo spostamento delle strutture che ostacolano la visuale (interventi in profondità). I divaricatori possono essere manuali o automatici. I primi vengono tenuti in posizione da appositi sistemi meccanici o da altri operatori e la loro posizione, inclinazione o forza può essere modificata e adattata allo specifico momento dell'intervento. I divaricatori manuali presentano un'impugnatura e una parte destinata alla divaricazione, ne esistono di varie forme, ma essenzialmente sono riconducibili a due tipi: quello Farabeuf e quello a spatola o pala ricurva. I divaricatori automatici possono avere due o più branche articolate fra loro, oppure essere ancorati a un supporto del letto operatorio e, una volta applicati, si ottiene una divaricazione fissa e stabile, modificabile solo con opportune manovre. Attualmente l'infermiere strumentista ha la possibilità di utilizzare degli appositi set di ferri specifici che vengono inseriti in contenitori sterili, aperti solo nel momento in cui inizia l'intervento (per ridurre la possibilità di potenziali contaminazioni da parte del personale). E' responsabilità dell'infermiere preparare il carrello servitore ed eventuali tavoli accessori con tutto il materiale occorrente. I tavoli vengono ricoperti utilizzando una tecnica asettica e appropriati teli sterili. Sopra ai carrelli e ai tavoli vengono posizionati: il set di ferri, i fili di sutura, i disinfettanti (iodopovidone versato in un'apposita ciotola), le garze sterili, i drenaggi e tutti gli strumenti specifici necessari, a seconda della tecnica che verrà utilizzata durante l'intervento.

10 La prevenzione e il trattamento delle Lesioni Da Pressione (LDP)

10.1 Definizione generale

La Lesione Da Pressione (LDP) è una lesione di tipo tissutale che può interessare completamente o parzialmente lo spessore della cute. Gli strati che vengono colpiti dalla lesione, elencati a partire dallo strato più superficiale a quello più profondo, sono: la cute (epidermide), il derma (tessuto connettivo), gli strati sottocutanei (sottocutaneo o ipoderma), fino a raggiungere e attraversare, nei casi più gravi, le fasce muscolari. La creazione di una LDP è la diretta conseguenza di un'elevata o prolungata azione da parte di alcune forze di compressione, di taglio o di stiramento.

10.2 La classificazione delle LDP

Le LDP possono essere classificate secondo la scala EPUAP in quattro diversi gradi, in base alla gravità della lesione.
Il primo grado è caratterizzato dalla formazione di una lesione sulla cute intatta che si presenta come un eritema non regredibile spontaneamente. Questo eritema determina la manifestazione di un'evidente iperemia (aumento del flusso sanguigno che permane anche a seguito di una digitopressione), un indurimento e un aumento di calore dell'area colpita. Il derma, in questo caso, non è interessato e la lesione tende a scomparire nell'arco

di dieci giorni se adeguatamente trattata.

Il secondo grado è caratterizzato da una parziale perdita dello spessore cutaneo che coinvolge l'epidermide, il derma o entrambi e la lesione superficiale è caratterizzata dalla presenza di una flittena, chiamata anche semplicemente bolla, che si evolve in una vescica o in un'abrasione.

Il terzo grado è associato a una perdita completa dello spessore cutaneo, con la presenza di un grave danno o di una necrosi cutanea che può estendersi fino agli strati sottocutanei, senza però attraversare la fascia muscolare, con una cavità che può presentarsi più o meno sottominata.

Il quarto grado rappresenta la massima gravità della lesione, si ha infatti una distruzione estesa cutanea con necrosi a tutto spessore, fino al danneggiamento del livello muscolare e osseo. In quest'ultimo stadio si possono presentare sottominature e tunnellizzazioni, osteomieliti o osteiti.

La LDP viene valutata in base a diversi fattori, i più rilevanti sono: la localizzazione, il livello di gravità (da 1 a 4), la dimensione, la presenza di tratti cavi, tessuto sottominato o tunnellizzato, il cattivo odore, la condizione del letto dell'ulcera, della cute perilesionale e dei bordi dell'ulcera, la presenza o assenza di essudato, la presenza di tessuto necrotico e di tessuto di riepitelizzazione o granulazione.

10.3 La prevenzione delle LDP e i fattori di rischio

Per poter prevenire un rischio è necessario che l'infermiere conosca i fattori locali e generali che possono determinare la formazione delle lesioni. Tra i fattori locali troviamo le forze di stiramento e di taglio, l'attrito, la frizione, l'aumento della temperatura locale o dell'umidità e la presenza di sporgenze ossee. I fattori generali sono legati alle condizioni personali dell'assistito, tra cui l'età, la riduzione della mobilità, la malnutrizione e la disidratazione, la presenza di malattie arteriose, l'ipotensione, le malattie cronico degenerative e l'uso prolungato di alcuni farmaci (ad esempio il cortisone). Le malattie sistemiche che possono promuovere l'insorgenza di LDP sono il diabete, caratterizzato da una ridotta sensibilità al dolore, fratture, immunosoppressione e incontinenza, e l'insufficienza renale o epatica.

Le cure igieniche della cute e della persona riducono l'insorgenza delle LDP, queste devono essere caratterizzate da:

1. lavaggi non aggressivi, eseguiti con la giusta frequenza, con acqua che non deve essere troppo calda e i detergenti utilizzati non devono richiedere un eccessivo risciacquo, né essere irritanti per la cute. Inoltre, durante la pulizia, la frizione e la forza utilizzate devono essere moderate al fine di evitare dolore e il peggioramento delle condizioni della lesione;

2. ispezione quotidiana dei punti critici come le prominenze ossee dei talloni, il sacro, i trocanteri, le tuberosità ischiatiche, i gomiti e le spalle;

3. adeguata idratazione della cute, attraverso l'uso di prodotti emollienti e idratanti, per ridurre la secchezza cutanea;

4. la scelta oculata dei capi di vestiario e della biancheria;

5. prevenire la formazione di aree umide (ad esempio l'incontinenza, creando un ambiente umido, può predisporre la formazione di LDP) con detersione a ogni evacuazione di urine o feci;

6. utilizzo razionale, nei soggetti allettati, dei presidi salva letto.

La gestione delle forze di compressione si attua attraverso:

1. l'adozione di un piano di posizionamento, con rotazione periodica delle posizioni (modificate di solito ogni due ore) e successiva registrazione dei cambi posturali in un'apposita griglia o su un quaderno.

In questo modo si riesce a garantire una corretta alternanza delle posizioni fatte assumere all'assistito, tenendo conto delle preferenze del paziente e valutando la possibilità che alcune posizioni possano risultare particolarmente dolorose (ad esempio nel caso di una persona con patologia artrosica);

2. l'uso di presidi e strumenti di supporto adeguati, come presidi a pressione alternata, presidi a bassa cessione d'aria, cuscini di schiuma in poliuretano, talloniere, gomitiere, ecc...;

3. l'adozione di tecniche e dispositivi adeguati (come il trapezio o la traversa) per lo spostamento e il cambio della postura dei pazienti.

L'alimentazione e l'idratazione sono fattori che hanno una rilevante incidenza nell'insorgenza delle LDP, occorre quindi valutare e monitorare la quantità di cibo e liquidi assunta durante la giornata, soprattutto per quanto riguarda i soggetti a rischio di malnutrizione, a causa delle loro alterazioni motorie o psichiche (inibizione dell'autonomia nell'assunzione del pasto, presenza di vomito, disfagia, diarrea). E' opportuno coinvolgere figure professionali specialistiche per effettuare una consulenza al manifestarsi dei primi segnali di insufficiente apporto alimentare, integrando l'alimentazione, quando necessario, con sostanze come integratori, addensanti, acqua gelificata o, nei casi estremi, attraverso la cosiddetta "alimentazione forzata".

Il trattamento precoce consiste nel riconoscimento dell'arrossamento patologico, nello scarico immediato della parte colpita dalla lesione, nell'adozione di programmi di sorveglianza per la valutazione dell'evoluzione della situazione, nell'applicazione di adeguati sistemi di protezione nelle zone interessate dal problema (creme barriera, eventuali trattamenti antimicotici, pellicole in poliuretano, schiume in poliuretano e idrocolloidi). Ad esempio sulla cute perineale si possono verificare segni di dermatite dovuti all'incontinenza, con la conseguente manifestazione di lesioni eritematose, desquamative, crostose, pruriginose, con vescicole o essudato.

L'educazione terapeutica dell'assistito e dei familiari consiste nella formazione pratica per quanto riguarda le medicazioni delle LDP (detergere la lesione e applicare una medicazione semplice), nella comprensione dei fattori di rischio per lo sviluppo di LDP e nell'educazione al monitoraggio costante della LDP, allo scopo di segnalare, il più velocemente possibile, la presenza di segni e sintomi di complicanze (infezioni). L'infermiere deve far comprendere l'importanza dell'esecuzione dei controlli periodici, con documentazione delle valutazioni effettuate, in modo da poter monitorare l'andamento dell'evoluzione della lesione. L'operatore sanitario insegna ed educa l'assistito e la sua famiglia a non massaggiare con forza, soprattutto nelle aree con prominenze, in quanto più inclini alla formazione delle LDP, e a prestare attenzione alla corretta alimentazione, idratazione e mobilizzazione della persona.

10.4 Le scale di valutazione del rischio

La valutazione del rischio può essere eseguita in due modi: attraverso l'utilizzo di strumenti validati, quali le scale di valutazione del rischio (scala di Braden e scala di Norton) e tramite la valutazione clinica (la valutazione soggettiva di tutte le variabili).

La scala di Norton, mostrata in Figura 10.4.1, è stata la prima scala di valutazione del rischio d'insorgenza di LDP ed è la più utilizzata in Inghilterra e nel mondo intero. Questo sistema di valutazione è molto sensibile e facile da utilizzare. Essa valuta cinque fattori: le condizioni generali del paziente, lo stato mentale, la deambulazione, la mobilità (capacità di controllare e modificare la posizione delle varie parti del corpo) e l'incontinenza urinaria e fecale. Si assegna a ciascuno dei fattori sopracitati un punteggio che va da 1 (situazione peggiore) a 4 (situazione ottimale), in base alle condizioni dell'assistito. Un punteggio risultante compreso tra 12 e 14 è associato alla presenza di rischio lieve di lesioni da LDP, con un punteggio minore di 12 il rischio è elevato, mentre al di sopra di 14 il rischio è sempre più basso.

Punteggio	1	2	3	4
Condizioni generali	Pessime (totalmente dipendente nello svolgimento delle ADL)	Scadenti (è richiesta l'assistenza per lo svolgimento di molte ADL)	Discrete (è richiesta l'assistenza solo per alcune ADL)	Buone (autonomo nello svolgimento delle ADL)
Stato mentale	Comatoso (risposte lenti o assenti)	Confuso (poco orientato a livello spazio-temporale e conferisce risposte imprecise)	Apatico (richiede la ripetizione delle domande)	Lucido e orientato (orientato nello spazio e nel tempo, reattivo alle domande)
Deambulazione	Allettato	Costretto su sedia a rotelle	Cammina con l'aiuto di persone	Cammina autonomamente
Mobilità	Immobile	Mobilità limitata (richiede assistenza per il movimento degli arti)	Mobilità poco limitata (usa e controlla gli arti con una minima assistenza)	Mobilità completa (controlla e muove gli arti)
Incontinenza urinaria e fecale	Incontinenza sia urinaria che fecale	Abituale (incontinenza urinaria)	Occasionale (incontinenza minore di 2 volte al giorno)	Incontinenza assente

Figura 10.4.1: Scala di Norton.

La scala di Braden, mostrata in **Figura 10.4.2**, prende in considerazione 6 fattori: la percezione sensoriale (il disagio causato dalla compressione), l'umidità della cute (grado di esposizione della cute alla macerazione), l'attività motoria (livello di attività fisica effettuato), la mobilità, la nutrizione (assunzione abituale di cibo, soprattutto proteine, vitamine e minerali), la frizione e lo scivolamento (le diverse forze di attrito che il corpo della persona subisce da parte della superficie solida su cui poggia e l'attrito causato dal contatto con la biancheria). Ogni condizione viene valutata con un punteggio che va da 1 (situazione peggiore) a 4 (situazione migliore), eccetto il fattore frizione e scivolamento che va da 1 (problematico) a 3 (senza problemi apparenti). La valutazione finale dipende dal punteggio totale, se il valore ottenuto è 23 il rischio è basso, 16 corrisponde a una condizione potenzialmente a rischio e un punteggio minore o uguale a 6 è associato a un elevato rischio per l'insorgenza di LDP. Questa scala può essere utilizzata, in versione modificata, anche per i bambini.

Punteggio	1	2	3	4
Percezione sensoriale	Completamente limitata	Molto limitata	Leggermente limitata	Non limitata
Umidità della cute	Sempre bagnata	Spesso bagnata	Occasionalmente bagna	Raramente bagnata
Attività motoria	Allettato	In sedia a rotelle	Cammina occasionalmente	Cammina frequentemente
La mobilità	Immobile	Molto limitata	Parzialmente limitata	Limitazione assente
La nutrizione	Molto povera	Probabilmente povera	Adeguata	Eccellente
Frizione e scivolamento	Problema	Problema potenziale	Assenza di problemi	

Figura 10.4.2: Scala di Braden.

10.5 Il trattamento delle LDP

In generale, la pulizia e la detersione della lesione viene effettuata con soluzione fisiologica o ringer lattato, a temperatura corporea, con una pressione di irrigazione moderata, attraverso l'utilizzo di una siringa da 20 mL. Per effettuarla occorrono un telino salva letto, una pinza chirurgica sterile, delle forbici sterili o un bisturi, delle garze sterili, dei guanti non sterili e una medicazione adeguata. I prodotti antisettici sono citotossici e vanno utilizzati prestando molta attenzione.

L'esecuzione della medicazione si basa, in generale, sui seguenti passaggi:

1. lavaggio antisettico della mani;

2. far assumere una posizione comoda al paziente;

3. posizionare il telo salva letto;

4. indossare guanti monouso;

5. rimuovere la vecchia medicazione e smaltirla negli appositi contenitori;

6. sostituire i guanti;

7. detergere la lesione con soluzione fisiologica o ringer lattato con una siringa da 20 mL (dipende dalla prescrizione);

8. asciugare la cute circostante;

9. applicare la medicazione semplice o avanzata, per ripristinare il fondo della ferita e la funzionalità della matrice extracellulare;

10. riordinare il materiale utilizzato;

11. lavare le mani;

12. registrare tutta la procedura nella documentazione infermieristica.

Il trattamento della lesione di primo grado ha come obiettivi il trattamento e la protezione della cute attraverso lo scaricamento del punto di pressione e l'attuazione di ulteriori interventi per evitare il progressivo peggioramento della lesione. Gli interventi da attuare consistono nell'adozione di superfici di supporto (previa valutazione del livello di rischio), nell'attuazione di un piano documentato di cambi posturali, nel monitoraggio delle altre zone valutate a rischio, nella verifica dello stato di idratazione e nutrizione. Il trattamento della cute consiste nella detersione, asciugatura, idratazione (creme emollienti o pasta all'ossido di zinco) e applicazione di pellicole o schiume in poliuretano o idrocolloidi sottili sul principio di lesione, con rinnovo della medicazione al bisogno (circa ogni 3 o 4 giorni).

Il trattamento della lesione di secondo grado ha come obiettivi assicurare uno scarico adeguato della zona interessata, promuovere la riparazione rapida della lesione e proteggere dalle possibili infezioni. Gli interventi generali consistono nell'attuazione di un piano documentato di cambi posturali e nell'adozione di superfici di supporto adeguate. La medicazione avviene attraverso un'accurata detersione, tramite soluzione fisiologica o ringer lattato, e successiva applicazione di medicazioni atte ad assicurare un micro-ambiente ideale, una corretta gestione dell'essudato (se presente), una giusta idratazione (se la lesione è asciutta) e una buona protezione dalle contaminazioni esterne.

Di solito nelle lesioni di primo e secondo grado, vengono utilizzati film trasparenti, per mantenere l'ambiente sottostante umido.

Quando vengono trattate le lesioni di terzo e quarto grado si devono valutare, come prima cosa, le condizioni generali della LDP, osservando la presenza di necrosi o di fibrina, il grado di contaminazione (segni clinici di infezione), la quantità di essudato presente, la presenza di tessuto di granulazione e l'eventuale sanguinamento della lesione. Il tessuto necrotico consiste nella morte tissutale, ricettacolo di infezioni in grado di prolungare la risposta infiammatoria, di impedire il meccanismo della retrazione dell'ulcera, di ostacolare la riepitelizzazione e di richiedere un necessario trattamento chiamato debridement o "sbrigliamento" (enzimatico, autolitico, chirurgico e meccanico). Gli interventi consistono in:

1. scarico delle zone interessate, attraverso l'utilizzo di un piano documentato di cambi posturali e la somministrazione di superfici adeguate di supporto;

2. sbrigliamento o debridement (se presente necrosi);

3. pulizia e copertura della lesione, attraverso un'adeguata medicazione;

4. controllo della carica batterica: è un intervento molto importante, infatti se la carica batterica risultasse molto elevata, potrebbe essere la causa principale della non guarigione dell'ulcera e della cronicizza-

zione della ferita. Per poter ridurre la carica batterica si utilizzano delle medicazioni antisettiche di nuova generazione, a base di argento, che non danneggiano il letto della ferita e non inducono la resistenza batterica, ad oggi non esistono infatti evidenze scientifiche a supporto dell'uso di antibiotici topici. Nella maggior parte dei casi il debridement e la pulizia adeguata della lesione impediscono l'infezione batterica. Quando insorgono i segni clinici di infezione è indicata la prescrizione medica per l'inizio di un antibiotico-terapia sistemica;

5. gestione dell'essudato in eccedenza: attraverso una sua eliminazione si ha la promozione della guarigione. L'aumento dell'essudato può essere provocato da diversi fattori, attraverso una valutazione completa è possibile scoprirne la causa e, di conseguenza, decidere il tipo di gestione e di medicazione migliore. La medicazione è un elemento importante, ma è necessario considerare anche altri fattori concomitanti. Il trattamento dell'essudato può avvenire in modo diretto o indiretto. Il trattamento diretto consiste nell'uso di bendaggi compressivi e altamente assorbenti, di sistemi meccanici sottovuoto, ma principalmente nella pulizia e irrigazione costante dell'ulcera cronica (metodo più semplice e utilizzato). Il trattamento indiretto comprende il riconoscimento, la valutazione e la risoluzione delle cause sottostanti;

6. mantenimento e promozione della granulazione: il tessuto neo-formato risulta particolarmente fragile e necessita di interventi non aggressivi. La cavità della lesione viene riempita in base al tipo di essudato con: Carbossimetilcellulosa (CMC) se l'essudato è abbondante, alginato di calcio se è presente sanguinamento e schiuma in poliuretano se l'essudazione è scarsa. La copertura ideale dell'ulcera è rappresentata da una medicazione che è in grado di mantenere la temperatura

locale costante, come nel caso degli idrocolloidi e delle pellicole in poliuretano.

Il debridement effettuato attraverso l'autolisi richiede l'utilizzo di:

- idrogel nelle necrosi asciutte;
- alginato di calcio nelle necrosi molli.

In entrambi i casi sopra elencati viene eseguita una copertura con una medicazione in pellicola semipermeabile o con un idrocolloide, nel caso specifico di necrosi molle con infezione si effettuano delle medicazioni di tipo iperosmolare.

Il debridement enzimatico-chimico consiste nell'applicazione di enzimi di origine esogena sulla superficie dell'ulcera, i quali, agendo in sinergia con gli enzimi endogeni presenti nella persona, permettono la detersione e la cicatrizzazione della lesione. L'enzima più utilizzato nel debridement enzimatico è la collagenasi di origine batterica, estratta dal Clostridium histolyticum.

Il debridement meccanico deterge rimuovendo fisicamente il materiale necrotico dall'ulcera. Esempi di detersione meccanica non selettiva sono le medicazioni wet-to-dry, l'irrigazione dell'ulcera e la terapia a getto d'acqua. La medicazione wet-to-dry viene effettuata per indurre la macerazione dell'escara, con successiva separazione meccanica al momento della rimozione della medicazione. I svantaggi legati a questo tipo di detersione sono il danneggiamento del tessuto di granulazione neo-formato, l'essicamento dell'ulcera con macerazione del tessuto perilesionale e il disagio dell'assistito dovuto al cambio della medicazione. Il metodo dell'irrigazione dell'ulcera sotto pressione (alta o bassa pressione) permette la rimozione dei batteri, del materiale corpuscolato e dei detriti necrotici dalle ulcere. Quando si esegue un'irrigazione dell'ulcera esiste un elevato rischio di infiltrazione da parte di batteri all'interno dei tessuti molli. La terapia a getto d'acqua utilizza l'irrigazione per ammorbidire e successivamente rimuovere dalla superficie dell'ulcera i tessuti necrotici, i batteri e l'essudato. Come nel caso della medicazione wet-to-dry, il rischio legato a questa detersione è il danneggiamento del tessuto di granulazione neo-formato.

Il debridement chirurgico è il metodo più efficace e veloce per rimuovere il tessuto devitalizzato e necrotico e viene effettuato attraverso un'azione del bisturi, definita antimicrobica, che riduce la "carica batterica" e rimuove la "carica cellulare", eliminando le cellule senescenti che rallentano il processo di guarigione dei tessuti. La rimozione chirurgica viene effettuata da un chirurgo e si possono presentare diverse controindicazioni (assolute e relative) associate, si può avere dolore, sanguinamento, batteriemia transitoria e possibile danno a strutture tendinee e nervose. Nel caso in cui l'ulcera presenti la formazione di un'escara nera, è necessaria la rimozione dell'escara, l'idratazione del tessuto sottostante con idrogel e l'applicazione di una medicazione occlusiva (idrocolloide sottile) o semipermeabile (pellicola in poliuretano) al di sopra della lesione. Fa eccezione l'escara a livello del tallone che deve essere mantenuta asciutta quando presenta determinate caratteristiche come un'escara compatta e ben adesa al fondo, con assenza di arrossamenti evidenti del tessuto perilesionale e in presenza di paziente con patologia diabetica. In genere bisogna valutare periodicamente gli eventuali cambiamenti nell'aspetto dell'escara, al fine di riconsiderarne il trattamento.

10.6 Le caratteristiche ideali per la medicazione delle LDP

Il trattamento delle LDP richiede un intervento di tipo dinamico, infatti in base all'evoluzione della lesione, la medicazione deve adattarsi e di conseguenza cambiano anche i tipi di prodotti utilizzati, anche se vanno preferiti quelli che permettono di conservare l'integrità fisiologica della lesione. Una medicazione avanzata, per essere efficace, deve essere accompagnata da un approccio globale, che prende in considerazione vari aspetti tra cui corretta mobilizzazione, nutrizione, igiene e cura della persona. Una medicazione ideale:

- mantiene un micro-ambiente umido e la cute circostante asciutta. La disidratazione diminuisce il tempo di guarigione, ma contemporaneamente aumenta anche il rischio di infezione;

- consente gli scambi gassosi. I processi riparativi necessitano infatti di una maggiore concentrazione di ossigeno;

- garantisce le condizioni ottimali di temperatura. La riduzione della temperatura inibisce l'attività dei leucociti e dei fibroblasti e rallenta, di conseguenza, il processo di guarigione;

- fornisce impermeabilità ai microrganismi e protezione dai traumi, garantendo protezione dalla contaminazione batterica e dai danni meccanici;

- è biocompatibile e maneggevole (un materiale si definisce biocompatibile con un tessuto quando dalla loro interazione si ottiene una reazione desiderata);

- possiede un'elevata capacità assorbente;

- è trasparente: permette di vedere i cambiamenti dell'aspetto della lesione e procedere quindi, in caso di necessità, cambiando il tipo di medicazione;

- è sterile;

- richiede una ridotta frequenza di cambio, evitando traumatismi e danneggiamenti del processo di granulazione dovuti alla rimozione della medicazione, riducendo contemporaneamente anche l'esposizione all'aria e quindi la dispersione del calore e l'esposizione agli agenti infettivi;

- ha un buon rapporto costo-beneficio: fornisce il massimo risultato in termini di guarigione, al minimo costo di gestione.

11 La rilevazione del dolore

11.1 Definizioni

Il dolore può essere definito come:
"la rappresentazione di un evento complesso e globale che grava in modo condizionante sulla vita del paziente".
Viene altresì definito dall'IASP (International Association for the Study of Pain) nel 1986 come:
"una spiacevole esperienza sensoriale ed emozionale associata a danno tissutale, in atto o potenziale, o descritta in termini di danno. E' un'esperienza individuale e soggettiva, a cui convergono componenti puramente sensoriali (nocicezione) relative al trasferimento dello stimolo doloroso dalla periferia alle strutture centrali, e componenti esperenziali e affettive, che modulano in maniera importante quanto percepito".

11.2 I tipi di dolore

Il dolore può essere localizzato, irradiato o riferito. Si parla di dolore localizzato quando la persona è in grado di riferire chiaramente qual'è il punto preciso in cui percepisce la sensazione dolorosa. Viene detto dolore irradiato quando si dirama lungo un certo percorso nel corpo. Al contrario, un dolore che non è facile da localizzare da parte della persona, perché comprende un'area più o meno vasta del corpo, viene denominato dolore di tipo riferito. Il dolore si può distinguere, dal punto di vista temporale, in acuto, cronico, recidivo (si presenta ad intervalli di tempo, come avviene ad esempio per la cefalea), persistente (permane nel tempo lo stimolo nocicettivo e la nocicezione) e transitorio (dolore che scompare con la cessazione dello stimolo). In base alla provenienza anatomica dello stimolo dolorifico distinguiamo il dolore neuropatico, somatico, psicosomatico, psicogeno e misto. La tipologia dello stimolo dolorifico si classifica in acuto, puntorio, urente, lancinante, elettrico, pulsante, cronico, ecc...

Il dolore acuto si manifesta all'improvviso e ha una durata limitata, cessa infatti con la guarigione della causa che lo ha provocato.

Il dolore cronico tende a essere più persistente rispetto al dolore acuto, la sintomatologia dura più del previsto ed è in grado di compromettere lo stile di vita e la personalità del paziente.

Il dolore neuropatico è un dolore continuo che si manifesta in assenza di stimoli o come conseguenza di stimoli talmente lievi da essere normalmente considerati innocui (ipersensibilità). Questo tipo di dolore può essere attivato da lesioni e disfunzioni del Sistema Nervoso Periferico (SNP) o Centrale (SNC). E' interessato il Sistema Nervoso (SN) e, principalmente, la parte deputata alla trasmissione di stimoli dolorifici da parte dei sistemi somato-sensoriali, i quali, attraverso i nervi periferici e il midollo spinale, trasmettono lo stimolo al cervello, facendo percepire il dolore. Il dolore neuropatico non è causato da un insulto fisico o da un processo infiammatorio, come avviene invece per il dolore somatico.

Il dolore somatico trova origine nel corpo, si attiva attraverso la stimolazione dei nocicettori situati nei tessuti superficiali (cute e mucose) o profondi (muscoli, articolazioni e ossa). In entrambi i tessuti si presenta con una sintomatologia dolorosa acuta, trattabile con la terapia farmacologica. In base alla localizzazione dei nocicettori stimolati, si distingue in dolore somatico superficiale e dolore somatico viscerale. Il dolore somatico superficiale è descritto come penetrante, urente, lancinante o gravativo, mentre il dolore somatico viscerale (ossia il dolore che nasce dagli organi interni) è descritto come poco localizzato, sordo o crampiforme, se è coinvolto un viscere cavo, e lancinante e penetrante, se interessa invece le membrane periviscerali e i mesenteri.

Il dolore psicosomatico è un dolore fisico a cui si accompagna una componente emotiva che molto spesso è in grado di moltiplicare gli effetti dolorifici fino a renderlo insopportabile o, al contrario, attutirlo fino a cancellarlo.

Per dolore psicogeno o idiopatico si intende quel dolore di natura psicosomatica, riscontrabile prevalentemente nei soggetti ansiosi ed emotivi o che vivono particolari situazioni di stress, che non ha alcuna causa evidente e la sua intensità non ha una corrispondente motivazione organica.

Il dolore misto è un dolore con caratteristiche tipiche del dolore nocicettivo, ma che presenta anche quelle del dolore somatico, di quello viscerale e di quello neuropatico.

11.3 Le complicanze del dolore

Le complicanze associate al dolore possono colpire i diversi sistemi del corpo umano: il sistema respiratorio, il sistema cardiocircolatorio, il sistema digerente (gastrointestinale), il sistema escretore (genito-urinario), il sistema nervoso, il sistema metabolico e il sistema endocrinologico. Gli effetti negativi associati si riscontrano sia nella qualità della vita sia sull'umore del paziente colpito dalla sintomatologia dolorosa. Va sottolineato come la loro presenza possa determinare un circolo vizioso, infatti ad essi si associa un aumento dei giorni di degenza ospedaliera, con conseguente aumento del rischio di contrarre infezioni ospedaliere e, sul piano economico, un aumento dei costi di degenza. Tutto ciò determina un loop di azioni che possono portare ad un peggioramento delle condizioni di salute dell'assistito.

11.4 I riferimenti normativi

Dal codice deontologico:
Art. 34: "L'infermiere si attiva per prevenire e contrastare il dolore e alleviare la sofferenza. Si adopera affinché l'assistito riceva tutti i trattamenti necessari";
Art. 35: "l'infermiere presta assistenza qualunque sia la condizione clinica e fino al termine della vita all'assistito riconoscendo l'importanza della palliazione e del conforto ambientale, fisico, psicologico, relazionale, spirituale".
Dalla Legge del 15 Marzo 2010, n. 38 (Disposizioni per garantire l'accesso alle cure palliative e alla terapia del dolore):
Art. 7 (Obbligo di riportare la rilevazione del dolore all'interno della cartella clinica) comma 1: "All'interno della cartella clinica, nella sezione medica ed infermieristica in uso presso tutte le strutture sanitarie, devono essere riportati: le caratteristiche del dolore rilevato e della sua evoluzione nel corso del ricovero, la tecnica antalgica e i farmaci utilizzati, i relativi dosaggi e il risultato antalgico conseguito".

11.5 Il ruolo dell'infermiere

Il ruolo dell'infermiere nell'approccio del dolore inizia con la fase dell'accertamento, si effettua cioè una raccolta delle informazioni fornite dal paziente, formulando un Piano di Assistenza Individualizzato (PAI). Le informazioni apprese e registrate riguardano la percezione del dolore da parte del paziente, i metodi e farmaci che egli assume per combatterlo e l'eventuale presenza di disturbi come l'ansia, la depressione o la psicosi. Una volta effettuato l'accertamento, le informazioni ricavate vengono inserite nella cartella clinica del paziente e viene eseguita dall'infermiere la misurazione del dolore. Questa procedura permette di evidenziarne la presenza, quantificandone, in modo meno arbitrario possibile, l'intensità soggettiva percepita dall'assistito. La quantificazione del dolore garantisce l'utilizzo di un metodo professionalmente corretto per prendersi cura della sofferenza. Una corretta valutazione dell'intensità del dolore è il primo passo verso la scelta del trattamento farmacologico più adeguato. Con un'attività di monitoraggio nel tempo è possibile valutare l'efficacia delle terapie adottate e, nel caso sia necessario, effettuare delle modifiche.

11.6 La misurazione del dolore

Che cosa si intende con misurare il dolore?
Misurare il dolore significa renderlo visibile nella sua intensità, assegnandogli dei valori numerici che consentano un intervento mirato ed efficace. La misurazione è la procedura attraverso la quale si assegnano numeri a una proprietà posseduta dagli elementi analizzati, quantificandoli. Le caratteristiche che qualsiasi metodo di misurazione dovrebbe avere sono: validità (la capacità di uno strumento di misurare un evento o una variabile per cui è stato prodotto), l'affidabilità e riproducibilità (la capacità di ripetere la misurazione, con la similarità dei risultati ottenuti in misure ripetute) e la sensibilità (la capacità di apprezzare le variazioni della proprietà che si misura). Quando si esegue il monitoraggio del dolore si devono effettuare un numero minimo di due valutazioni nell'arco della giornata, solitamente una al mattino e una alla sera, effettuate contestualmente alla rilevazione dei parametri vitali (il quinto parametro vitale è proprio il dolore). Nel caso in cui, nel corso della giornata, il paziente segnali dolore o questo sia rilevato da un operatore sanitario occorre effettuate rilevazioni aggiuntive. Le rilevazioni devono essere sempre registrate in specifici spazi all'interno della cartella clinica del paziente.

11.7 Le scale del dolore utilizzate nell'adulto

Le scale di valutazione del dolore si distinguono in due tipi: le scale unidimensionali e quelle multidimensionali.

Le scale di autovalutazione unidimensionali costituiscono il gold standard, ma hanno come limite l'età dell'assistito, essendo utilizzate nei soggetti con un'età al di sopra dei quattro anni. Le scale unidimensionali di autovalutazione sono la Numerical Rating Scale (NRS), la Visual Analogic Scale (VAS), la Verbal Rating Scale (VRS) e la Faces Pain Scale (FPS).

La NRS valuta l'intensità del dolore con una scala che inizia da 0, a cui corrisponde l'assenza di dolore, e termina con 10, corrispondente al livello massimo di dolore immaginabile. Nella NRS viene chiesto al paziente di esprimere l'intensità del dolore percepito su una scala da 1 a 10. In base all'esperienza e alla letteratura degli ultimi anni si è rivelata essere tra le più applicabili nella pratica clinica per gli adulti. E' un sistema valido scientificamente, facile da utilizzare dal personale sanitario e facilmente comprensibile dal paziente. La NRS è utilizzabile nel maggior numero delle situazioni cliniche e il valore minimo per il quale deve essere iniziato il trattamento antidolorifico è il 4.

La VAS fa uso di un segmento lungo 10 cm, dove agli estremi corrisponde, da un lato, l'assenza del dolore e, dall'altro, il massimo dolore sopportabile. Il sistema VAS è altamente sensibile, ma non può essere utilizzato nei pazienti con disturbi visivi e deficit cognitivi o fisici oppure in pazienti con stato avanzato di malattia. La scala viene compilata dall'assistito, al quale viene chiesto di tracciare sulla linea retta un segno che rappresenti il livello di dolore percepito.

La VRS associa il livello del dolore percepito dall'assistito a un numero che va da 0 a 4, dove 0 corrisponde a nessun dolore, 1 a dolore lieve, 2 a dolore moderato, 3 a dolore forte e 4 a dolore insopportabile. La VRS è un sistema di misurazione molto semplice, pratico e dà spazio alla descrizione qualitativa, ma presenta lo svantaggio di non essere molto sensibile.

La scala FPS utilizza disegni di facce stilizzate mimicamente espressive, a cui si associano i numeri da 5 a 1, in una scala decrescente del dolore (ad esempio 5 rappresenta il dolore massimo e si presenta con una faccia che piange, mentre invece 1 corrisponde all'assenza di dolore e si presenta con una faccia felice).

Le scale di eterovalutazione o multidimensionali possono essere eseguite soltanto su persone adulte, infatti nel caso di un bambino si hanno situazioni contrastanti in cui i genitori tendono a sopravvalutare la situazione, mentre i sanitari tendono a sottovalutarla. Le scale multidimensionali si basano su questionari che valutano anche l'interferenza del dolore con le attività della vita quotidiana, la dimensione sensoriale-discriminativa, motivazionale, affettiva, cognitiva e valutativa. Tra queste tipologie di scale rientra la Pain Assessment In Advanced Dementia (PAINAD), la scala Mcgill Pain Questionnaire (MPQ) e la Brief Pain Inventory (BPI).

La PAINAD viene utilizzata nei pazienti non collaborativi a causa di deterioramenti cognitivi severi che non gli permettono di poter esprimere a parole il valore del dolore che percepiscono. La PAINAD rileva la presenza di dolore valutando 5 indicatori: la respirazione (indipendente dalla vocalizzazione), la vocalizzazione negativa (lamento, grido, pianto), le espressioni del volto, il linguaggio del corpo e la consolabilità (reazione del soggetto all'intervento dell'operatore o del caregiver, finalizzato a distrarre o fornire rassicurazione con le parole e il tocco). La PAINAD associa alle 5 voci un grading con un punteggio e, se la somma finale del punti è compresa tra 1 e 3 il dolore è lieve, se il valore è compreso tra 4 e 6 il dolore e moderato e tra 7 e 10 il dolore viene definito severo.

La scala MPQ è uno strumento di difficile utilizzo, basato sulle dimensioni sensoriali, affettive e valutative. Al suo interno comprende 78 descrittori del dolore e ciascuna delle tre dimensioni presenta varie sottoclassi che specificano il singolo livello d'intensità attraverso degli aggettivi (dai 2 ai 6 aggettivi per ogni sottoclasse). Nella MPQ il paziente deve scegliere l'aggettivo corretto per ogni sottoclasse e indicare attraverso una scala verbale l'intensità del dolore. La scala MPQ termina con 4 punteggi che indicano l'intensità del dolore attuale, il numero dei descrittori scelti, l'ordine della scelta e la somma dei punteggi assegnati ai vari descrittori selezionati. La MPQ è presente anche in versione ridotta, cioè in una short-form (SF-MPQ), comprendente 15 descrittori, ciascuno associato a una scala di intensità numerico-verbale a 4 punti.

La scala BPI è uno strumento di valutazione del dolore facile da utilizzare e veloce da compilare, permette di quantificare l'intensità del dolore e la limitazione funzionale dovuta a esso. Le domande si riferiscono alle precedenti 24 ore e il punteggio viene espresso attraverso l'uso di scale numeriche che vanno da 0 a 10. Punteggi fino a 4 identificano un dolore che non interferisce con l'attività quotidiana, mentre punteggi più alti sono relativi a un dolore che limita lo svolgimento delle ADL.

Le scale di tipo oggettivo valutano le risposte di tipo comportamentale e quelle dei parametri fisiologici a stimoli dolorosi, derivandone un punteggio associato all'intensità del dolore. I metodi fisiologici valutano il dolore in base ai parametri fisiologici quali Frequenza Cardiaca (FC), Saturazione Parziale dell'Ossigeno nel sangue (SpO2), Frequenza Respiratoria (FR), Pressione Arteriosa (PA), ecc... I metodi comportamentali valutano le risposte comportamentali secondarie al dolore e non sono in grado di fornire una valutazione diretta delle caratteristiche qualitative e quantitative dello stimolo nocicettivo, ma rappresentano la riposta globale, sensoriale ed emozionale, all'esperienza dolorosa. All'interno di quest'ultima tipologia di metodi vengono valutati i seguenti parametri: la postura, la mimica facciale, il movimento, il pianto e le modificazioni del ritmo circadiano.

11.8 La terapia farmacologica antalgica

I farmaci indicati nella gestione del dolore appartengono alla categoria dei farmaci analgesici non narcotici, a quella dei farmaci analgesici narcotici o a quella dei farmaci adiuvanti. L'OMS ha individuato una scala graduata d'interventi in base all'entità del dolore. Il **dolore severo** richiede l'utilizzo di oppioidi come la morfina, l'oxicodone e il fentanyl a cui è possibile associare adiuvanti e paracetamolo o Farmaci Anti-infiammatori Non Steroidei (FANS). Il **dolore moderato** richiede l'uso di oppioidi come la codeina e il tramadolo a cui si possono associare adiuvanti e paracetamolo o FANS. Il **dolore lieve** richiede l'uso di analgesici antipiretici come paracetamolo o FANS (ad esempio ibuprofene, diclofenac, ecc...) a cui si possono associare adiuvanti. Gli effetti collaterali associati alla terapia antalgica sono dovuti alla somministrazione di oppioidi, i quali possono causare stipsi, vomito, nausea e depressione respiratoria. Gli interventi infermieristici atti a monitorare e ridurre gli effetti collaterali da oppioidi riguardano il monitoraggio del modello respiratorio e della frequenza respiratoria, il monitoraggio del numero delle evacuazioni, intervenendo in caso di alterazioni, tramite l'esecuzione di un programma intestinale personalizzato e l'incoraggiamento a una maggiore assunzione di liquidi e fibre e, nel caso in cui sia presente il vomito, somministrando farmaci antiemetici.

11.9 Il dolore nel bambino

Anche il bambino può essere colpito da una sintomatologia dolorosa associata a una patologia, proprio come avviene per l'adulto, con la differenza che nel bambino oltre al dolore legato alla malattia, vanno aggiunte anche l'ansia e la paura legate ad ambienti estranei (ospedali), a persone sconosciute (personale sanitario) e a procedure dolorose (iniezioni, prelievi del sangue, ecc...). E' indispensabile avere metodi aggiuntivi per la terapia del dolore nel bambino. L'immaginazione dei bambini offre infatti un notevole spazio alla terapia del gioco e alla distrazione dal dolore con tecniche alternative, come la moderna "therapy". Quest'ultima sfrutta la creatività artistica di ogni bambino che, attraverso disegni, canto, pittura e scrittura, vengono coinvolti in attività che lo distraggano dalla malattia e dal dolore. L'approccio farmacologico deve essere intrapreso ogni volta che sia necessario e il suo regolamento deve essere guidato da specialisti esperti nel trattamento del dolore pediatrico. La cosa più difficile da conquistare è la fiducia di un bambino e, una volta perduta, difficilmente si è in grado di recuperarla, è quindi importante parlargli in modo sincero e chiaro, evitando che il trattamento terapeutico venga percepito dal bambino come "un dramma". Qualora fosse necessario occorre collaborare con i genitori per valutare i segni e i sintomi di dolore del bambino, attuando, in caso di necessità, un'efficace terapia antidolorifica, come da prescrizione medica. La valutazione del dolore in età evolutiva riveste una particolare importanza e viene effettuata attraverso l'ausilio di apposite scale.

11.10 Le scale di valutazione del dolore nel bambino

Le scale di valutazione studiate appositamente per valutare il livello di dolore nei neonati e nei bambini in età preverbale, utilizzano come indicatori la postura, il comportamento, il movimento e le espressioni facciali. Con l'aumento dell'età, del grado di maturità e con lo sviluppo motorio e cognitivo del bambino, si modificano notevolmente gli atteggiamenti nei confronti del dolore. Le cause principali della paura nel bambino sono: l'evento doloroso, le esperienze precedenti negative, l'ambiente estraneo ospedaliero e le persone che vi lavorano, oltre al temporaneo distacco dai genitori. Per ridurre la sensazione di paura l'infermiere deve utilizzare una voce calma e pacata, comunicare con gli operatori utilizzando poche parole a bassa voce, gesticolare in modo tranquillo, non farsi mai vedere agitato (neanche in caso di emergenza) e rassicurare costantemente il bambino. Per l'infermiere è difficile scindere tutte le variabili per definire la reale intensità e durata del dolore provato dal paziente. L'organizzazione del lavoro gioca in questo caso un ruolo decisivo, soprattutto quando si ha a che fare con bambini che all'ingresso hanno un buon livello di coscienza. Riducendo lo stato d'ansia del bambino viene ridotto di conseguenza anche il suo dolore.

Le scale analogiche visive di autovalutazione utilizzate nei bambini sono la scala delle facce o scala di Wong-Baker, la scala analogica dei colori, la NRS e la Oucher Scale.

La scala di Wong-Baker viene utilizzata nei bambini che vanno dai 3 ai 7 anni, è costituita da faccine con diverse espressioni associate a diversi gradi di dolore (sono faccine che vanno dal sorridente, al triste, fino al pianto), dove il bambino deve indicare quella che meglio rappresenta la sua sensazione dolorosa in quel momento.

La scala analogica dei colori richiede al bambino di colorare la zona in cui sente dolore, utilizzando i colori in base alla quantità di dolore provata.

La scala NRS è composta da una serie numerica che va da 0 a 10 o da 0 a 100 in cui il punto di inizio e quello di fine corrispondono agli estremi del dolore provato e il paziente deve scegliere il numero che rappresenta il dolore da lui percepito. La NRS risulta essere uno strumento affidabile e valido.

La Oucher Scale si è dimostrata particolarmente utile in bambini dai 3 ai 12 anni, ed è composta da 6 foto di bambini che manifestano un livello crescente di dolore.

Le scale di tipo comportamentale di eterovalutazione comprendono la scala di Children's Hospital Of Eastern Ontario Pain Scale (CHEOPS), la Crying Requires O2 Increased vital signs Expression Sleepless (CRIES), la Premature Infant Pain Profile (PIPP), la scala di Echelle Douleur In confort Nouveau-né (EDIN), la scala di Douler Aigue du Nouveau-né (DAN) e la Pain Disconfort Scale (PDS).

La CHEOPS valuta il comportamento del bambino osservando la mimica facciale, il pianto, l'espressione verbale e la posizione del tronco, i movimenti delle gambe e l'atteggiamento nei confronti della zona dolorosa (ad esempio se si tocca la zona in cui sente dolore).

La scala di CRIES è basata sull'osservazione del neonato e considera la risposta alla reale situazione dolorosa dell'assistito in modo oggettivo. Se è vero infatti che le variabili del dolore come intensità, frequenza e qualità sono meglio valutabili se descritte dal soggetto che vive il dolore, è pur vero che gli effetti della terapia antalgica o di altri tipi di interventi possono essere letti e valutati in chiave critica dall'infermiere. Per i bambini piccoli è meglio avvalersi della CRIES che valuta i seguenti cinque fattori psicologici e comportamentali associati al dolore: il pianto, l'insonnia, le espressioni facciali, la SpO2 (la necessità di ossigeno insorge a valori inferiori al 95% di saturazione dell'O2) e gli indici vitali FC, FR e PA. Quest'ultima scala rappresenta una valutazione complessiva della risposta comportamentale e fisiologica (alterazione dei parametri vitali) al dolore. Nella CRIES il dolore provato (intensità, frequenza e qualità) deve essere registrato come un parametro vitale all'interno della cartella clinica e infermieristica.

La scala di PIPP viene utilizzata per i neonati prematuri e prende in considerazione diversi indicatori come parametri da valutare, tra cui l'indicatore di sviluppo che comprende l'età gestionale, l'indicatore delle rilevazioni parametriche che considera i parametri come la FC e i cambiamenti della SpO2 e gli indicatori comportamentali che comprendono lo stato comportamentale, il corrugamento di fronte, occhi e solco naso-labiale. Nella PIPP ogni fattore viene valutato attribuendo un valore numerico che va da 0 a 3 e, nel caso in cui la somma totale sia maggiore di 12, si ha diagnosi di dolore moderato/severo. La PIPP può essere scelta quando si cerca uno strumento di facile utilizzazione e con una buona attendibilità (è ampiamente utilizzata a livello scientifico).

Per il dolore cronico nel neonato viene utilizzata la scala di EDIN che valuta l'espressione facciale, la qualità del sonno, i movimenti corporei, il contatto con l'infermiera e la consolabilità.

Un'altra scala utilizzata nei neonati è la DAN che è in grado di esprimere la quantità di dolore acuto neonatale attraverso la valutazione di tre fattori: l'espressione facciale, i movimenti degli arti e l'espressione vocale.

La PDS è una scala in cui l'infermiere valuta 3 item, a cui assegna a ciascuno un valore compreso tra 0 e 2 e somma i valori dei singoli item che sono pianto, movimento e agitazione. Il valore minimo per il quale deve essere iniziato il trattamento è il 3.

11.11 Il contenimento del dolore attraverso le tecniche non farmacologiche

Le tecniche utilizzate per ridurre la sensazione di dolore cambiano in base all'età della persona. Nel neonato si utilizza il ciuccio, si somministra del saccarosio, si utilizza il wrapping (che consiste nell'avvolgere il bambino con un lenzuolo o una copertina), si usa il tocco, il cullare e il prenderlo in braccio. Il lattante si fa giocare con i giocattoli, gli si raccontano storie e favole, gli si fa ascoltare della musica e lo si sottopone ad altre attività per poterlo far divagare. Nel bambino si cerca invece di contenere la sensazione di dolore attraverso l'utilizzo di giochi interattivi.

12 Il piano assistenziale per la persona operata per patologia gastro-esofagea o patologia intestinale

La chirurgia dell'apparato digerente include gli interventi su esofago, stomaco, intestino tenue, colon, retto e annessi (fegato, vie biliari e pancreas). I principali interventi di chirurgia addominale sono: esofagectomia, gastrectomia, splenectomia, colectomia totale e emicolectomia, resezioni intestinali e del retto, pancreasectomia, resezioni epatiche e chirurgia riparativa dei difetti parietali (ernie e laparoceli).

I tipi di intervento che vengono eseguiti sono principalmente di tre tipi: chirurgia laparotomica o open, chirurgia endoscopica e chirurgia video-laparoscopica.

La fase pre-operatoria è la fase in cui vengono pianificate tutte le azioni che devono essere effettuate prima dell'entrata del paziente in sala operatoria e comprende la modalità di ricovero, la preparazione diagnostica, la classificazione dell'intervento chirurgico, la valutazione clinica del rischio operatorio, la preparazione dell'assistito all'intervento chirurgico (profilassi antibiotica, inserimento di un Catetere Venoso Periferico (CVP) e del Catetere Vescicale (CV)), l'informazione del paziente e la firma del consenso informato.

Gli interventi infermieristici nel periodo pre-operatorio includono:

- la preparazione psicologica;

- l'educazione dell'assistito;

- la preparazione fisica: digiuno da almeno 8 ore prima dell'intervento, tricotomia, bagno, pulizia intestinale con clistere o lassativo e controllo della quantità e della qualità delle evacuazioni, dieta priva di scorie per 3 giorni antecedenti all'intervento, calze antitrombo, inserimento CVP e CV per controllo diuresi;

- il controllo del paziente, soprattutto per quanto concerne il livello di idratazione, allo scopo di prevenire l'insorgenza di crisi ipovolemiche;

- la preparazione dell'ambiente (microclima);

- l'informazione del paziente e il reperimento del consenso informato;

- il controllo della presenza degli esami di laboratorio, della visita anestesiologica pre-operatoria e della profilassi antibiotica.

La fase intra-operatoria comprende le attività che iniziano con la collocazione del paziente sul letto operatorio e finiscono con le cure post-anestesiologiche. La fase post-operatoria comprende le attività che vengono effettuate dal momento in cui il paziente ha finito il trattamento in sala operatoria fino al momento della sua dimissione.

Gli interventi infermieristici nel periodo post-operatorio includono:

- il controllo dei parametri vitali;

- il controllo della presenza di nausea e vomito;

- il controllo del bilancio idro-elettrolitico;

- il controllo dell'ambiente (creazione di un ambiente tranquillo);

- il controllo della diuresi e dell'eventuale catetere vescicale;

- la corretta alimentazione;

- la corretta mobilizzazione (posizione adeguata del paziente sul letto);

- il trattamento della ferita chirurgica, con controllo della medicazione e della presenza di eventuali sanguinamenti;

- la gestione e la manipolazione dei drenaggi chirurgici e del SNG (se presente);

- il controllo del dolore;

- la somministrazione e il controllo della terapia infusionale (rispetto dello schema terapeutico).

12.1 L'accertamento iniziale

Il piano assistenziale inizia con l'accertamento. Questo prevede la raccolta dei dati anagrafici, la presenza in cartella del consenso informato firmato, l'accertamento della reale comprensione da parte dell'assistito, la storia clinica, la familiarità per patologie gastrointestinali, i recenti viaggi, le abitudini alimentari e voluttuarie (fumo e alcol), le caratteristiche dell'alvo (numero di evacuazioni giornaliere, consistenza, odore e colore), la presenza di muco e sangue nelle feci, la presenza di crampi addominali, tenesmo, iperperistalsi o ipoperistalsi, nausea, la verifica delle caratteristiche del vomito (biliare, caffeano, ematemesi) e la presa dei parametri vitali.

12.2 Le diagnosi infermieristiche pre-operatorie associate ad interventi gastro-esofagei e intestinali

1. Ansia correlata ad esperienza chirurgica, perdita del controllo, esito non prevedibile e insufficiente conoscenza della routine pre-operatoria, degli esercizi e delle attività post-operatorie, delle modificazioni e delle sensazioni post-operatorie;

2. Dolore acuto correlato a soluzione di continuo chirurgica di strutture corporee, flatus e immobilità;

3. Rischio di infezione correlato a sito di invasione batterica, secondario a intervento chirurgico;

4. Rischio di gestione inefficace del regime terapeutico, correlato ad insufficiente conoscenza della cura della ferita chirurgica, delle restrizioni (dieta, attività), della terapia farmacologica, dei segni e dei sintomi di complicanze, e dei controlli a distanza di tempo.

D.I.: Ansia correlata ad esperienza chirurgica, perdita del controllo, esito non prevedibile e insufficiente conoscenza della routine pre-operatoria, degli esercizi e delle attività post-operatorie e delle modificazioni e delle sensazioni post-operatorie:
Obiettivi o Nursing Outcomes Classification (NOC): L'assistito comunicherà i sentimenti che prova, in relazione all'intervento chirurgico e alle aspettative post-operatorie.
Interventi o Nursing Interventions Classification (NIC): Offrire rassicurazione e conforto educando l'assistito e la sua famiglia e fornendo loro tutte le informazioni di cui hanno bisogno. Incoraggiare a condividere sentimenti

e preoccupazioni, ascoltare con attenzione, essere empatici e trasmettere un senso di comprensione. Spiegare l'importanza e lo scopo di tutte le procedure pre-operatorie, tra cui preparazione intestinale, digiuno, preparazione della cute, esami di laboratorio e pre-medicazione (somministrazione di sedativi). Spiegare le procedure e le sensazioni attese dopo l'intervento chirurgico. Educare l'assistito a girarsi e tossire correttamente, a sostenere la sede dell'incisione durante la tosse e a deambulare il prima possibile. Valutare la capacità dell'assistito e dei familiari nel raggiungimento degli obiettivi prefissati. L'ascolto e l'osservazione sono due elementi importanti che permettono di valutare il livello di ansia. E' importante durante la preparazione dell'assistito fargli togliere eventuali protesi dentarie, monili, smalto e oggetti personali. Occorre effettuare la preparazione della cute appena prima dell'intervento con tricotomia e detersione tramite germicida (per disinfettare l'area prima dell'operazione). Permettere alla famiglia di rimanere con il paziente, nella fase pre-operatoria, per rassicurarlo. Valutare la presenza del consenso informato e la giusta comprensione. Inserire il CVP, somministrare la terapia antibiotica e monitorare dei Parametri Vitali (PV). Accertarsi che la dieta sia priva di scorie a partire dal terzo giorno prima dell'intervento, liquida la sera prima dell'intervento e garantire il rispetto del digiuno a partire dalle ore 00.00 del giorno prima dell'intervento.

D.I.: Dolore acuto correlato a soluzione di continuo chirurgica di strutture corporee, flatus e immobilità:

NOC: L'assistito riferisce la graduale riduzione dell'intensità del dolore e l'aumento progressivo dell'attività.

NIC: Valutare l'intensità del dolore con apposite scale di valutazione (NRS). Educare l'assistito a riconoscere la presenza del dolore, la sua manifestazione in relazione a determinate attività (mobilizzazione, alimentazione e respirazione). Spiegare i metodi di riduzione del dolore come la distrazione, l'applicazione di calore e il rilassamento progressivo. Garantire il controllo ottimale del dolore attraverso la somministrazione degli analgesici prescritti. Adottare un approccio preventivo con i farmaci antidolorifici, somministrandoli prima delle attività, per migliorare la partecipazione e istruire l'assistito a richiedere la somministrazione del farmaco prima che il dolore diventi insopportabile. Valutare l'efficacia della somministrazione degli analgesici dopo 30 minuti dall'assunzione. Insegnare all'assistito ad espellere i gas gastrointestinali, invitandolo a camminare il prima possibile dopo l'intervento e a effettuare cambiamenti posturali con regolarità.

D.I.: Rischio di infezione correlato a sito di invasione batterica, secondario ad intervento chirurgico:
NOC: L'assistito dimostrerà di aver appreso le norme per la corretta gestione della ferita e per ridurne la contaminazione.
NIC: Attuare gli interventi appropriati di prevenzione delle infezioni come il lavaggio delle mani, l'utilizzo dei guanti e la corretta gestione degli eventuali drenaggi. Monitorare l'eventuale comparsa di segni e sintomi di infezione della ferita chirurgica: gonfiore, rossore, separazione dei margini della ferita, secrezioni aumentate o purulente e temperatura corporea aumentata. Monitorare il processo di cicatrizzazione della ferita e osservare la presenza di margini della ferita intatti e ravvicinati e la presenza di tessuto di granulazione. Istruire l'assistito sui fattori che determinano un ritardo di cicatrizzazione della ferita. Proteggere dalle secrezioni la ferita chirurgica e la cute circostante. Consultare un enterostomista o un infermiere specializzato per il trattamento specifico della cute peristomale.

D.I.: Rischio di gestione inefficace del regime terapeutico, correlato ad insufficiente conoscenza della cura della ferita chirurgica, delle restrizioni (dieta, attività), della terapia farmacologica, dei segni e dei sintomi di complicanze, e dei controlli a distanza di

tempo:

NOC: Corretta adesione al regime terapeutico e partecipazione alle decisioni riguardanti l'assistenza sanitaria.

NIC: Spiegare e mostrare la corretta gestione della ferita chirurgica. Spiegare l'importanza delle attività da evitare in base all'intervento effettuato. Valutare il grado di comprensione da parte dell'assistito e dei familiari.

12.3 Le diagnosi infermieristiche post-operatorie associate ad interventi gastro-esofagei e intestinali

1. Rischio di alterazione funzionale respiratoria e cardiovascolare, successivo a intervento chirurgico e anestesia;

2. Dolore correlato all'intervento;

3. Potenziale rischio d'infezione del sito chirurgico;

4. Compromissione della mobilità legata al dolore, all'anestesia o all'inserimento di eventuali drenaggi;

5. Rischio di stipsi correlato alla riduzione della peristalsi, causata dall'anestesia e dall'immobilità;

6. Rischio di squilibrio elettrolitico.

Gli obiettivi delle D.I. post-operatorie sono:

- il paziente presenta stabilità emodinamica e respiratoria;

- ha un dolore controllato (presente entro certi limiti);

- si mobilizza precocemente;

- l'assistito e la famiglia si mostrano rassicurati grazie all'operatore;

- le fonti d'infezione sono ridotte o assenti;

- assenza di segni e sintomi d'infezione e di complicanze;

- assenza di complicanze del sito chirurgico;

- presenza di un adeguato bilancio idro-elettrolitico;

- miglioramento e mantenimento di un adeguato stato nutrizionale dell'assistito.

NIC: valutazione del dolore. Valutazione del sito chirurgico e medicazione. Valutazione dei PV. Somministrazione dei liquidi e della terapia antalgica e antitrombotica secondo prescrizione medica. Monitoraggio della diuresi e rimozione del CV. Valutazione dello stato nutrizionale dell'assistito, con rimozione al terzo giorno del SNG e inizio della dieta idrica da sostituire successivamente con quella semiliquida. Promozione alla mobilizzazione precoce. Controllo dei drenaggi per prevenire il rischio di deiscenza dell'anastomosi esofagea (caratterizzata dall'insorgenza di febbre e presenza di materiale purulento). Vietare l'assunzione del cibo tramite alimentazione naturale prima di 10-12 giorni dall'intervento, per garantire la tenuta delle anastomosi intestinali. Nei pazienti che non sono in grado di ingerire o assimilare il quantitativo di calorie necessarie si deve somministrare attraverso la Nutrizione Parenterale Totale (NPT) una dieta alimentare a base di destrosio, aminoacidi e lipidi, immersi in una soluzione ipertonica.

12.4 I problemi collaborativi post-operatori

I maggiori problemi collaborativi associati alla patologia gastro-esofagea o patologia intestinale sono: le emorragie, l'ematemesi (emissione di sangue dallo stomaco attraverso il vomito), la melena (sangue digerito nelle feci), l'anemizzazione, l'ipovolemia, lo shock, le infezioni, la ritenzione urinaria, l'ileo paralitico, la stipsi, le tromboflebiti, la disfagia e il dolore da reflusso gastro-esofageo.

12.5 Le complicanze post-operatorie

L'obiettivo infermieristico è quello di gestire e ridurre al minimo le complicanze post-operatorie. In questo caso, le potenziali complicanze possono essere:

1. Complicanze polmonari: sono le più frequenti nel caso di questi interventi. Più nello specifico potrebbero presentarsi:

    - polmoniti per congestione degli alveoli a causa del secreto: è un processo infiammatorio nel quale gli alveoli sono pieni di essudato. I segni e i sintomi legati a questa condizione sono: rumori respiratori anomali, presenza di rantoli, riduzione della pressione parziale di ossigeno all'Emogasanalisi Arteriosa (emogas o EGA). Si interviene con la mobilizzazione precoce, la realizzazione di colpi di tosse efficaci e l'effettuazione di esercizi respiratori, con l'espettorazione, la terapia antibiotica mirata e il mantenimento della posizione seduta o semiseduta;

    - atelettasia: condizione di collasso del tessuto polmonare con perdita di volume e mancata areazione. Si diagnostica attraverso l'esame radiografico del torace (RX torace). Solitamente è asintomatica, ma talvolta può presentare ipossiemia e dolore toracico pleuritico. Le principali conseguenze legate al non trattamento di questa condizione sono la polmonite e l'ipo-ventilazione. Si interviene massimizzando la tosse, effettuando una respirazione profonda e trattando le cause sottostanti;

- enfisema polmonare: aumento di aria nei polmoni per rottura degli alveoli. La rottura degli alveoli e la lesione dei setti che dividono gli alveoli determinano una riduzione degli scambi gassosi e ciò comporta una riduzione dell'ossigenazione del sangue che a sua volta si associa a problemi respiratori e conseguenti manifestazioni, tra cui la dispnea (difficoltà nella respirazione). La diagnosi viene effettuata tramite: RX-torace, Tomografia Assiale Computerizzata (TAC), EGA e prove di funzionalità respiratoria (spirometria). Non esiste una cura a questa condizione, ma si possono alleviare i sintomi tramite farmaci, ossigenoterapia, riabilitazione respiratoria e intervento chirurgico (riduzione polmonare, trapianto di polmone);

- Pneumotorace (PNX): è un accumulo di aria nello spazio pleurico, in grado di provocare un collasso totale o parziale del polmone. I sintomi del PNX più comuni sono la dispnea e il dolore toracico di tipo pleurico. Si nota assenza di fremito vocale tattile, ipertimpanismo alla percussione e diminuzione dei suoni respiratori nel lato affetto dal PNX. Nel caso in cui il paziente non ha dispnea e ha PV normali si può seguire un trattamento conservativo, se ciò non fosse possibile verrà eseguito un drenaggio toracico.

2. Emorragia massiva: corrisponde alla fuoriuscita di sangue da un vaso. Può essere dovuta a inefficace emostasi locale, complicanze da trasfusione, fibrinolisi indotta, difetto generale dell'emostasi, sepsi, infezione o sanguinamento di sutura. In caso di emorragia occorre controllare il polso (generalmente presenta FC aumentata), la PA,

la diuresi (controllare se è presente anuria), la presenza di segni di irrequietezza e agitazione, di frequenza respiratoria tendenzialmente aumentata, di cute fredda e cianotica. L'insieme dei segnali elencati sono tutte manifestazioni del compenso che l'organismo mette in atto di fronte a un'emorragia. In questo caso l'infermiere deve medicare la ferita e fare un segno sulla medicazione, controllare e rinforzare la medicazione con ulteriori garze, fare emostasi locale (anche con due o tre punti di sutura), prelevare esami urgenti. Quando l'emorragia è massiva può causare uno shock ipovolemico, con necessario trasporto del paziente in sala operatoria.

Le altre complicanze associate all'intervento sono quelle comuni a tutte gli altri interventi, cioè:

1. Deiscenza e eviscerazione della ferita: la deiscenza è la riapertura della ferita per mancato consolidamento del processo di cicatrizzazione. L'eviscerazione è la riapertura totale di tutta la ferita, con coinvolgimento dei piani profondi e fuoriuscita dei visceri addominali. In caso di apertura della ferita l'infermiere deve tranquillizzare il paziente, metterlo in posizione supina, coprire i visceri fuoriusciti con garze laparotomiche sterili bagnate con soluzione fisiologica per mantenere la vitalità dei tessuti, chiamare il medico e, se necessario, riportare il paziente in sala operatoria il prima possibile per rifare la sutura.

2. Infezione della ferita (dopo un operazione può insorgere infezione della ferita chirurgica): determina solitamente un aumento della temperatura corporea, è importante perciò valutare se vi è ipertermia, ovvero un aumento della temperatura per 3-4 giorni consecutivi. Altri segni di infezione sono: la leucocitosi, la presenza di materiale drenato, l'aumento del dolore nella sede di incisione, l'arrossamento o l'edema della ferita.

3. Ritenzione urinaria e globo vescicale: consiste nell'incapacità della vescica di svuotarsi per sovradistensione dei visceri o per paralisi della muscolatura. L'infermiere deve monitorare i segni di ritenzione e distensione vescicale e, se il paziente non urina entro 6-8 ore dall'intervento, deve aiutarlo a scendere dal letto per andare in bagno, quando le condizioni di salute lo permettono. Se è presente dolore e vi è stimolo alla minzione, ma questa risulta impossibile, è necessario eseguire un Cateterismo Vescicale (CV). Questa complicanza può essere data dall'anestesia che produce sia un rilassamento dei muscoli a livello vescicale che spasmi dello sfintere vescicale, entrambi rappresentano un ostacolo all'eliminazione urinaria.

4. Ileo paralitico: è la conseguenza del blocco della muscolatura intestinale. Occorre controllare che il paziente riprenda l'alimentazione orale e la normale funzionalità intestinale, non presenti nausea e non vomiti, assuma il 75% della dieta consigliata, non presenti meteorismo e distensione addominale, mostri suoni intestinali normali, riacquisti un normale modello di eliminazione intestinale. L'infermiere deve saper riconoscere i segni e i sintomi di ileo paralitico e cioè l'assenza di suoni intestinali, la nausea, il vomito, la distensione addominale e il dolore addominale acuto e intermittente. Nel caso della donna operata alla mammella l'infermiere deve verificare la presenza dei rumori intestinali e, se non sono presenti dopo 2-3 giorni dall'intervento, deve notificare la situazione per iniziare il trattamento con lassativi. In caso d'ileo paralitico è importante valutare la distensione addominale risolvendo, quando possibile, attraverso l'attuazione di determinati interventi. Nel caso si manifesti pienezza e addome disteso è necessario: favorire il movimento del paziente (anche a letto) e promuovere una mobilizzazione precoce, inserire il SNG per ridurre la distensio-

ne addominale, iniziare un'alimentazione precoce, pianificare con il dietista una dieta ricca di proteine, fibre e vitamine.

13 Il piano assistenziale per la persona operata per patologia polmonare

La chirurgia toracica comprende vari interventi associati all'apertura chirurgica della cavità toracica. La chirurgia toracopolmonare può essere effettuata a torace aperto (sternotomia) o a torace chiuso (tecniche video-laparoscopiche o mini-invasive). Gli interventi di chirurgia toracica vengono effettuati in anestesia generale o locale e possono essere classificati in interventi di:

- Pneumonectomia (asportazione di tutto un polmone);

- Lobectomia (asportazione di un lobo);

- Segmentectomia (asportazione di un segmento polmonare);

- Resezione a cuneo o sublobare (asportazione di una piccola porzione polmonare);

- Ricostruzione broncoplastica (rimozione parziale di un bronco);

- Toracotomia esplorativa (apertura del torace a scopo diagnostico).

La chirurgia toracica è generalmente indicata per i pazienti con carcinoma del polmone.

13.1 L'accertamento iniziale

Durante l'accertamento l'infermiere si preoccupa di raccogliere le seguenti informazioni: i dati anagrafici, la storia clinica, la familiarità per patologie toraco-polmonari, l'eventuale esposizione ad agenti cancerogeni respiratori (fumo di sigaretta, smog atmosferico, prodotti della combustione del carbone, asbesto, ossido di ferro, ecc...), le abitudini alimentari e la presenza di obesità. Inoltre l'infermiere si preoccupa di controllare la presenza in cartella degli esami necessari per l'intervento, tra cui gli esami di routine, l'RX-torace, l'Elettrocardiogramma (ECG), la TAC e la presenza del consenso informato del paziente. L'infermiere si accerta della reale comprensione da parte dell'assistito, sia per quanto riguarda l'intervento chirurgico, sia su cosa aspettarsi nell'immediato post-intervento, offrendo al paziente la possibilità di parlare delle proprie preoccupazioni e rispondendo alle eventuali domande riguardo l'operazione. L'infermiere informa il paziente sull'eventuale o programmato ricovero in terapia intensiva. Contestualmente l'operatore sanitario valuta la frequenza e l'intensità della tosse e la presenza di emoftoe, emottisi, dispnea, astenia, dolore toracico, disturbi del sonno e apnee notturne. L'assistenza infermieristica durante l'accertamento prevede anche la rilevazione dei PV, la pulizia intestinale mediante la somministrazione di una purga, il controllo e l'assistenza pratica durante la pulizia corporea (nel caso di paziente non autosufficiente) da effettuare la sera prima dell'intervento. Inoltre l'operatore effettua sul paziente la tricotomia del torace e della regione ascellare, il controllo e la somministrazione di un vitto leggero la sera prima dell'intervento e controlla il rispetto del digiuno a partire dalle ore 00.00. Infine l'infermiere effettua le ultime operazioni prima dell'intervento, controlla che l'assistito abbia rimosso gli oggetti personali dal proprio corpo (comprese eventuali protesi dentarie), fornisce un camice monouso, somministra la terapia (antibiotici, ansiolitici o altri farmaci) e la pre-anestesia prescritta, inserisce il CV e il SNG.

13.2 Le diagnosi Infermieristiche pre-operatorie associate a patologia polmonare

- Ansia correlata all'imminente intervento e all'insufficiente conoscenza della routine pre-operatoria, delle attività intra-operatorie e delle attività di cura di sé post-operatorie;

- Rischio infettivo della ferita chirurgica dovuto alla presenza fisiologica della flora microbica cutanea.

D.I.: Ansia correlata all'imminente intervento e all'insufficiente conoscenza della routine pre-operatoria, delle attività intra-operatorie e delle attività di cura di sé post-operatorie:
NOC: Il paziente esternerà le sue preoccupazioni per quanto riguarda l'intervento chirurgico e dichiarerà di essere stato informato delle conseguenze associate.
NIC: Dare la possibilità al paziente di parlare delle proprie preoccupazioni e soddisfare le sue domande in merito all'operazione. Fornire le dovute informazioni al paziente su cosa aspettarsi prima, durante e dopo l'intervento, compreso un eventuale o programmato ricovero in terapia intensiva. Spiegare gli eventi attesi, come la presenza di drenaggi e tubi toracici necessari per la rimozione di liquidi e gas dal sito chirurgico, l'ossigenoterapia per la compensazione in caso di ventilazione compromessa, il dolore causato dall'intervento e i sistemi messi in atto per controllarlo (analgesia controllata dal paziente con pompa infusionale o analgesia epidurale), la sede e l'estensione dell'incisione (queste informazioni permettono di ridurre la paura associata all'ignoto), il passaggio dall'unità di terapia intensiva

o sala risveglio all'unità di degenza e la durata media della degenza post-operatoria. Insegnare al paziente ad effettuare una corretta routine quotidiana, in particolare l'esecuzione degli esercizi respiratori post-operatori, tra cui l'esecuzione di tosse efficace e respirazione profonda, l'espirazione forzata, il corretto posizionamento e la fisioterapia toracica. Questi esercizi stimolano l'espansione polmonare e agevolano l'insufflazione alveolare. E' altresì importante che l'infermiere istruisca il paziente ad astenersi dal fumo dopo l'intervento, poiché gli irritanti presenti in quest'ultimo aumentano le secrezioni polmonari. Un altro intervento importante è l'applicazione di strategie e tecniche orientate alla riduzione dell'ansia, alla promozione della distrazione e al sostegno emotivo.

D.I.: *Rischio infettivo della ferita chirurgica dovuto alla presenza fisiologica della flora microbica cutanea:*

NOC: L'assistito dimostrerà di aver compreso e appreso le norme per la corretta gestione della ferita chirurgica (per ridurne la contaminazione).

NIC: Attuare interventi appropriati di prevenzione delle infezioni: lavaggio delle mani, utilizzo dei guanti e corretta gestione degli eventuali drenaggi. Monitorare l'eventuale comparsa di segni e sintomi di infezione della ferita chirurgica: gonfiore, rossore, separazione dei margini della ferita, secrezioni aumentate o purulente e temperatura corporea aumentata. Monitorare il processo di cicatrizzazione della ferita: margini della ferita intatti e ravvicinati e presenza di tessuto di granulazione. Istruire l'assistito sui fattori che provocano un ritardo del processo di cicatrizzazione della ferita. Proteggere la ferita chirurgica e la cute circostante dalle secrezioni. Consultare un enterostomista o un infermiere specializzato per il trattamento della cute peristomale.

13.3 La preparazione fisica all'intervento

Il periodo pre-operatorio consiste in un insieme di interventi necessari per la preparazione di una persona all'intervento chirurgico. Gli interventi eseguiti nel pre-operatorio sono:

1. La preparazione della cute consiste nella tricotomia del torace e della regione ascellare. Questo intervento permette una riduzione del rischio di infezione della ferita chirurgica, in quanto peli e capelli sono una potenziale fonte di infezione, inoltre la loro presenza causa un'interferenza sulla corretta guarigione della ferita e un ostacolo alla completa visualizzazione della zona da incidere;

2. La doccia o bagno antisettico: riduce la colonizzazione microbica della cute e contribuisce alla prevenzione delle infezioni post-intervento. Generalmente viene eseguita con un agente antisettico (clorexidina in detergente) la notte prima dell'intervento. Se il paziente non è autosufficiente, l'infermiere deve assisterlo nell'igiene personale. L'igiene personale dell'assistito include l'igiene del cavo orale, nasale e auricolare;

3. La preparazione intestinale: prevede la somministrazione di un lassativo o di una purga;

4. L'assunzione della terapia personale: se il paziente utilizza farmaci necessari per la vita, come ad esempio antipertensivi e antiaritmici, deve continuare ad assumerli anche la mattina stessa dell'intervento chirurgico. La terapia in Oral Somministration (OS) può avvenire fino a un'ora prima del trasferimento in sala operatoria;

5. L'assunzione della terapia prescritta: antibiotica, pre-anestesia o altri farmaci;

6. Il digiuno: prevede l'astensione dall'assunzione di cibi solidi da almeno 6 ore prima dell'esecuzione dell'intervento, mentre per quanto riguarda la non assunzione di liquidi chiari sono sufficienti 2 ore. La sera prima dell'intervento deve essere consumato un vitto leggero e dopo le ore 00.00 deve essere rispettato il digiuno completo. Il digiuno è fondamentale soprattutto nei pazienti che dovranno essere sottoposti ad un'anestesia di tipo generale, in quanto la presenza di ristagni alimentari nello stomaco durante l'intervento, possono far insorgere pericolosi episodi di vomito o rigurgito ab ingestis;

7. L'inserimento del CV e del SNG: sono fondamentali negli interventi di chirurgia maggiore (come negli interventi per il trattamento delle patologie polmonari). Il SNG viene inserito temporaneamente (è rimosso alla ripresa della peristalsi), in quanto attraverso la sua azione di decompressione gastrica permette la prevenzione dell'insorgenza di nausea e vomito. Il CV viene tenuto in sede solitamente soltanto per il tempo necessario all'intervento;

8. La preparazione della persona: consiste nel far togliere monili, trucco, smalto, protesi dentarie (lasciando eventualmente protesi acustiche) e far indossare il camice per operando, la cuffia e i copricalzari monouso;

9. La documentazione pre-operatoria e il consenso informato firmato dal paziente: devono essere preparati e presenti all'interno della documentazione pre-operatoria. All'interno della documentazione, devono inoltre essere presenti tutti gli esami necessari per l'intervento (esami ematici di routine, compatibilità, gruppo sanguigno, RX-torace, ECG e TAC);

10. Il trasferimento del paziente in SO;

11. L'assistenza ai familiari: quando un parente viene sottoposto a un intervento chirurgico è importante, sia nel momento della preparazione dell'assistito, sia durante la degenza che nel post-dimissione. L'infermiere provvede a spiegare e rassicurare i familiari, per rendere l'esperienza il meno traumatica possibile, cercando di incoraggiarli e di sollecitarli nel sostenere l'assistito durante questo momento difficile, spiegando loro anche le azioni che possono effettuare per poterlo aiutare.

Il periodo intra-operatorio include tutto ciò che succede all'interno del blocco operatorio, cioè tutte le attività che vanno dalla collocazione del paziente sul tavolo operatorio fino al suo risveglio dall'anestesia. Il periodo post-operatorio risulta di fondamentale importanza e richiede un'assistenza infermieristica qualificata e mirata, affinché il decorso post-operatorio sia privo di complicanze come polmoniti per congestione degli alveoli a causa del secreto, atelettasia con condizione di collasso e mancata aerazione alveolare, enfisema con aumento di aria per rottura degli alveoli, PNX e emorragie massive.

13.4 Il paziente di ritorno dalla sala operatoria

Quando il paziente ritorna dalla sala operatoria vengono eseguiti determinati interventi per assistere la persona. Gli interventi post-operatori sono i seguenti:

1. Posizionamento del paziente: seduto a 90 gradi, semi-seduto o seduto su un fianco. Durante i cambi di posizione è importante valutare la tolleranza e la capacità di movimento del braccio e della spalla. Quando si posiziona un paziente su un fianco, le posizioni assunte devono rispettare dei criteri diversi a seconda del tipo d'intervento:

- si posiziona il paziente sul fianco non operato: negli interventi di lobectomia e resezione del bronco principale, con l'obiettivo di permettere un drenaggio bronchiale ottimale e una migliore espansione del parenchima residuo;
- si posiziona il paziente sul fianco operato: negli interventi di pneumonectomia, per permettere la migliore funzionalità del polmone sano, inoltre, in caso di deiscenza, impedire l'inondazione dello stesso.

Le posizioni sul fianco devono essere cambiate 3 volte al giorno.

2. Rilevazione e registrazione dei PV: PA e FC devono essere rilevate nell'imminente post-operatorio ogni ora, per poi essere riacquisite in caso di manifestazioni di variazioni significative delle condizioni di salute dell'assistito (ad esempio segni di bradicardia o tachicardia). Le alterazioni della FR permettono di evidenziare la presenza di alcune condizioni patologiche, quali dispnea da accumulo di secrezioni, dispnea da PNX spontaneo, atelettasia o embolia polmonare;

3. Valutazione dello stato di coscienza: attraverso l'utilizzo di apposite scale;

4. Registrazione dell'ossimetria (SpO2) e della Temperatura Corporea (TC);

5. Valutazione del bilancio idrico e della diuresi. Il catetere permette, attraverso l'urinometro, di visualizzare la quantità di urina emessa;

6. Somministrazione di Ossigenoterapia con VentiMask (prescrizione medica);

7. Somministrazione della terapia prescritta;

8. Somministrazione dei liquidi per via endovenosa;

9. Controllo del raccordo del SNG: durante la sua permanenza nei due giorni successivi l'intervento. E' importante tenere presente che l'alimentazione naturale per via orale può essere effettuata solamente dopo il ripristino della fisiologica peristalsi intestinale;

10. Controllo e registrazione del livello dei drenaggi toracici allo scopo di evidenziare l'eventuale presenza di emorragie in cavo residuo o deiscenza della sutura. Il materiale drenato rappresenta infatti una spia di ciò che accade all'interno della ferita chirurgica, controllando la quantità e la qualità del materiale drenato si può osservare l'insorgenza di complicanze;

11. Esecuzione di prelievi di sangue per esami di controllo;

12. Preparazione del materiale necessario per eseguire EGA;

13. Richiesta di RX-torace urgente e esecuzione di ECG (se prescritto);

14. Rilevazione e controllo del dolore, in quanto il dolore post-operatorio è generalmente molto elevato. Per ridurre la sensazione dolorosa viene utilizzato un sistema di analgesia con epidurale o con pompa elastomerica. E' importante considerare che il dolore potrebbe interferire con l'efficacia della tosse (riflesso fisiologico protettivo delle vie aeree);

15. Promozione dell'esecuzione della ginnastica respiratoria. L'operatore incoraggia il paziente a eseguire inspirazioni profonde, colpi di tosse ed espettorazioni efficaci, inoltre attraverso la somministrazione di un incentivatore respiratorio viene facilitata la ripresa della naturale respirazione. Per valutare lo sforzo che il paziente impiega nel tossire, è importante auscultare i suoni polmonari prima e dopo gli esercizi di tosse.

13.5 Le diagnosi infermieristiche post-operatorie associate a patologia polmonare

1. Liberazione inefficace delle vie aeree, correlata ad aumento di secrezioni e diminuzione della tosse secondaria a dolore e affaticamento;

2. Compromissione della mobilità, correlata a limitazione dei movimenti del braccio e della spalla secondaria a dolore, dissezione muscolare e restrizioni imposte dalla posizione;

3. Dolore acuto connesso all'incisione chirurgica, sede del drenaggio toracico;

4. Rischio di gestione inefficace del regime terapeutico correlato a insufficiente conoscenza delle restrizioni sulle attività fisiche, degli esercizi fisici per la spalla, della corretta gestione della ferita chirurgica, dei controlli da eseguire a distanza di tempo e dei segni e sintomi di eventuali complicanze.

D.I.: Liberazione inefficace delle vie aeree, correlata ad aumento di secrezioni e diminuzione della tosse secondaria a dolore e affaticamento:
NOC: L'assistito mostrerà una tosse efficace, insieme a un'adeguata ossigenazione e ventilazione.
NIC: Insegnare al paziente a sedersi il più eretto possibile, utilizzando anche i cuscini se necessario. Insegnare al paziente metodi appropriati di tosse controllata da eseguire ogni 1-2 ore attraverso atti respiratori profondi e lenti, utilizzando la respirazione diaframmatica, trattenendo il respiro per 3-5 secondi e poi espirando lentamente attraverso la bocca, facendo un secondo respiro trattenendo e tossendo con forza dal torace con due e brevi

forti colpi di tosse, comprimendo il torace con le mani o con un cuscino per ridurre il dolore. Controllare il punto di inserzione dei drenaggi e quando necessario insegnare al paziente a utilizzare la tecnica dell'espirazione forzata. Questi esercizi aiutano ad aumentare la superficie degli scambi gassosi, a produrre surfactante e a rimuovere le secrezioni tramite la tosse. Valutare la presenza di suoni polmonari umidi. Far riposare il paziente durante la riabilitazione respiratoria tra un esercizio e l'altro. Controllare il dolore e somministrare antidolorifici se necessario, in quanto il dolore può compromettere l'esecuzione degli esercizi respiratori e l'espettorazione attraverso i colpi di tosse. Sostenere sempre emotivamente l'assistito per non farlo scoraggiare. Mantenere un'adeguata idratazione e umidità dell'aria inspirata, per diminuire la viscosità delle secrezioni che altrimenti sarebbero difficili da espettorare. Alzare il paziente dal letto in prima giornata e farlo deambulare il prima possibile, in quanto il movimento promuove l'areazione e minimizza le complicanze polmonari. Organizzare la tempistica di svolgimento degli esercizi. Valutare il bisogno di aspirazione tracheo-bronchiale, che di solito viene manifestata con la difficoltà del paziente a tossire efficacemente.

D.I.: *Compromissione della mobilità, correlata a limitazione dei movimenti del braccio e della spalla secondaria a dolore, dissezione muscolare e restrizioni imposte dalla posizione:*
NOC: L'assistito riacquisterà un livello di funzionalità dell'arto superiore, uguale o maggiore di quello che aveva prima dell'intervento chirurgico.
NIC: Mettere il paziente supino fino a quando non ritorna vigile e poi posizionarlo in semi-fowler a 30-45° per ridurre lo sforzo respiratorio. Spiegare la necessità di effettuare frequenti cambi di posizione, girare prima da un lato poi dall'altro ogni 1-2 ore, se non controindicato, per: drenare le secrezioni, promuovere la circolazione, prevenire i trombi e consentire l'areazione

di tutte le parti di tessuto polmonare residuo. Evitare che i tubi toracici subiscano delle trazioni e inginocchianti durante i movimenti del paziente. Spiegare l'importanza di eseguire esercizi frequenti delle braccia, spalle e tronco, anche in presenza di un certo dolore/disagio per evitare la formazione di aderenze e contratture muscolari. Favorire movimenti di escursione della spalla e del braccio del lato operato, per evitare la formazione di contratture del braccio e anchilosi della spalla. Coinvolgere il fisioterapista e continuare gli esercizi anche dopo la dimissione.

D.I.: Dolore acuto connesso all'incisione chirurgica, sede del drenaggio toracico:

NOC: L'assistito evidenzierà comportamenti che indicano un maggiore benessere e riferirà quali sono gli interventi più appropriati per la gestione del dolore.

NIC: Misurare e controllare il livello del dolore generale (con apposite scale del dolore) e monitorare la sede dell'incisione chirurgica. Garantire la riduzione dell'intensità del dolore provato attraverso la somministrazione dell'analgesia prescritta. Determinare la capacità dell'assistito ad aderire all'analgesia controllata e a tollerare l'analgesia epidurale. Verificare il livello di sedazione dell'assistito e le risposte motorie ogni 1-2 ore per le prime 48 h. Controllare l'insorgenza di complicanze legate all'utilizzo di oppioidi e anestetici locali: depressione respiratoria, blocchi motori, alterazione urinaria, nausea, vomito, disforia o modificazioni del livello di coscienza. Per contrastare prontamente la depressione dei centri del respiro è necessario tenere vicino al paziente il farmaco Naloxone. Garantire sempre un ambiente confortevole.

D.I.: Rischio di gestione inefficace del regime terapeutico correlato a insufficiente conoscenza delle restrizioni sulle attività fisiche, degli esercizi fisici per la spalla, della corretta gestione della feri-

ta chirurgica, dei controlli da eseguire a distanza di tempo e dei segni e sintomi di eventuali complicanze:

NOC: La corretta adesione al regime terapeutico e la partecipazione attiva del paziente alle decisioni riguardanti l'assistenza sanitaria.

NIC: Motivare e esortare al rispetto delle restrizioni relative allo svolgimento di determinate attività, specialmente il sollevamento e lo spostamento di oggetti pesanti per almeno 3-6 mesi dopo l'intervento. Consigliare al paziente di non affaticarsi eccessivamente e di non frequentare ambienti affollati, in quanto potenzialmente ricchi di agenti irritanti. Incoraggiare a eseguire esercizi respiratori e per il movimento della spalla. Educare l'assistito a riconoscere la presenza di: dispnea, fatigue, febbre, variazioni dell'aspetto della ferita chirurgica e variazioni della respirazione.

Altre Diagnosi Infermieristiche post-operatorie correlate a intervento toracico sono: 1) Ansia e paura correlata ai tempi di degenza e al dolore post-operatorio; 2) Dispnea da accumulo di secrezioni; 3) Rischio di infezione post intervento chirurgico; 4) Rischio di stipsi correlata all'immobilità, alla diminuzione della peristalsi intestinale e agli effetti dell'anestesia e dei narcotici; 5) Intolleranza all'attività correlata al dolore.

13.6 Le complicanze post-operatorie

L'obiettivo infermieristico è quello di gestire e ridurre al minimo le complicanze post-operatorie. Nel paziente operato a causa di una patologia polmonare, le potenziali complicanze possono essere:

1. Le complicanze polmonari: sono le più frequenti nel post-intervento, soprattutto si presentano le cosiddette polmoniti per congestione degli alveoli. Le polmoniti per congestione degli alveoli sono dovute a un processo infiammatorio, nel quale gli alveoli si presentano infar-

citi di essudato. I segni e sintomi associati a tale complicanza sono: la presenza di rantoli e rumori respiratori anomali, e una riduzione della PaO2 (Pressione parziale dell'ossigeno) visibile all'Emogasanalisi. Si interviene attraverso una mobilizzazione precoce, una tosse ed espettorazione efficace, un supporto motivazionale e informativo nell'esecuzione degli esercizi respiratori, una terapia antibiotica mirata e un posizionamento corretto (posizione seduta o semiseduta). Altre complicanze polmonari associate al post-operatorio sono: l'atelettasia (condizione di collasso e di mancata areazione), l'enfisema (aumento di aria per rottura degli alveoli), il PNX (accumulo di aria nello spazio pleurico), l'edema polmonare acuto, lo sbandamento mediastinico e la formazione di fistole bronco-pleuriche.

2. L'emorragia massiva è dovuta alla fuoriuscita di sangue da un vaso. Tale complicanza può essere collegata a: un'inefficace emostasi locale, complicanze trasfusionali, fibrinolisi indotta, difetto generale dell'emostasi, sepsi/infezione o sanguinamento di sutura. In caso di emorragia l'infermiere deve controllare prontamente: il polso (la FC risulta generalmente aumentata), la PA, la diuresi (spesso è assente, anuria), la presenza di segni di irrequietezza e agitazione, le caratteristiche dei polsi periferici, la FR (tendenzialmente aumentata), l'aspetto e la temperatura della cute (fredda e cianotica). L'insieme dei segni e sintomi rilevati dall'operatore sanitario rappresentano un meccanismo di compenso che l'organismo mette in atto di fronte ad un evento emorragico. In caso di emorragia l'infermiere deve medicare la ferita e fare un segno sulla medicazione, controllando e rinforzando con ulteriori garze in caso di "imbrattamento con il sangue" della medicazione, eseguendo emostasi locale (nel caso sia necessario devono essere messi 2 o 3 punti di sutura) ed effettuando esami urgenti,

se necessario. Trasportare il paziente in sala operatoria in caso di emorragia massiva, perché quest'ultima può portare all'insorgenza di shock ipovolemico.

Le altre complicanze associate all'intervento sono quelle comuni a tutte gli altri interventi, ossia: la deiscenza o eviscerazione della ferita, l'infezione della ferita, la ritenzione urinaria o il globo vescicale e l'ileo paralitico.

13.7 Il drenaggio toracico

A completamento di un intervento chirurgico sul torace viene applicato un drenaggio per evacuare la possibile formazione di aria o liquidi nel cavo pleurico, in quanto rispettivamente possono causare un PNX o un emotorace. Vengono così introdotti uno o due cateteri nello spazio pleurico, questi poi vengono collegati ad un sistema di raccolta con una valvola ad acqua (per impedire l'ingresso di aria all'interno del sistema). Il drenaggio toracico serve sia ad assicurare la fuoriuscita di versamenti liquidi siero-ematici o gassosi dallo spazio intrapleurico, sia a facilitare la riespansione polmonare. Dopo un intervento chirurgico toracico si possono instaurare processi di:

- pneumotorace post-traumatico: presenza di aria a pressione atmosferica all'interno dello spazio pleurico;

- emotorace: caratterizzato dalla presenza di fluido ematico nello spazio pleurico;

- empiema pleurico: raccolta di pus nel cavo pleurico.

Le complicanze sopracitate portano al collasso parziale o completo del parenchima polmonare, per evitare ciò è necessario eseguire un'aspirazione continua attraverso l'impiego di drenaggi.
Il drenaggio toracico è costituito da: un catetere toracico, un sistema di

connessione e da una o più bottiglie di raccolta.

Il catetere toracico chiamato Trokar è termosensibile, può essere a monolume o a doppio lume, ed è composto da un materiale plastico, con calibro che va dagli 8 ai 32 CH (scala di Charrière).

Il catetere che esce dal cavo pleurico può essere collegato a tre tipi di sistemi: sistema ad una bottiglia, a due bottiglie o a tre bottiglie.

Il sistema ad una bottiglia

Il sistema ad una bottiglia ha un drenaggio a valvola, che può essere ad acqua o a caduta. E' composto da un flacone graduato contenente soluzione fisiologica (NaCl) sterile, chiuso da un tappo con due fori per l'attraversamento di due tubi di vetro: un tubo corto che mette il flacone in comunicazione con l'esterno e un tubo più lungo che pesca per 2 centimetri nella soluzione fisiologica e che è unito al tubo di drenaggio tramite un tubo di raccordo sterile. Il principio di funzionamento prevede che: quando la pressione nella pleura è superiore alla pressione di 2 cm di acqua (limite della valvola ad acqua), l'aria esce e si raccoglie nel flacone, quando la pressione nel cavo pleurico è inferiore di 2 cm di acqua, la soluzione fisiologica risale nel tubo di vetro controbilanciando la depressione intrapleurica, impedendo così il rientro di aria.

Il sistema a due bottiglie e tre bottiglie

Il sistema a due bottiglie prevede una bottiglia che funziona da valvola, mentre un'altra bottiglia che fa da regolatore di aspiratore collegata ad un aspiratore o verso l'esterno. Il sistema a tre bottiglie utilizza tre flaconi di vetro, uno collegato al paziente (il flacone di raccolta), uno con valvola ad acqua e un terzo flacone serve da regolatore di aspirazione ed è collegato all'aspiratore. Il flacone che serve da regolatore di aspirazione nel sistema a tre flaconi ha tre buchi sul tappo: un foro per il collegamento all'aspiratore, un foro per il passaggio di un tubicino che pesca in soluzione fisiologica per

10 cm (se si vuole un'aspirazione costante di 10 cm di acqua) e il terzo foro per il collegamento al flacone con valvola ad acqua.

N.B.: è importante che ci sia sempre un dislivello di circa un metro tra il piano del letto e il flacone. Se all'interno del flacone si raccoglie anche liquido, è importante sollevare il tubicino della valvola ad acqua, in modo da mantenere sempre una immersione di 2 cm.

L'introduzione di un drenaggio toracico si rende necessario in presenza di determinate condizioni: chirurgia toracica (interventi sul polmone, traumi toracici), PNX spontaneo o post-traumatico, empiema pleurico o emotorace.

Il drenaggio può essere applicato sia in sala operatoria sia in reparto e le complicanze associate a questa procedura sono principalmente due: lesioni del parenchima polmonare ed edema polmonare da rapida espansione, quest'ultimo è causato da un'evacuazione eccessiva di liquidi.

13.8 Il drenaggio di tipo Pleur-Evac

Il drenaggio di tipo Pleur-Evac è costituito da: un filtro di acqua, una camera di aspirazione, una camera di raccolta e da una valvola di Heimlich. All'interno del filtro la camera deve essere riempita di acqua fino a 2 cm. La funzione del filtro è quella di impedire il ritorno dell'aria nel cavo pleurico. La camera di aspirazione deve essere riempita fino a 20 cm di acqua. La forza delle aspirazioni toraciche è determinata dal livello di acqua nella camera di aspirazione. La camera di raccolta è collegata al drenaggio toracico e raccoglie tutto il liquido che si forma nel cavo pleurico. Infine, la valvola di Heimlich è la valvola unidirezionale utilizzata per impedire il ritorno del materiale drenato nel cavo pleurico del paziente.

13.9 Il drenaggio di tipo Thora-Seal III

Il sistema di drenaggio toracico monouso Thora-Seal III è caratterizzato dalla presenza di: tre camere, una valvola unidirezionale che impedisce il reflusso del materiale drenato, la possibilità di applicazione di un aspiratore, un rivestimento monouso in materiale sterile (garantito per 30 giorni), un tubo di drenaggio costituito da un materiale morbido (che consente la mungitura dello stesso) e autosigillante (utile per effettuare eventuali prelievi microbiologici).

13.10 Il drenaggio toracico e l'assistenza infermieristica

Le funzioni principali dell'infermiere nella gestione del drenaggio toracico sono:

1. Verificare frequentemente la quantità e qualità del liquido drenato e i livelli all'interno del flacone. E' importante controllare l'immersione del tubo di vetro nella soluzione fisiologica che deve sempre essere immerso per 2 cm. La quantità e le caratteristiche del liquido drenato devono essere annotate quotidianamente all'interno della cartella clinica. In caso di variazioni delle caratteristiche del materiale drenato deve essere informato immediatamente il medico;

2. Verificare che il liquido drenato non si accumuli in un'ansa del raccordo di gomma;

3. Esercitare una pressione manuale sul tubo di drenaggio, al fine di facilitare la progressione di eventuali coaguli ematici;

4. Verificare la tenuta stagna del sistema di drenaggio controllando il tubo, il raccordo e il/i flacone/i;

5. Effettuare il cambio del raccordo e del flacone quotidianamente. Questa manovra si effettua clampando il tubo di drenaggio con pinze di Klemmer grandi;

6. Effettuare il cambio della medicazione controllando visivamente le condizioni della cute attorno all'orifizio d'entrata del tubo di drenaggio;

7. Controllare i parametri vitali, in particolare: la FC, la FR e la PA.;

8. Ricordare al paziente di alzarsi e deambulare frequentemente, richiamandolo a prestare particolare attenzione a scendere o accedere al letto dal lato in cui è stato posizionato il drenaggio toracico, per evitare trazioni pericolose del tubo di drenaggio. Insegnare al paziente ad afferrare il flacone dall'apposito manico durante i suoi spostamenti, a tenere il flacone al di sotto dell'altezza dei fianchi durante la deambulazione evitando di inclinarlo o dondolarlo, rammentando di utilizzare un carrello porta flaconi in presenza di: sistemi a due flaconi, drenaggio di Thora-seal III o presenza di difficoltà nel camminare.

13.11 La medicazione del drenaggio chirurgico

La medicazione del punto d'intersezione si deve effettuare sterilmente ogni volta che è necessario, o comunque ogni tre giorni, inoltre è importante controllare contemporaneamente lo stato della cute perilesionale. Il disinfettante utilizzato per la medicazione del punto d'inserzione è lo iodopovidone o la clorexidina al 2%, la copertura viene poi effettuata tagliando una garza e posizionandola a "cavaliere" sotto il tubo di drenaggio, e sopra di essa viene inserita un'ulteriore garza e un cerotto in tutta la sua altezza per fissare il tutto.

14 Il piano assistenziale della donna operata per patologia della mammella

14.1 L'epidemiologia

Il carcinoma mammario è una delle neoplasie più diffuse nel mondo, soprattutto nei paesi Nord-americani e nell'Europa Nord-occidentale. E' un tumore età-correlato, infatti la sua incidenza cresce con l'aumentare dell'età, raggiungendo un picco intorno ai cinquant'anni (dopo tale età l'incidenza è meno pronunciata). In Italia si stimano 37.000 nuovi casi ogni anno. Per quanto riguarda la mortalità, il carcinoma mammario è la prima causa di morte per tumore nella donna, una donna su dieci viene colpita da tale patologia prima dei 70 anni. Nelle donne con età inferiore ai 55 anni è la prima causa di morte in senso assoluto mentre, al di sopra di tale età, è preceduto dalle malattie cardiocircolatorie.

14.2 Il trattamento

La chirurgia della mammella comprende un'ampia serie di interventi che vanno dall'asportazione di cisti semplici e di neoformazioni benigne (come il fibroadenoma) fino alla resezione totale della mammella. Si tratta spesso di un intervento programmato. Il trattamento del cancro della mammella consiste nella rimozione del tumore seguito da radioterapia, chemioterapia o terapia ormonale (a volte è una combinazione di più terapie). Le tipologie di intervento chirurgico differiscono a seconda della quantità di tessuto mammario che deve essere rimosso, dalla dissezione o meno dei linfonodi e dall'asportazione dei muscoli pettorali.

La mastectomia parziale/quadrantectomia (escissione del tumore) consiste nella rimozione del tessuto tumorale e di una piccola porzione di tessuto adiacente e la preservazione in sede della cute in eccesso. I linfonodi ascellari possono essere asportati, successivamente, tramite un'incisione separata. Per quadrantectomia si intende la rimozione del quadrante della mammella colpito dal tumore, compresa la cute e la maggior parte dei linfonodi ascellari.

La mastectomia totale (o semplice) consiste nella rimozione di tutta la mammella, della cute sovrastante (areola e capezzolo), dei muscoli pettorali (grande e piccolo pettorale) e di tutti i linfonodi ascellari.

La mastectomia radicale consiste nella rimozione di tutta la mammella, della cute, dei muscoli pettorali e di tutti i linfonodi ascellari.

Nel caso della rimozione della mammella, in genere, è prevista la ricostruzione della massa mammaria, a cui segue la ricostruzione del complesso areola-capezzolo.

14.3 L'accertamento iniziale

Il piano assistenziale inizia con l'accertamento, ossia: la raccolta dei dati anagrafici, l'accertamento della presenza in cartella clinica del consenso informato firmato, l'accertamento della reale comprensione da parte dell'assistito in merito all'intervento, la raccolta delle informazioni riguardanti la storia clinica dell'assistito, la familiarità per tumore della mammella, la presenza di fattori di rischio (razza bianca, stato nubile, gravidanze dopo i 30 anni, mancato allattamento, nulliparità, interruzione volontaria di gravidanza, iperestrogenismo, abitudini alimentari e obesità, menarca precoce e menopausa tardiva) e la rilevazione dei PV. Durante la fase dell'accertamento è importante prestare particolare attenzione alla persona e alle sue preoccupazioni, cercando di essere comprensivi, in quanto la persona vede la chirurgia della mammella come una minaccia all'integrità fisica (preoccupazione che può essere scaturita anche da racconti che possono essere stati fatti da altre donne che hanno già subito l'intervento) e alla sua vita presente e anche futura, in quanto può determinare se non la morte, ripercussioni anche sul suo stile di vita. Fin dall'accertamento è importante che si valorizzi e si cerchi di ottenere un sistema di sostegno familiare, che può essere un vantaggio non solo per la gestione dell'assistito nel periodo operatorio e post-operatorio, ma rappresenta anche un notevole aiuto per l'apprendimento dell'assistito, in quanto la sua partecipazione aiuta a ridurre il livello di ansia e ciò influisce positivamente nel processo di apprendimento.

14.4 Le diagnosi infermieristiche pre-operatorie associate a patologia mammaria

1. Ansia/paura correlata agli effetti percepiti (effetti immediati come il dolore e l'edema, ed effetti a lungo termine sulla qualità delle relazioni e sul lavoro), all'esperienza chirurgica, alla mastectomia e alla prognosi.

D.I.: Ansia/paura correlata agli effetti percepiti (effetti immediati come il dolore e l'edema, ed effetti a lungo termine sulla qualità delle relazioni e sul lavoro) all'esperienza chirurgica, alla mastectomia e alla prognosi:
NOC: La paziente esprimerà le sue preoccupazioni riguardanti l'intervento chirurgico e l'esito dello stesso.
NIC: Incoraggiare la persona ad esprimere le proprie emozioni e trasmet-

tere empatia. Di solito le donne esprimono le loro preoccupazioni, riferendo ansia e depressione associate alla prognosi, all'intervento, al rischio di recidiva, all'impatto dell'intervento sull'aspetto e sulle relazioni. Spiegare in modo semplice gli eventi attesi per ridurre la paura dell'ignoto: la routine pre-operatoria e post-operatoria, la potenziale insorgenza del linfedema e le modificazioni sensitive dopo l'intervento, la posizione da assumere e gli esercizi da effettuare dopo l'intervento e la presenza di drenaggi. E' utile disegnare il lato dove si effettuerà l'intervento, sia per riconoscerlo, sia per dare un'idea alla paziente di cosa le verrà fatto e quale sarà il risultato. Spiegare che può essere utilizzata per migliorare l'aspetto e ridurre il senso di squilibrio derivante dall'asportazione di un seno una protesi temporanea morbida, che può essere applicata subito dopo la guarigione chirurgica. Informare la paziente e il partner che il periodo di angoscia maggiormente riferito è nei primi 2-3 mesi dopo l'intervento, e che per ridurre tale sensazione sarebbe utile richiedere il counselling di un professionista esperto. Incoraggiare la paziente a discutere con il medico delle opzioni relative alla ricostruzione della mammella, in quanto la ricostruzione può essere fatta al momento della mastectomia o in qualsiasi altro momento successivo.

14.5 La preparazione fisica all'intervento

La preparazione fisica nell'intervento di chirurgia della mammella comprende:

1. La preparazione della cute: prevede la tricotomia (compresa la zona ascellare se necessaria);

2. La doccia o bagno antisettico: per la prevenzione delle infezioni post-intervento;

3. La preparazione intestinale: il digiuno da cibi solidi almeno 6 ore prima dell'intervento e da liquidi chiari 2 ore prima della procedura. Non sono necessari lassativi, generalmente vengono utilizzati in caso di interventi di chirurgia maggiore (chirurgia endoaddominale e toracica), allo scopo di favorire la corretta ripresa della peristalsi nel post-operatorio e per evitare l'instaurazione di complicanze come l'ileo paralitico;

4. L'assunzione della terapia personale: se la paziente assume farmaci necessari per la vita, come antipertensivi e antiaritmici, deve continuare ad assumere la terapia (questo può avvenire fino ad un'ora prima del trasferimento in sala operatoria);

5. L'assunzione della terapia prescritta: la terapia antibiotica, se prescritta, riduce il rischio di infezioni;

6. La preparazione della persona;

7. La raccolta della documentazione pre-operatoria e del consenso informato firmato;

8. Il trasferimento del paziente in SO;

9. L'assistenza ai familiari.

Non deve essere applicato il SNG e il CV, in quanto non vi è manipolazione addominale e non si tratta di un intervento di chirurgia maggiore. Per mantenere una buona funzionalità urinaria, la paziente è invitata ad urinare spontaneamente, sia prima di andare in sala operatoria che dopo l'intervento.

14.6 Il periodo post-operatorio

Il piano assistenziale post-operatorio prevede: la valutazione del livello del dolore e dell'affaticamento provato dall'assistito (sia il dolore che la fatica sono due elementi che possono interferire con la capacità dell'assistito di prendersi cura di sé), la valutazione della sensibilità e della funzionalità motoria dell'arto che è stato sottoposto all'intervento chirurgico, l'esecuzione degli esercizi di riabilitazione per la ripresa della mobilità dell'arto e della spalla del lato operato, la valutazione dell'equilibrio (in quanto la presenza di una medicazione troppo ampia e il limitato uso dell'arto possono comprometterlo) e delle lesioni (compresi gli edemi da compressione tissutale) associate ad una sua eventuale compromissione.

14.7 Le diagnosi infermieristiche post-operatorie associate a patologia mammaria

1. Rischio elevato di compromissione della mobilità (spalla, braccio) correlato alla presenza di linfedema, di lesione nervosa o muscolare e alla presenza di dolore;

2. Rischio di lesione, correlato alla compromissione linfatica, motoria e sensitiva dell'arto superiore interessato;

3. Rischio di gestione inefficace del regime terapeutico, correlato ad insufficiente conoscenza della cura della ferita, degli esercizi di riabilitazione, della protesi mammaria, dei segni e dei sintomi di complicanze, delle risorse erogate dai servizi sanitari presenti nel territorio e dei controlli da effettuare a distanza di tempo;

4. Rischio di insorgenza del disturbo del concetto di sé, correlato alla percezione degli effetti negativi dovuti alla perdita della funzionalità;

5. Lutto, correlato ad alterazione del seno e cambiamento di aspetto.

D.I.: Rischio elevato di compromissione della mobilità (spalla, braccio) correlato alla presenza di linfedema, di lesione nervosa o muscolare e alla presenza di dolore:

NOC: Garantire un recupero tempestivo e progressivo della mobilità, in base alle limitazioni imposte dall'intervento chirurgico.

NIC: Spiegare la necessità di aumentare progressivamente la mobilità fino al massimo grado tollerato e i rischi che sono correlati all'immobilità. Garantire il sollievo dal dolore attraverso la somministrazione della terapia antalgica. Spiegare all'assistita le ragioni del suo scarso equilibrio. L'equilibrio viene principalmente compromesso dall'ampio bendaggio compressivo e dalla compromissione dei movimenti dell'arto. Accompagnare nell'immediato post-operatorio la paziente al bagno sia per ridurre il rischio di cadute accidentali (dovute allo scarso equilibrio) sia per aiutarla nell'igiene corporea. Istruire la paziente a mantenere sollevato con un cuscino l'arto del lato operato, quando è distesa o seduta, in quanto il sollevamento facilita il drenaggio linfatico e previene il ristagno di liquidi. Fornire istruzioni per una corretta esecuzione degli esercizi, come ad esempio ruotare il polso in modo circolare, toccare la spalla con le dita, estendere completamente l'arto e, dopo la rimozione dei drenaggi, istruire su come oscillare il braccio avanti e indietro (senza tirare a livello dell'incisione chirurgica) e dondolare l'arto interessato a destra e a sinistra, compiendo piccoli cerchi che aumentano progressivamente di diametro. E' importante incoraggiare l'esecuzione di esercizi mirati dopo la rimozione delle suture, in quanto prevengono la formazione di edemi, migliorano la circolazione e ripristinano al massimo livello l'escursione articolare dell'arto.

D.I.: Rischio di lesione, correlato alla compromissione linfatica, motoria e sensitiva dell'arto superiore interessato:
NOC: L'assistita non presenterà lesioni nell'arto interessato dall'intervento.
NIC: Monitorare l'insorgenza di segni e sintomi di compromissione senso-motoria: compromissione articolare, debolezza muscolare, torpore o formicolio, causati dall'intrappolamento dei nervi per via del linfedema. Misurare e monitorare la circonferenza del braccio per rilevare l'eventuale presenza di modificazioni, quest'ultime sono principalmente correlate ad un aumento delle dimensioni del linfedema. Consultare il medico per ulteriori interventi, quali la somministrazione di farmaci diuretici, l'applicazione di bendaggi elastici o l'esecuzione di compressioni intermittenti. Istruire la donna a far si che nell'arto interessato non si svolgano determinate operazioni come: eseguire vaccinazioni, prelievi del sangue e rilevamenti della pressione arteriosa. Incoraggiare a non indossare: gioielli, indumenti stringenti, portare borse a tracolla oppure sorreggere oggetti pesanti. Consigliare a svolgere determinate azioni, come: indossare reggiseni a spalla larga, utilizzare detergenti per l'igiene che non contengano agenti chimici particolarmente irritanti, indossare guanti quando si eseguono operazioni di giardinaggio ed evitare di curare piante spinose. Insegnare a detergere tempestivamente e osservare attentamente eventuali ferite della mano o dell'arto per rilevare l'eventuale presenza di segni di infezione (ad esempio arrossamenti o aumento di calore). Sottolineare sempre la necessità di riferire qualsiasi segno all'operatore sanitario.
D.I.: Rischio di gestione inefficace del regime terapeutico, correlato ad insufficiente conoscenza della cura della ferita, degli esercizi di riabilitazione, della protesi mammaria, dei segni e dei sintomi di complicanze, delle risorse erogate dai servizi sanitari

presenti nel territorio e dei controlli da effettuare a distanza di tempo:

NOC: Corretta adesione del paziente al regime terapeutico e partecipazione attiva nelle decisioni riguardanti l'assistenza sanitaria. Acquisizione, da parte dell'assistito, di una corretta informazione in merito alla nuova condizione di salute e su come gestirla.

NIC: Insegnare a come effettuare gli interventi per la cura della ferita chirurgica, a evitare di utilizzare deodoranti forti e a depilare l'ascella nelle due settimane successive all'intervento chirurgico. Fornire informazioni sulla protesi mammaria. Spiegare i benefici degli esercizi di rinforzo e degli esercizi aerobici (favoriscono la circolazione linfatica). Consultare, se necessario, uno specialista per il trattamento del linfedema. Spiegare la presenza di fatigue e debolezza nei mesi successivi l'intervento. Istruire l'assistita dopo l'intervento a ispezionare ogni giorno l'arto e a riferire l'insorgenza di eventuali cambiamenti. Istruire l'assistita riguardo la radioterapia e la chemioterapia, se sono state programmate, ed esplorare i suoi sentimenti per quanto riguarda tali trattamenti.

14.8 Il paziente di ritorno dalla sala operatoria

Quando la paziente ritorna dalla sala operatoria, l'operatore sanitario deve:

1. controllare i parametri vitali e la presenza di dolore. L'intensità del dolore dipende dal tipo di intervento che è stato effettuato, ad esempio nella mastectomia sarà molto più forte rispetto a quello presente nel post-intervento di quadrantectomia;

2. somministrare e controllare la terapia antalgica;

3. somministrare e controllare la terapia infusionale (come da schema terapeutico). Solitamente quando il paziente rientra dalla sala ope-

ratoria inizia una terapia infusionale che ha una durata di circa sei ore;

4. insegnare alla paziente a mantenere l'arto sollevato per mezzo di un cuscino, per favorire il drenaggio linfatico, prevenendo cosi la formazione di ristagni;

5. verificare la comparsa di nausea e vomito. Sono sintomi molto comuni riferiti dai pazienti nel post-operatorio e sono frequentemente associati agli effetti collaterali degli anestetici e narcotici somministrati durante l'intervento chirurgico;

6. controllare i drenaggi, se presenti, e il loro punto di inserzione. L'operatore deve controllare la qualità e la quantità del materiale drenato, inoltre deve monitorare il corretto fissaggio del drenaggio e lo stato della cute nel punto d'inserzione, per intervenire prontamente in caso di segni di infezione. Nel caso della linfadenectomia vengono applicati più drenaggi;

7. controllare il CVP;

8. garantire un ambiente tranquillo;

9. controllare la medicazione ed eventuali sanguinanti. La medicazione non deve essere sostituita prima delle 48 h dal rientro dalla sala operatoria, se non è bagnata o sporca;

10. controllare che la paziente urini ed accompagnarla, nel caso abbia necessità, in bagno. Se è presente il globo vescicale eseguire un cateterismo estemporaneo;

11. incoraggiare il movimento dell'arto che ha subito l'operazione, dopo la prima giornata post-operatoria;

12. dimettere la donna il prima possibile (anche con i punti di sutura e il drenaggio).

14.9 Le avvertenze post-operatorie

Il rispetto delle avvertenze permette un migliore decorso post-operatorio dell'operata. Tra queste ricordiamo: iniziare a muovere prima possibile l'arto operato e fare ginnastica riabilitatoria per favorire la ripresa del movimento del braccio, verificare la corretta diagnosi post-operatoria attraverso l'esecuzione di un esame istologico, eseguire nel caso sia necessario la chemioterapia e radioterapia. La ricostruzione del seno che è stato operato è un intervento di chirurgia plastica che permette di recuperare la forma e il volume (tale intervento non migliora solo l'estetica) del seno e aiuta la donna a sentirsi a proprio agio con il proprio corpo. Per evitare il rischio di recidiva occorre rispettare una dieta preventiva a base di pesce, fibre, amidi, zuccheri grezzi e cibi ricchi di fitoestrogeni (ossia ormoni vegetali contenuti prevalentemente: nella soia e nei suoi derivati, nelle alghe, nei semi di lino, nelle crucifere (come il cavolo), nei legumi, nei frutti di bosco e nei cereali integrali). La dieta preventiva consiglia di non assumere zuccheri raffinati e limitare il consumo di latticini e uova, prestando comunque sempre attenzione alla quota totale di calcio assunta, per evitare l'insorgenza di osteoporosi.

14.10 Le complicanze post-operatorie

L'obiettivo infermieristico è quello di gestire e ridurre al minimo le complicanze post-operatorie. In questo caso le potenziali complicanze possono essere:

1. L'ipovolemia. Monitorare attentamente i segni vitali del paziente, quindi controllare la PA, la diuresi (vedere se c'è anuria), la presenza di irrequietezza e agitazione, i polsi periferici, la FR (se aumentata) e lo stato della cute (se è fredda e cianotica). Il quadro sopra descritto è la risposta compensatoria dell'organismo all'ipovolemia, infatti attraverso l'aumento della frequenza cardiaca e respiratoria si ha un miglioramento della quantità del volume sanguigno circolante. Un altro elemento importante da osservare, oltre ai segni vitali, è la ferita chirurgica, in quanto se questa sanguina può causare un'ipovolemia. In caso di sanguinamento della ferita deve essere fatto un segno sulla medicazione per monitorare la quantità di sangue fuoriuscito dalla lesione, e qualora sia necessario deve essere rinforzata la medicazione presente con ulteriori garze, deve essere fatta un'emostasi locale (anche eventualmente con punti di sutura) per bloccare il sanguinamento, e devono essere prelevati esami urgenti e in caso di emorragia massiva deve essere riportata la paziente in sala operatoria;

2. La trombosi venosa profonda/tromboflebite consiste nella formazione di coaguli all'interno delle vene profonde. Per ridurre il rischio di tali formazioni è possibile attuare alcune azioni: somministrare la terapia anticoagulante (eparina a basso dosaggio) per via sottocutanea fino a quando il paziente non deambula, far indossare o aiutare ad indossare calze antitrombo (solo se la paziente presenta varici negli arti inferiori), sostenere la paziente per una mobilizzazione o deambulazione precoce, evitare la creazione o il mantenimento di situazioni che possono determinare il ristagno di sangue negli arti inferiori (paziente seduto con le gambe fuori dal letto, posizione eretta prolungata e posizioni che aumentano la compressione della circolazione sotto il ginocchio), incoraggiare ad una buona idratazione e riconoscere i se-

gni di trombosi (dolore alla dorsi-flessione del piede, dolorabilità alla palpazione lungo il territorio di distribuzione superficiale delle vene, edema, calore e eritema del polpaccio);

3. La deiscenza/eviscerazione della ferita: la deiscenza è la riapertura della ferita per mancato consolidamento del processo di cicatrizzazione. L'eviscerazione è la riapertura totale di tutta la ferita, coinvolge i piani profondi e determina la fuoriuscita dei visceri addominali. In caso di apertura della ferita è importante tranquillizzare il paziente, metterlo in posizione supina, coprire i visceri fuoriusciti con garze laparotomiche sterili bagnate con soluzione fisiologica (per mantenere la vitalità dei tessuti), chiamare il medico e se necessario riportare il paziente in sala operatoria per rifare la sutura;

4. La ritenzione urinaria/globo vescicale consiste nell'incapacità della vescica a svuotarsi completamente, causata da una sovradistensione dei visceri o da una paralisi della muscolatura. L'infermiere dovrà monitorare la presenza di distensione vescicale, e nel caso in cui il paziente non urini da 6-8 h dovrà aiutarlo a scendere dal letto, e dovrà accompagnarlo in bagno per favorire l'eliminazione urinaria spontanea. Nel caso in cui sia presente dolore e stimolo alla minzione, ma questa risultasse impossibile da emettere è necessario eseguire un cateterismo vescicale (quindi è necessario mettere il catetere solo se la paziente non riesce nella minzione spontanea). Queste complicanze sono spesso causate dall'anestesia, la quale attraverso l'induzione di un rilassamento muscolare vescicale e la creazione di spasmi a livello dello sfintere, determinano un ostacolo al deflusso delle urine;

5. L'infezione della ferita. Uno dei parametri vitali più evidenti che si altera quando insorge un'infezione della ferita chirurgica è la tempe-

ratura corporea, infatti se aumenta e resta alta per 3-4 giorni dopo l'operazione, è una chiara indicazione della presenza di un'infezione in atto. Altri segni di infezione sono: la leucocitosi, la presenza di materiale anomalo nel liquido drenato, la presenza di dolore, arrossamento o edema nella sede di incisione;

6. Le complicanze polmonari sono correlate al rischio di inefficace liberazione delle vie aeree. Le principali cause delle complicanze polmonari sono: funzione respiratoria depressa, dolore e posizione ferma distesa prolungata. Questo tipo di complicanze si presentano soprattutto in pazienti: con sindromi ostruttive, fumatori, obesi, immobili a letto e che hanno subito interventi a livello toracico o addominale. Occorre mantenere la funzionalità respiratoria ottimale attraverso l'esecuzione di esercizi di respirazione profonda. Se gli esercizi respiratori sono eseguiti correttamente, al momento dell'auscultazione si sentiranno suoni polmonari chiari. Inoltre attraverso l'educazione respiratoria l'assistito comprende l'importanza di esercitare una compressione sul sito di incisione quando tossisce, in quanto il rispetto di tale precauzione permette la riduzione del dolore che la contrazione da espettorazione provocherebbe a livello della ferita chirurgica. Per favorire una buona respirazione l'infermiere: somministra ossigeno anche a basso flusso (per ridurre l'ipossia), utilizza tecniche per ridurre lo stato d'ansia dell'assistito, mobilizza precocemente il paziente e lo aiuta ad assumere una posizione semi-seduta o su un fianco, chiama il medico per ulteriori accertamenti, somministra la terapia anticoagulante e prepara il paziente per l'esecuzione di eventuali esami. L'embolia polmonare e la polmonite sono le due complicanze respiratorie più frequenti nel post-operatorio;

7. L'ileo paralitico è la conseguenza del blocco della muscolatura inte-

stinale. Nel post-operatorio è importante controllare che la paziente riprenda l'alimentazione orale e la normale funzione intestinale, non presenti nausea e vomito, assuma il 75% della dieta consigliata, non presenti meteorismo e distensione addominale, mostri suoni intestinali normali e riacquisti un normale modello di eliminazione intestinale. L'infermiere deve saper riconoscere i segni e sintomi di ileo paralitico: assenza di suoni intestinali, presenza di nausea e vomito, distensione addominale, sensazione di dolore addominale acuto e intermittente. Nel caso della donna operata alla mammella l'infermiere deve: verificare la presenza dei rumori intestinali (che se non sono presenti dopo 2-3 giorni dall'intervento, vanno notificati per intraprendere un trattamento con lassativi) e la presenza di distensione addominale (pienezza e addome disteso), favorire il movimento della paziente (sia a letto sia attraverso l'alzata precoce), inserire un SNG per ridurre la distensione addominale e iniziare un'alimentazione precoce, pianificare con il dietista una dieta ricca di proteine, vitamine, fibre e cibi ad alto contenuto calorico.

15 Il piano assistenziale per la persona con BPCO

La BPCO o Bronco-Pneumopatia-Cronica-Ostruttiva, è una condizione patologica caratterizzata da ostruzione cronica delle vie aeree, di solito lentamente progressiva, causata da un'infiammazione delle stesse e del parenchima polmonare in seguito a inalazione di agenti, particelle e gas nocivi. Si tratta di un'ostruzione fissa e non reversibile. Comprende 4 entità nosologie che possono manifestarsi individualmente o in diverse associazioni tra loro, e sono classificate in: bronchite cronica, enfisema polmonare, bronchiectasie e asma bronchiale cronico.

15.1 Le quattro entità nosologiche della BPCO

La bronchite cronica e le bronchiectasie hanno un quadro clinico caratterizzato da un'eccessiva produzione di muco, tosse da infiammazione cronica dei bronchioli, ipertrofia e iperplasia delle ghiandole mucose. Nella bronchite cronica si ha presenza di tosse produttiva (soprattutto al mattino) ed espettorato abbondante per almeno tre mesi l'anno e per due anni consecutivi. Nelle bronchiectasie si ha una dilatazione irreversibile di una parte dell'albero bronchiale, tosse cronica produttiva e produzione di muco verdognolo o giallastro. Altri sintomi inclusi nelle bronchiectasie sono: la mancanza di respiro, l'emottisi senza espettorato (bronchiectasie secche) e il dolore toracico. Può essere presente anche un respiro sibilante (udibile attraverso l'auscultazione) e raramente si manifestano dita ippocratiche.

L'enfisema polmonare: é una condizione caratterizzata da distensione e allargamento degli alveoli polmonari, perdita di elasticità del tessuto polmonare e restringimento delle vie aeree di piccolo calibro. L'area della superficie alveolo-capillare diminuisce continuamente, determinando un aumento dello spazio dove non si verificano gli scambi gassosi, con conseguente ipossiemia. Il sintomo caratteristico più evidente associato a questa patologia è la dispnea che si manifesta più marcatamente durante gli sforzi fisici.

L'asma bronchiale è una malattia infiammatoria che causa un'aumentata ipersensibilità delle vie respiratorie a molteplici stimoli e si caratterizza clinicamente con delle crisi di insufficienza respiratoria, generate da una broncocostrizione reversibile (contrazione delle cellule muscolari lisce della parete bronchiale). I sintomi dell'asma sono: dispnea parossistica, respirazione sibilante, tosse secca o con scarsità di muco viscoso e senso di costrizione al torace.

15.2 I fattori di rischio

I fattori di rischio sono: esposizione professionale a sostanze irritanti o tossiche, fumo di sigaretta, inquinamento, stili di vita, infezioni, deficit di Alfa 1-antitripsina o A1AT. Questa è una proteina che protegge l'albero bronchiale dalle infezioni e che permette di evitare l'attivazione delle elastasi che distruggono gli alveoli.

15.3 La sintomatologia

I segni e sintomi iniziali della BPCO sono: la dispnea che compare gradualmente nel corso degli anni, la tosse cronica con produzione mattutina di espettorato (all'inizio della patologia), le ricorrenti bronchiti, l'aspetto

pletorico (rosso in viso) nella bronchite cronica, il torace a botte nell'enfisema polmonare e il segno di Hoover (rientramento inspiratorio delle coste, situate nella parte inferiore del torace).
Tardivamente si manifestano: cianosi, febbre, espettorato di tipo mucopurulento, riacutizzazioni (nella bronchite), ipercapnia (aumento nel sangue della concentrazione di anidride carbonica) e calo ponderale.

15.4 L'accertamento iniziale

L'accertamento iniziale include: la raccolta dei dati anagrafici e anamnestici (sia la storia clinica del paziente che quella della sua famiglia), la situazione sociale e lavorativa (se esposto a fumo, gas nocivi, agenti inquinanti) e l'esecuzione dell'esame clinico.
L'esame clinico valuta:

- La dispnea. Per la valutazione della dispnea viene utilizzata un'apposita scala che va da 0 a 4, dove 0 corrisponde a nessuna dispnea, 1 corrisponde a dispnea camminando in salita, 2 corrisponde a dispnea camminando in pianura, 3 corrisponde a necessità di fermarsi camminando in pianura e 4 corrisponde a dispnea al minimo sforzo;

- La tosse può presentarsi: acuta, cronica, secca, produttiva, efficace, non efficace o stizzosa;

- Le caratteristiche dell'espettorato: il colore, la quantità, la consistenza, la presenza di sangue e il periodo della giornata in cui si verifica;

- I segni di scompenso cardiaco sono legati alla ritenzione dei liquidi e alla scarsa ossigenazione e si distinguono in base al lato del cuore che viene colpito. Lo scompenso cardiaco sinistro presenta: cianosi, dispnea, astenia, confusione, tosse con emoftoe e binomio ipotensione-tachicardia. Lo scompenso cardiaco destro presenta: edemi declivi o turgore delle vene giugulari, epatomegalia, splenomegalia, oliguria, affaticamento, dispnea, tosse lieve con scarso espettorato e difficoltà respiratorie durante il sonno notturno;

- Il modello respiratorio: la FR, il ritmo, il tipo di respiro (profondo o superficiale), se vi è utilizzo della muscolatura accessoria e se è presente cianosi o il segno di Hoover;

- Lo stato nutrizionale: calcolo del Body Mass Index (BMI) con relativa diagnosi di obesità o malnutrizione;

- La frequenza cardiaca.

15.5 Le diagnosi infermieristiche pre-operatorie associate a persona con BPCO

1. Inefficace liberazione delle vie aeree, correlata a secrezioni eccessive e vischiose;

2. Rischio di nutrizione inferiore al fabbisogno, correlato ad anoressia secondaria a dispnea, alitosi e astenia;

3. Intolleranza all'attività fisica, correlata a ossigenazione inadeguata per lo svolgimento delle attività e ad astenia;

4. Ansia correlata a dispnea e paura di soffocamento;

5. Senso di impotenza, correlato a tosse e incapacità ad assumere la posizione sdraiata e incapacità di risposta agli stimoli ambientali;

6. Disturbo del modello del sonno, secondario a tosse e incapacità ad assumere la posizione sdraiata;

7. Rischio elevato di gestione inefficace del regime terapeutico correlato a insufficiente conoscenza delle condizioni di salute, dei trattamenti, della prevenzione delle infezioni, degli esercizi respiratori, dei fattori di rischio e dei segni e dei sintomi di complicanze.

D.I.: Inefficace liberazione delle vie aeree, correlata a secrezioni eccessive e vischiose:

NOC: Il paziente dimostrerà una tosse efficace e un aumento degli scambi polmonari, riferirà inoltre strategie atte a diminuire le secrezioni dense.

NIC: Istruire la persona su come ottenere una tosse efficace per liberare le vie aeree, attraverso una respirazione lenta e profonda, eseguita in posizione seduta con il tronco eretto. Insegnare ad usare la respirazione diaframmatica. Insegnare ad adottare misure idonee a ridurre la densità delle secrezioni, come mantenere un'idratazione adeguata e aumentare l'assunzione di liquidi fino a 2-3 litri al giorno (se non ci sono controindicazioni). Garantire il mantenimento di un'adeguata umidità dell'aria inspirata. Auscultare i polmoni prima e dopo gli esercizi di tosse efficace. Incoraggiare e garantire un'adeguata igiene orale dopo la tosse.

La respirazione diaframmatica consiste nel trattenere il respiro per 3-5 secondi, espirare poi lentamente (possibilmente a bocca aperta), eseguire un secondo respiro, trattenere e tossire con due colpi di tosse brevi e forzati provenienti dal torace e non dalla gola.

D.I.: Rischio di nutrizione inferiore al fabbisogno, correlato ad anoressia secondaria a dispnea, alitosi e astenia:

NOC: La persona dovrà assumere più nutrienti in relazione al suo grado di attività e al suo fabbisogno metabolico.

NIC: Stabilire il bisogno calorico quotidiano dell'assistito. Pesare la persona ogni giorno. Spiegare l'importanza di una nutrizione adeguata, tenendo in considerazione i gusti dell'assistito, preferendo gli alimenti ad alto contenuto proteico. Incoraggiare a mantenere una buona igiene orale.

D.I.: Intolleranza all'attività fisica, correlata a ossigenazione inadeguata per lo svolgimento delle attività e ad astenia:
NOC: Il paziente dimostrerà efficaci metodi di tosse, respirazione e conservazione dell'energia, sarà inoltre in grado di identificare un livello realistico di attività da raggiungere e da mantenere.

NIC: Spiegare le attività e i fattori che aumentano il fabbisogno di ossigeno (fumo, temperature estreme, peso eccessivo, stress). Suggerire al paziente idee su come conservare l'energia (sedersi quando si eseguono alcune attività, usare uno sgabello ad esempio per fare la doccia) e su come suddividere le attività durante il giorno. Pianificare adeguati periodi di riposo in base al programma di attività quotidiano. Alternare compiti facili e difficili nel corso della giornata. Far aumentare gradualmente il numero di attività di vita quotidiana svolte dall'assistito, monitorando che non si presentino risposte anomale dovute a tale incremento, quali diminuzione della FC, PA sistemica diminuita o invariata, eccessivo aumento o diminuzione della FR, confusione mentale, vertigini o movimenti non coordinati. Insegnare a preferire l'utilizzo della respirazione diaframmatica rispetto a quella a labbra chiuse. Offrire sostegno emotivo e incoraggiamento. Somministrare ossigenoterapia supplementare se necessaria. Valutare lo stato nutrizionale e spiegare gli effetti negativi della malnutrizione sull'attività fisica. Insegnare strategie per migliorare lo stato nutrizionale.

D.I.: Ansia correlata a dispnea e paura di soffocamento:
NOC: Il paziente ridurrà il proprio senso di ansia e dimostrerà di essere in grado di utilizzare correttamente le tecniche di respirazione per diminuire la dispnea.

NIC: Garantire un ambiente calmo e tranquillo, quando il paziente prova un senso di affanno. Non lasciare mai sola la persona durante la fase di dispnea acuta e offrire aiuto per lo svolgimento di tutte le azioni da compiere per risolvere la situazione. Riconoscere la paura del paziente e fornire un rinforzo positivo ai suoi sforzi. Riconoscere i momenti in cui la dispnea si aggrava. Dimostrare e incoraggiare il paziente ad eseguire le tecniche di respirazione e guidarlo nel corso degli esercizi, specialmente nei momenti di maggiore ansia.

D.I.: *Senso di impotenza, correlato a tosse e incapacità ad assumere la posizione sdraiata e incapacità di risposta agli stimoli ambientali:*

NOC: Il paziente dimostra di saper identificare i propri punti di forza e i fattori sui quali può esercitare un controllo.

NIC: Esplorare gli effetti della malattia sul lavoro del paziente, sulle attività ricreative e sugli svaghi, sulle responsabilità di ruolo e sulle relazioni. Valutare la risposta abituale del paziente quando si trova di fronte a dei problemi. Dare la possibilità all'assistito di condividere le sue perdite in merito allo stile di vita, all'indipendenza e ai ruoli familiari e sociali. Aiutare il paziente a identificare i propri punti di forza e le proprie risorse, il proprio modello di energia e a programmare le attività in base ad esso. Aiutarlo a stabilire obiettivi realistici da raggiungere e definire eventuali alternative. Incoraggiare l'assistito a scegliere l'azione migliore per sé stesso e discutere assieme a lui in merito al bisogno di accettare in caso di necessità l'aiuto delle altre persone e di delegare alcuni compiti se eccessivamente gravosi.

D.I.: *Disturbo del modello del sonno, secondario a tosse e incapacità ad assumere la posizione sdraiata:*

NOC: Il paziente riferirà un soddisfacente equilibrio tra riposo e attività.

NIC: Promuovere il rilassamento attraverso la creazione di un ambiente tranquillo, una buona ventilazione della camera, ecc... Spiegare il ciclo del sonno e come questo si personalizza in base all'età, al livello di attività, allo stile di vita e al livello di stress della persona. Pianificare le procedure in modo da limitare le attività assistenziali durante il periodo del sonno. Permettere al paziente periodi di almeno due ore di sonno ininterrotto. Se la persona lo desidera alzare la testata del letto per favorire il rilassamento, il sonno e facilitare l'espansione polmonare (grazie alla riduzione della pressione esercitata dagli organi addominali sul torace). Insegnare ad adottare strategie respiratorie per il controllo della tosse. Insegnare al paziente alcune strategie per promuovere il sonno, come fare uno spuntino a base di formaggio o di latte prima di andare a letto ed evitare l'assunzione di caffeina.

D.I.: *Rischio elevato di gestione inefficace del regime terapeutico correlato a insufficiente conoscenza della condizione di salute, dei trattamenti, della prevenzione delle infezioni, degli esercizi respiratori, dei fattori di rischio e dei segni e dei sintomi di complicanze:*

NOC: L'assistito avrà compreso la sua condizione, i trattamenti da effettuare e gli esercizi respiratori idonei.

NIC: Dare informazioni sulla diagnosi e sul regime terapeutico. Insegnare l'adozione di misure idonee per aiutare a controllare la dispnea e l'insorgenza di infezioni: seguire una dieta bilanciata, prendersi periodi di riposo sufficienti e evitare l'esposizione ad agenti irritanti. Insegnare gli esercizi respiratori e chiedere poi di dimostrare quanto precedentemente appreso. Insegnare a utilizzare: la spirometria incentivante (la quale incoraggia uno sforzo inspiratorio profondo e prolungato), gli esercizi diaframmatici (porre le dita sulle coste inferiori e inspirare spingendo contro la leggera pressione esercitata dalle dita), gli esercizi per gli apici polmonari (applicare una leggera pressione subito al di sotto della clavicola durante l'inspirazione), gli esercizi per l'area costale laterale inferiore (espirare completamente, poi chiedere ad un'altra persona di applicare con entrambe le mani una pressione sulla parte inferiore della gabbia toracica durante l'inspirazione, al momento dell'espirazione tendere l'addome mentre l'altra persona comprime nuovamente) e gli esercizi per i segmenti polmonari posteriori (in posizione laterale chiedere ad un'altra persona di porre le mani sulla parte inferiore del torace e di comprimere durante l'espirazione). Istruire a non eseguire gli esercizi respiratori subito dopo l'assunzione dei pasti. Insegnare la tecnica del drenaggio posturale: assumere una posizione declive per drenare le aree polmonari coinvolte, usando cuscini o una sedia reclinabile. Insegnare a tossire ed espettorare le secrezioni stando in posizione declive, mantenendo la posizione per 10-15 minuti. Spiegare il rischio di infezioni e i modi per ridurlo: evitare i contatti con le persone infette, provvedere alle vaccinazioni nei confronti dell'influenza e della polmonite batterica, assumere antibiotici secondo prescrizione medica in caso di escreato di colore giallo-verdastro. Attenersi ai programmi di fisioterapia toracica e al trattamento farmacologico e idratativo. Istruire il paziente a riferire i cambiamenti delle caratteristiche dell'escreato, o al mancato ritorno di quest'ultimo al suo colore normale dopo tre giorni di terapia antibiotica. Monitorare e valutare costantemente: la temperatura corporea (incremento della TC), l'aumento della tosse, l'insorgenza dell'astenia o dispnea, l'aumento della confusione mentale o della sonnolenza, il calo ponderale, l'aumento di peso e il gonfiore ai piedi o alle caviglie. Insegnare a utilizzare: i nebulizzatori, gli inalatori con dosimetro, l'ossigenoterapia e l'aerosolterapia. L'aerosolterapia prevede: il lavaggio delle mani, la preparazione dei presidi e del materiale, l'uso della corretta dose del farmaco, il posizionamento corretto e l'accurata pulizia degli strumenti dopo l'utilizzo.

15.6 Le complicanze della BPCO

Le complicanze associate alla BPCO sono:

1. L'insufficienza cardiaca destra;

2. Le infezione delle vie aeree;

3. L'insufficienza respiratoria, come condizione fisiopatologica caratterizzata dalla compromissione degli scambi gassosi tra atmosfera e sangue arterioso e conseguente alterazione dei valori pressori arteriosi di ossigeno e anidride carbonica;

4. L'ipossiemia (riduzione di ossigeno nel sangue).

L'obiettivo infermieristico è quello di identificare in modo tempestivo i segni e i sintomi di complicanze, e collaborare con il medico per stabilizzare le condizioni cliniche dell'assistito.

15.7 Le procedure diagnostiche

Le procedure diagnostiche da eseguire in caso di BPCO sono:

- Il prelievo dell'espettorato con valutazione delle sue caratteristiche: quantità, colore, consistenza, odore o presenza di emoftoe. Il sangue nel catarro dell'emoftoe è diverso dal sangue con la tosse presente in caso di emottisi, in quest'ultimo caso il sangue è proveniente dal tratto respiratorio;

- Le prove di funzionalità respiratoria (la spirometria): permettono la valutazione dei diversi volumi polmonari e del grado di pervietà delle vie aeree. Nella BPCO la spirometria mostra una riduzione della Velocità di Espirazione Massiva al Secondo (VEMS);

- L'esecuzione di EGA effettuato su un campione di sangue arterioso, prelevato da arteria radiale, femorale o brachiale con siringa eparinata, per valutare la PaO2, la Pressione parziale dell'anidride carbonica (PaCO2) e il pH ematico;

- La pulsossimetria: permette di valutare la saturazione dell'ossigeno nel sangue e la FC.

15.8 Gli interventi infermieristici

1. Monitorare i segni di alterazione dell'equilibrio acido-base tramite esecuzione periodica di EGA. Quando l'EGA indica un pH<7.35 e una PaCO2>46 vi è acidosi respiratoria, con presenza di alterazioni dello stato mentale secondario a ipossia del tessuto cerebrale e incremento della frequenza respiratoria;

2. Monitorare ECG per rilevare eventuali aritmie e tachicardie secondarie ad alterazioni dell'EGA;

3. Praticare interventi di disostruzione delle vie aeree: aspirazioni tracheobronchiali e naso tracheali;

4. Somministrare ossigenoterapia a basso flusso (2 L/min) per mantenere una PaO2>60 mmHg. La somministrazione dell'ossigenoterapia per un lungo periodo di tempo aumenta la sopravvivenza, riduce i periodi di riospedalizzazione, riduce la tolleranza allo sforzo, migliora la qualità e la durata del sonno;

5. Controllare la diuresi e lo stato della cute: fredda, pallida e cianotica;

6. Monitorare la comparsa di segni e sintomi di insufficienza cardiaca destra: pressione venosa elevata, turgore delle vene giugulari, edemi

declivi, Pressione Venosa Centrale (PVC) elevata rilevata con misurazione cruenta tramite il catetere di Swan-Ganz, inserito con la tecnica di Seldingher;

7. Raccogliere un campione di escreato per l'esame colturale e l'antibiogramma, per rilevare eventuali infezioni che concorrono alla sintomatologia;

8. Somministrare broncodilatatori con aerosolterapia, nebulizzatori e spray predosati ed educare la persona al loro corretto utilizzo;

9. Insegnare all'assistito le posizioni più corrette da assumere durante la fase di sonno-veglia e le tecniche di controllo respiratorio per minimizzare la dispnea;

10. Eliminare il fumo e gli odori intensi dalla stanza dell'assistito;

11. Istruire l'assistito a come effettuare una tosse efficace per liberare le vie aeree, eseguendo la respirazione diaframmatica;

12. Insegnare le misure idonee a ridurre la densità delle secrezioni, in quanto le secrezioni dense possono essere difficili da espellere e possono creare tappi di muco. Le strategie migliori da utilizzare sono il mantenimento di un'adeguata idratazione e l'umidificazione dell'aria respirata;

13. Incoraggiare l'assistito a eseguire un'adeguata igiene orale dopo la tosse;

14. Insegnare alla persona le tecniche che possono promuovere il sonno, come fare uno spuntino a elevato contenuto proteico prima di andare a letto o evitare il consumo di caffeina;

15. Spiegare l'importanza di una nutrizione adeguata e del controllo giornaliero del peso. Incoraggiare i familiari dell'assistito a portare da casa i suoi cibi preferiti;

16. Aiutare la persona a formulare obiettivi realistici a breve e a lungo termine;

17. Spiegare il rischio di infezione e gli interventi di prevenzione. Tra gli interventi di prevenzione vi è la riduzione del contatto con le persone che hanno infezioni in atto, lavare sempre accuratamente le mani ed effettuare le vaccinazioni antinfluenzali stagionali;

18. Istruire l'assistito a riferire: comparsa di febbre, cambiamenti delle caratteristiche dell'escreato, aumento della tosse e della dispnea.

I risultati prefissati dell'attività infermieristica sono:

1. Il raggiungimento e il mantenimento di livelli adeguati di ossigenazione;

2. L'acquisizione delle capacità per la gestione del proprio regime terapeutico e per la rilevazione dei segni e sintomi di complicanze;

3. La riacquisizione delle capacità perdute, per lo svolgimento in autonomia di tutte le attività della vita quotidiana.

L'insieme dei risultati precedentemente elencati permettono un miglioramento globale della qualità di vita dell'assistito.

16 Il piano assistenziale per la persona con diabete mellito

16.1 Definizioni

Il diabete mellito è una malattia multifattoriale cronica, dovuta a un'alterazione del metabolismo glucidico caratterizzato dalla presenza di iperglicemia, cioè da elevati livelli di glucosio nel sangue.

L'iperglicemia può essere causata principalmente da due fattori, un fattore è correlato alla scarsa o assente produzione di insulina da parte del pancreas, l'altro fattore è associato all'insulino-resistenza messa in atto dai tessuti periferici (in alcuni casi possono verificarsi ambedue i fattori contemporaneamente).

L'insulina è un ormone peptidico prodotto dalle cellule beta pancreatiche delle isole di Langerhans. Il compito fisiologico dell'insulina è quello di regolare i livelli di glucosio nel sangue, riducendo la glicemia del sangue attraverso la stimolazione della glicogenosintesi (la conservazione del glucosio sotto forma di glicogeno) e l'inibizione della gluconeogenesi (la produzione di glucosio a partire da composti non glucidici) quando i valori zuccherini sanguigni sono elevati, e aumentando la glicogenolisi (glicogeno trasformato in glucosio) e la gluconeogenesi quando è presente una concentrazione di glucosio nel sangue inferiore alla normalità. In condizioni di normalità (digiuno da almeno 8 h) i livelli di glucosio nel sangue sono compresi tra i 60 mg/dL e 99 mg/dL. Nelle prime ore dopo i pasti i livelli di glicemia aumentano a 120-140 mg/dL (raramente superano i 140 mg/dL), per poi ritornare nell'arco di due ore al loro valore basale.

Il diabete mellito si può classificare in diverse tipologie, abbiamo infatti:

- il diabete mellito di tipo 1;

- il diabete mellito di tipo 2;

- il diabete mellito gestazionale;

- il diabete secondario, dovuto alla presenza di altre patologie o secondario a trattamenti farmacologici;

- il diabete insipido, un disturbo metabolico causato da una mancata attività renale o da un'alterazione della produzione, secrezione e funzionamento dell'ormone antidiuretico vasopressina (in inglese Antidiuretic hormone, ADH) prodotto a livello ipotalamico e ipofisario.

16.2 Il diabete mellito di tipo 1

Il diabete mellito di tipo 1 è chiamato anche diabete insulino-dipendente o giovanile, è una malattia cronica autoimmune in cui vi è distruzione da parte degli autoanticorpi delle cellule beta pancreatiche delle isole di Langerhans. Il diabete mellito di tipo 1 è la conseguenza di una carenza totale (o quasi) della produzione di insulina, ed è una forma prevalentemente giovanile-infantile (si riscontra solitamente nel 5-10% dei casi tra i 5-15 anni) che richiede fin dal suo esordio il trattamento farmacologico con insulina. I fattori di rischio associati a questa patologia sono: le infezioni virali, l'alimentazione, i vaccini e le sostanze tossiche. L'esordio è acuto ed è spesso associato a un episodio di tipo febbrile, con manifestazioni quali, polidipsia (sete intensa), poliuria (aumento della quantità di urina emessa), astenia (sensazione di fatica eccessiva), perdita di peso, polifagia (ingestione di una sproporzionata quantità di cibo), nausea, vomito, dolore addominale, disidratazione, alito acetonemico (odore dell'alito è di frutta marcia) e respiro di Kussmaul o respiro grosso. La compresenza di questi sintomi viene a costituire il quadro clinico tipico della chetoacidosi diabetica.

E' importante ricordare che il respiro di Kussmaul è solitamente associato alla presenza di un'acidosi metabolica grave e che si caratterizza da una marcata tachipnea, cioè un aumento della frequenza respiratoria (l'aumento dell'eliminazione di CO_2 permette di compensare la riduzione del pH). Le caratteristiche del respiro grosso sono una inspirazione profonda e rumorosa, seguita da una breve apnea inspiratoria, quindi una espirazione breve e gemente, infine una pausa post-espiratoria prolungata.

16.3 Il diabete mellito di tipo 2

Il diabete mellito di tipo due rappresenta il diabete più rappresentativo nella popolazione. Viene chiamato diabete non insulino-dipendente o dell'adulto (insorge solitamente in età adulta, dopo i 30-40 anni). E' caratterizzato dalla resistenza all'insulina da parte dei tessuti periferici insulino-dipendenti e dall'inadeguata risposta secretoria compensatoria da parte delle cellule β del pancreas. La presenza di tale patologia è spesso associata a una problematica molto comune: l'obesità. I fattori di rischio sono: la familiarità per il diabete, il sovrappeso, l'alimentazione sbagliata, lo scarso esercizio fisico, l'appartenenza ad alcune etnie e la presenza concomitante di altre patologie (endocrinopatie, patologie indotte dall'utilizzo di determinati farmaci, infezioni, ecc...). La malattia può essere suddivisa in tre fasi: nella prima fase la glicemia rimane all'interno dei valori considerati normali nonostante la presenza di elevati livelli di insulina nel sangue, nella seconda fase si instaura l'insulino-resistenza e l'intolleranza glucidica e, infine, nell'ultima fase si assiste a un incremento dell'insulino-resistenza, con una contemporanea diminuzione della produzione d'insulina e comparsa di diabete mellito di tipo 2. La sintomatologia è graduale e si presenta con: stanchezza, malessere, poliuria con nicturia (frequente necessità di urinare durante la notte), polidipsia, perdita di peso, visione offuscata, infezioni frequenti e lenta guarigione delle ferite. La terapia prevede una modificazione dello stile di vita (è necessario smettere di fumare), una dieta ipoglicemica, un'attività fisica costante e un'adeguata terapia farmacologica con ipoglicemizzanti orali o insulina. La necessità del trattamento insulinico insorge generalmente dopo un certo numero di anni di malattia trattata con ipoglicemizzanti orali.

16.4 Il diabete mellito gestazionale

Il diabete gestazionale si manifesta sotto forma d'intolleranza glucidica nel 3-5% dei casi delle gravidanze. Nella maggior parte delle donne con diabete gestazionale, non è presente iperglicemia prima della gravidanza e una volta espletato il parto il loro valore glicemico ritorna normale. I neonati nati da madre con diabete mellito gestazionale hanno un elevato rischio di nascere macrosomici, con ittero e bassi livelli di zucchero dopo la nascita e, se la patologia dura per un periodo di tempo abbastanza lungo, possono verificarsi problemi di sovrappeso e diabete mellito di tipo 2. La causa del diabete mellito gestazionale è la presenza di un insulino-resistenza. I fattori di rischio associati a questa patologia sono: il sovrappeso, l'obesità, l'obesità grave, il diabete gestazionale in precedenti gravidanze, la presenza di precedenti ostetrici, la familiarità con il diabete mellito di tipo 2, la sindrome dell'ovaio policistico (in inglese Poly-Cystic Ovary Syndrome, PCOs), l'età materna (aumenta il rischio sopra i 35 anni), l'etnia, la macrosomia nella precedente gravidanza, i fattori genetici e il fumo di sigaretta. Lo screening è raccomandato tra le 24 e le 48 settimane di gestazione. Nel caso di donne con elevato rischio lo screening si effettua durante la prima visita prenatale. La prevenzione è l'attività più importante per evitare l'insorgenza del diabete gestazionale e si basa sul mantenimento di un peso sano e sulla regolare attività fisica prima della gravidanza. Il trattamento del diabete gestazionale consiste in una dieta ipoglicemica, esercizio fisico, ipoglicemizzanti orali e iniezioni di insulina (quando non è possibile la somministrazione della terapia per OS).

16.5 Le complicanze del diabete

Le complicanze del diabete possono essere: acute o croniche. Le complicanze acute sono:

1. La chetoacidosi (soprattutto nel diabete mellito di tipo 1);

2. La sindrome iperglicemica-iperosmolare non chetosica (presente nel diabete mellito di tipo 2);

3. L'ipoglicemia.

La chetoacidosi diabetica può essere presente sia nel diabete mellito di tipo 1 sia nel diabete mellito di tipo 2. Questa complicanza è caratterizzata dalla carenza o assenza di insulina nell'organismo il quale, non potendo più utilizzare il glucosio come fonte di energia, compensa utilizzando il metabolismo lipidico. Quest'alternativa comporta la produzione di corpi chetonici da parte delle cellule epatiche che vengono poi eliminati attraverso il sistema urinario. Se i corpi chetonici sono presenti nel sangue in concentrazioni troppo elevate si ha la cosiddetta chetoacidosi diabetica. I sintomi caratteristici della chetoacidosi diabetica sono: l'iperglicemia, l'anoressia, l'astenia (mancanza di appetito), la nausea, il vomito, i dolori addominali, il pH<7.35 (acidosi metabolica), la disidratazione, la cute secca, la tachicardia, la poliuria, la polidipsia, la stanchezza eccessiva, l'ipertensione arteriosa e il respiro di Kussmaul. Se non viene trattata prontamente e adeguatamente la chetoacidosi può progredire in coma chetoacidosico. Le cause più frequenti di complicanze post-trattamento sono dovute a: riduzione o omissione nella somministrazione delle dosi di insulina, aumento del fabbisogno glucidico in seguito a eventi stressanti, insorgenza di malattie acute cardiovascolari, infezioni, traumi e interventi chirurgici. Un deficit di insulina comporta: iperglicemia (per aumentata produzione epatica di glucosio e per ridotta utilizzazione tissutale) che causa a sua volta glicosuria, diuresi osmotica (perdita di elettroliti, principalmente sodio e potassio) e disidratazione, aumento della lipolisi, con conseguente produzione di corpi chetonici e acidosi metabolica. L'insorgenza della chetoacidosi è graduale, ed è preceduta da sintomi quali poliuria, polidipsia, astenia, nausea e vomito. La non alimentazione della persona determina l'omissione dell'assunzione dell'insulina e, di conseguenza, il peggioramento del meccanismo metabolico. La persona presenterà i sintomi di disidratazione grave: lingua arida, cute sollevabile in pliche sottili, vene periferiche collassate e ipertensione arteriosa. L'alito si presenterà come acetonemico e lo stato mentale offuscato, fino ad arrivare nei casi estremi a uno stato comatoso. Gli esami del sangue rilevano: iperglicemia, chetonemia e riduzione del pH. Mentre negli esami delle urine si possono notare: glicosuria e chetonuria.

Le misure in caso di shock o di coma sono: il reperimento immediato di un accesso venoso e l'eventuale posizionamento di un catetere per la misurazione della PVC, l'inserimento di un CV per la misurazione della diuresi, il mantenimento della pervietà delle vie aeree, l'applicazione di un SNG in caso di rischio d'aspirazione del contenuto gastrico (con conseguente rischio di ab ingestis), la somministrazione di liquidi e di insulina (si inizia con un bolo endovenoso di insulina regolare e si continua in infusione continua con

5-10 UI/h). Oltre alle precedenti misure è importare eseguire una frequente variazione del decubito del paziente per prevenire l'insorgenza di LDP e correggerne la causa scatenante. Il monitoraggio prevede la rilevazione e valutazione costante dei parametri clinici (PA, polso, respiro, diuresi e stato di coscienza) e degli esami di laboratorio. Questi ultimi consistono in un rilievo orario dei valori di glicemia, sodiemia, potassiemia, pH ematico e bicarbonati. Inoltre, una volta al giorno, devono essere valutati la chetonuria, la chetonemia, la glicosuria, l'azotemia e la creatinemia. E' importante ricordare che quando la glicemia si assesta a 250 gr/dL si deve somministrare una soluzione glucosata al 5% per evitare l'insorgenza di ipoglicemia. Inoltre, quando la glicemia raggiunge valori normali, non deve essere sospeso immediatamente il trattamento insulinico, perché potrebbe provocare la ricomparsa della chetoacidosi.

La sindrome iperglicemica-iperosmolare non chetosica è una complicanza metabolica che colpisce persone con diabete mellito di tipo 2 ed è caratterizzata dalla presenza di iperglicemia (valori compresi tra i 600 e 1200 mg/dL a digiuno), disidratazione estrema e iperosmolarità plasmatica. Si verifica principalmente nei soggetti anziani, nei quali la volontà di assumere liquidi è inferiore rispetto a quella delle persone giovani. Questa patologia è causata dalla disidratazione cellulare connessa all'ingente perdita idrica (diuresi osmotica) indotta dall'iperglicemia. Le condizioni che determinano un peggioramento dell'apporto idrico sono: le infezioni con febbre elevata, i disturbi addominali con vomito o diarrea, gli accidenti cerebrovascolari e l'utilizzo di diuretici. I sintomi associati alla sindrome iperglicemica-iperosmolare non chetosica sono le alterazioni dello stato di coscienza (torpore) e le convulsioni, seguite rapidamente dal coma. La terapia prevede la riespansione del volume intravascolare attraverso la reidratazione (soluzione fisiologica allo 0.9% o allo 0.45%), necessaria per la stabilizzazione della pressione arteriosa, della circolazione sanguigna e del flusso urinario e la somministrazione di insulina (a dosi più basse rispetto a quelle utilizzate nella chetoacidosi diabetica) e potassio. La terapia insulinica può non essere necessaria, poiché una giusta idratazione può essere più che sufficiente a ridurre la glicemia senza l'utilizzo di farmaci. Quando l'idratazione non è sufficiente a ristabilire le condizioni di normalità e quindi risulti necessario somministrare una terapia insulinica, è importante ricordare che quando questa raggiungerà i 250 mg/dL si dovrà aggiungere per e.v. glucosio al 5% per evitare l'insorgenza di ipoglicemia. La mortalità in questa sindrome può variare dal 5% al 30% dei casi. Se mancano le caratteristiche della chetoacidosi, la diagnosi può essere più difficile, e ciò può comportare una terapia ritardata e quindi un maggior rischio di mortalità.

L'ipoglicemia è una complicanza acuta post-trattamento, caratterizzata dalla presenza di un valore glicemico inferiore ai 60 mg/dL. Le cause dell'ipoglicemia possono essere: farmacologiche (una dose eccessiva di insulina), da pasto (un ritardo o la mancanza assunzione di un pasto o la non osservanza della dieta), da eccessiva attività fisica (attività fisica più intensa del solito non accompagnata da modifiche della dieta), da dosaggio eccessivo dell'insulina e da una variazione del fabbisogno di insulina.

Le complicanze croniche sono:

1. **Le microangiopatie diabetiche** sono: le retinopatie, le nefropatie, le vasculopatie, le neuropatie e le ulcere diabetiche;

2. **Le macroangiopatie diabetiche** sviluppano fenomeni di aterosclerosi nei grossi vasi arteriosi, con conseguenze gravi a livello cardiaco come: infarto del miocardio, angina, ictus e arteriopatia periferica.

Le microangiopatie

La vasculopatia è una complicanza frequente nei paziente con diabete mellito e può causare infarto e ictus. Il restringimento dei vasi con il passare del tempo determina l'instaurarsi di varie tipologie di problematiche ai diversi organi del corpo, specialmente a: cuore, cervello, gambe, occhi, reni, nervi e pelle.

L'ulcera diabetica è una complicanza causata da una cattiva circolazione cutanea. I soggetti diabetici sono particolarmente soggetti alla formazione di ulcere e infezioni (soprattutto batteriche e micotiche) che tendono a non guarire, con conseguente sviluppo di gangrena e amputazione del piede o della gamba, o che lo fanno molto lentamente (soprattutto a livello degli arti inferiori).

La retinopatia è causata da una lesione dei vasi oculari che può portare, se progredisce, alla cecità del soggetto colpito e viene detta retinopatia proliferativa. Questa patologia viene trattata con la laserterapia, la quale agisce riparando i vasi dell'occhio danneggiati, prevenendo così la creazione di danni retinici permanenti. Ogni anno il paziente diabetico deve effettuare una visita oculistica per poter monitorare e prevenire questa complicanza.

La nefropatia è una complicanza cronica del diabete che colpisce i reni, in questo caso il paziente presenta delle alterazioni funzionali, e non è più in grado di filtrare in modo adeguato le scorie del metabolismo (nelle urine ci sono alti livelli di proteine, soprattutto di albumina). Il mancato trattamento di questa condizione può portare a una malattia renale cronica che necessita di trattamenti dialitici o di un trapianto renale.

La neuropatia è causata dall'iperglicemia, ed è caratterizzata dalla demielinizzazione dei nervi e conseguente compromissione della conduzione nervosa. La polineuropatia senso-motoria colpisce principalmente gli arti inferiori e determina ipoestesia tattile, termica e dolorifica, inoltre aumenta il rischio di ulcerazione del piede (piede diabetico).

16.6 Il ruolo dell'infermiere nella prevenzione e gli interventi da attuare

16.6.1 La prevenzione

Quando si parla di diabete mellito, il primo ruolo di cui l'infermiere è il protagonista è quello di educatore alla prevenzione. La prevenzione primaria (soprattutto per il diabete di tipo 2) deve essere indirizzata a tutta la popolazione sana e si basa sugli stessi interventi volti alla prevenzione della malattie cardiovascolari, cioè il controllo del peso corporeo (viene effettuato a tutte le età e serve per ridurre la prevalenza delle persone obese e in sovrappeso), l'adozione di una dieta alimentare volta a ridurre il rischio di patologie cardiovascolari e un'attività fisica regolare. Gli obiettivi delle cure del diabete sono in primo luogo il mantenimento dei livelli di glicemia il più possibile vicino ai valori considerati normali e, in seconda istanza, la prevenzione delle complicanze, attraverso gli interventi di educazione terapeutica dell'assistito e del caregiver. Gli interventi nel loro complesso (di tipo medico, assistenziale, dietistico, ecc...) riguardano principalmente i seguenti aspetti: la dieta, l'attività fisica, l'abitudine al fumo, il controllo glicemico, la gestione della terapia farmacologica, l'educazione terapeutica del paziente con annessa valutazione della compliance alla terapia, la comprensione della malattia e del trattamento e l'educazione di un familiare o di un caregiver (qualora l'assistito non sia in grado di effettuare autonomamente il controllo glicemico e la somministrazione dell'insulina).

L'alimentazione per il paziente diabetico deve essere orientata al controllo della glicemia e del peso corporeo. Quando il paziente è in sovrappeso, obeso o con adiposità addominale deve raggiungere un BMI di 25. Il calo ponderale deve essere ottenuto sia attraverso la riduzione dell'apporto calorico che con l'aumento dell'attività fisica. Il paziente normopeso e senza adiposità addominale ha come obiettivo quello di mantenere il proprio peso corporeo effettuando una dieta composta dal 50-55% da carboidrati, 15-20% da proteine e 30% da lipidi. Nei pazienti diabetici trattati con insulina devono essere adoperate alcune accortezze: l'orario dei pasti deve essere sempre rispettato, la composizione della dieta deve essere mantenuta costante, l'alimentazione deve rispettare le caratteristiche qualitative della dieta per il diabete, come mostrato in Figura 16.6.1. Inoltre l'assunzione dei carboidrati deve essere ben suddivisa nei diversi pasti della giornata. L'attività fisica determina una riduzione sia della mortalità cardiovascolare

STRATEGIE	COMPORTAMENTO	ALIMENTI
Limitare il consumo di grassi alimentari di origine animale, ossia di grassi saturi collegati a loro volta all'innalzamento del colesterolo	NON ASSUMERE	Prodotti lattiero-caseari come formaggi panna e burro, le carni grasse e i loro derivati e alcuni oli vegetali (olio di palma e olio di cocco)
Assumere i grassi insaturi specie i monoinsaturi	ASSUMERE	Oli di origine vegetale e margarine soffici (olio extravergine di oliva, oli e margarine di mais, arachide, girasole etc.)
Aumentare il consumo di fibre	ASSUMERE	Legumi, frutta e verdura
Aumentare il consumo di pesce (ricco in acidi grassi polinsaturi del tipo omega -3)	ASSUMERE	Pesce preferibilmente azzurro. 2/3 porzioni a settimana
Moderare il consumo di alcol (<30g al giorno)	LIMITARE	Consumare al massimo 2 bicchieri di vino al giorno
Moderare il consumo di sale giornaliero (<6g al giorno)	LIMITARE	Sale da cucina, cibi conservati sotto sale o trasformati (insaccati, formaggi, patatine etc.)
Esaltare la sapidità dei cibi	ASSUMERE	spezie (pepe, paprika, peperoncino, senape, noce moscata, cannella, zafferano, zenzero, semi di finocchio, timo, maggiorana, salvia, rosmarino, basilico, alloro, menta), limone, aceto tradizionale/balsamico.

Figura 16.6.1: Caratteristiche qualitative della dieta per il diabete.

che della mortalità totale. La durata dell'attività fisica consigliata è di circa 30 minuti al giorno, da eseguire tutti i giorni e comunque non meno di 3-4 volte a settimana, e l'intensità dello sforzo nell'esecuzione degli esercizi deve essere moderato. Alcuni tipi di sport che possono essere fatti sono: la camminata veloce, il ciclismo (svolto su un percorso in piano o su una bici da camera), la ginnastica o il nuoto.

Il fumo di sigaretta è un'abitudine voluttuaria che deve essere sospesa nel paziente diabetico, poiché è stato riconosciuto come un fattore di rischio per lo sviluppo dell'insulino-resistenza (diabete mellito di tipo 2). Per poter smettere è importante la motivazione del paziente e della famiglia, specialmente dei familiari fumatori, a smettere di fumare. Una forte motivazione è di primaria importanza per ottenere un intervento di arresto efficace e definitivo. L'infermiere deve saper indirizzare i pazienti, qualora necessitino di un intervento individualizzato, ai centri antifumo presenti nel territorio provinciale.

Il controllo glicemico permette di valutare l'andamento della terapia e di effettuare nel caso sia necessario dei aggiustamenti terapeutici. Il monitoraggio viene effettuato autonomamente dal paziente attraverso l'utilizzo di un glucometer. I dati rilevati dal paziente vengono poi inseriti all'interno di apposite schede che vengono visionate periodicamente dal medico curante. La rilevazione della glicemia in laboratorio analisi viene effettuata soltanto in alcuni casi: per verificare l'accuratezza dell'autocontrollo, per effettuare un profilo glicemico nel sospetto di ipoglicemia o in occasione di aggiustamenti terapeutici in pazienti che non praticano la terapia farmacologica. L'autocontrollo prevede di annotare, durante la giornata di monitoraggio: la glicemia pre-prandiale, la glicemia post-prandiale (da rilevare dopo due ore dall'inizio del pasto) e la glicemia delle ore 23 (bed-time), si veda la Figura 16.6.2. Il paziente deve eseguire periodicamente (almeno due controlli

	Glicemia pre-prandiale	Glicemia post-prandiale	HbA1c
ADA	90-130 mg/dL	< 180 mg/dL	< 7%
International Diabetes Federation (IDF)	< 110 mg/dL	< 145 mg/dL	≤ 6.5%
Standard Italiani per la cura del Diabete Mellito	70-130 mg/dL	< 180 mg/dL	< 6.5-7%

Figura 16.6.2: Obiettivi del controllo glicemico.

ogni anno) il controllo dell'Emoglobina glicata o glicosilata (in inglese Hemoglobin A1c, HbA1c). L'HbA1c è un parametro di laboratorio che misura la quantità di glucosio che si è legata all'emoglobina (in inglese Hemoglobin, Hb) modificandola. La HbA1c si presenta maggiormente concentrata nel sangue quando la glicemia viene mantenuta alta per lunghi periodi di tempo. Il legame del glucosio con l'Hb è di tipo irreversibile, quindi una volta che si è creato un legame con il globulo rosso, rimangono tra loro concatenati fino alla morte eritrocitaria (120 giorni). L'analisi dell'HbA1c fornisce indicazioni relative alla glicemia negli ultimi 2-3 mesi antecedenti la misurazione, tale informazione permette di effettuare una valutazione dell'efficacia della terapia in atto. Per un approfondimento si veda la Figura 16.6.3. Il controllo della glicosuria (presenza di glucosio nelle urine)

HbA1c (%)	Glicemia plasmatica media	m.moli
6	126 mg/dL	42
7	154 mg/dL	53
8	183 mg/dL	64
9	212 mg/dL	75
10	240 mg/dL	86
11	269 mg/dL	
12	298 mg/dL	

Figura 16.6.3: Correlazione tra livelli di HbA1c e glicemia plasmatica media basati sullo studio effettuato dall'American Diabetes Association (ADA) sull'ADAG (Derived Average Glucose).

riveste un'importanza minore rispetto all'autocontrollo glicemico. La determinazione della glicosuria può essere effettuata attraverso tre metodi: la raccolta e l'invio di un campione di urine standard, la raccolta e l'invio di un campione di urine delle 24 h (glicosuria delle 24 h) e l'applicazione dell'urina al di sopra di una striscia reattiva per la determinazione tramite controllo visivo (confrontando il colore che sviluppa il contatto, tra l'urina e la striscia, con i colori di riferimento presenti nella confezione delle strisce). Gli svantaggi associati al controllo della glicosuria sono: la soglia renale superiore ai livelli di glicemia desiderati, l'innalzamento della soglia renale negli anziani neuropatici, i risultati che possono non riflettere il valore reale della glicemia al momento in cui si esegue il test e il non poter rilevare un'eventuale ipoglicemia. I vantaggi associati al controllo della glicosuria sono: la validità del test, l'economicità, il controllo della chetonuria (soprattutto nel caso di iperglicemia persistente). Si manifesta chetonuria quando la disponibilità di insulina viene a mancare e l'organismo utilizza le riserve di grasso. I corpi chetonici prodotti dal metabolismo lipidico vengono perciò accumulati nel sangue e nelle urine. I pazienti con diabete di tipo 1 sono a maggior rischio di chetoacidosi.

L'educazione terapeutica del paziente, con valutazione della compliance alla terapia e la comprensione della stessa. L'autocontrollo della glicemia è raccomandato a tutti i pazienti trattati con insulina, mentre nei pazienti in trattamento con ipoglicemizzanti orali il controllo glicemico può risultare utile soprattutto in corso di cambiamento di terapia o all'inizio della terapia, per quanto riguarda i pazienti trattati con solo dieta non è riconosciuto il ruolo dell'autocontrollo.

I prerequisiti che deve avere il paziente per ottenere dei risultati efficaci dalla terapia sono:

1. La motivazione ad imparare l'autogestione della propria terapia;

2. La conoscenza della propria patologia (ossia il diabete mellito) nonché i valori di glicemia considerati ottimali;

3. La conoscenza e il rispetto degli orari di misurazione della glicemia;

4. La volontà di studiare e comprendere il funzionamento del glucometer;

5. La conoscenza del materiale necessario per l'esecuzione pratica della misurazione della glicemia e della modalità di somministrazione della terapia;

6. La capacità a eseguire praticamente lo stick e l'iniezione dell'insulina;

7. La conoscenza e il rispetto della rotazione del sito d'iniezione. Quando deve somministrare sottocute l'insulina, deve prestare attenzione che nell'aria che deve pungere non vi siano al di sotto delle lipodistrofie, e contestualmente deve evitare che se ne creino;

8. La conoscenza e il rispetto delle modalità di conservazione dell'insulina.

Il diabete essendo una terapia cronica richiede un'elaborazione e un'accettazione da parte della paziente che non è semplice, è perciò compito fondamentale dell'infermiere, insieme a tutta l'equipe multidisciplinare, coinvolgere attivamente l'assistito durante la progettazione e l'attuazione del PAI e valutare il grado di comprensione della malattia e di accettazione. La creazione di un rapporto di fiducia tra l'operatore e il paziente, basato sull'empatia, permette l'acquisizione di una maggiore presa di coscienza da parte di quest'ultimo in merito alla sua condizione di salute, tale incremento di consapevolezza incentiva la partecipazione attiva del paziente al processo di cura, tutto ciò provoca risvolti positivi sia in termini di autonomia, nello svolgimento di tutte le attività (comprese quelle di cura), che di progettualità. Nel caso in cui l'assistito non sia in grado di gestire da solo la sua terapia o di eseguire il controllo glicemico, è importante educare un familiare o un caregiver a farlo al posto suo. In merito all'informazione si deve cercare di far comprendere l'importanza dell'eseguire i controlli periodici: glicemia, glicosuria, chetonuria, HbA1c, assetto lipidico, microalbuminuria, visita cardiologica, ECG, visita oculistica e Elettromiografia (EMG) (se sospetta neuropatia).

16.6.2 La prevenzione delle complicanze

Quando trattiamo pazienti con ipoglicemia è importante: istruire la persona a consumare dei pasti completi e spuntini (secondo quanto previsto dallo schema dietetico), istruire la persona sui tempi di somministrazione dell'insulina, illustrare i segni premonitori di una crisi ipoglicemica (sudorazione fredda, tachicardia, nervosismo, fame, cefalea, confusione, sonnolenza e stanchezza inusuale), educare la persona a portare sempre con se alimenti zuccherini (una zolletta di zucchero, caramelle, succhi di frutta) da assumere in caso di segni e sintomi ipoglicemici e insegnare a effettuare lo stick glicemico in caso di necessità. Qualora il paziente mostrasse segni di ipoglicemia grave, assenza di coscienza e incapacità a inghiottire, dovrà essere immediatamente trattato con 1 mg di glucagone per via sottocutanea o intramuscolo. Il glucagone è un farmaco che viene venduto tramite presentazione di una prescrizione medica e, nei pazienti trattati con insulina, dovrebbe essere sempre a "portata di mano". L'infermiere, quando il paziente si trova in regime domiciliare, deve istruire i familiari e il caregiver su come utilizzare il glucagone, inoltre in caso si verifichi la necessità di far uso di questo tipo di farmaco, deve sollecitarli non solo a somministralo ma anche a contattare prontamente un medico. Se il paziente con ipoglicemia grave si trova all'interno della struttura ospedaliera, l'infermiere dovrà somministrare una soluzione glucosata ipertonica per via endovenosa e, successivamente, quando il paziente avrà ripreso coscienza (e a seguito dell'assunzione del glucagone), dovrà sostituire la soluzione glucosata con una somministrazione di glucosio per via orale.

16.6.3 Gli interventi infermieristici

Gli interventi da attuare nel paziente diabetico sono:

1. Monitorare l'eventuale comparsa di segni e sintomi di chetoacidosi: iperchetonemia, nausea, vomito, dolori addominali, acidosi metabolica (pH <7.35), glicemia >300 mg/dL e disidratazione;

2. Monitorare l'eventuale comparsa della sindrome iperglicemica-iperosmolare non chetosica: glicemia >600 mg/dL, osmolarità >320 mOsm/L, disidratazione estrema e alterazione dello stato di coscienza;

3. Monitorare i segni e sintomi di ipoglicemia: glicemia <60 mg/dL, sudorazione, nausea, sensazione di caldo, inquietudine, tremori, palpitazioni, fame e parestesie. Un apporto insufficiente di glucosio al cervello può causare: cefalea, vista annebbiata o sdoppiata, confusione, disartria, convulsioni e coma;

4. Monitorare la funzionalità cardiaca attraverso il rilevamento: dei PV, del colorito cutaneo e delle caratteristiche dei polsi periferici;

5. Monitorare l'insorgenza di segni e sintomi di infezione;

6. Aiutare a ridurre l'ansia nel paziente e nei familiari, fornendo spiegazioni e chiarimenti in merito al processo patologico, alla terapia, alle complicanze e alla cura di sé.

16.7 La diagnosi di diabete

La diagnosi di diabete viene effettuata attraverso i rilevamenti ematici di glucosio eseguiti da un laboratorio accreditato. Per misurare la glicemia a digiuno è necessaria la protratta assenza di apporto calorico per almeno 8 h (solitamente si misura la mattina appena svegli). Quando i valori della glicemia random o a digiuno non permettono di fare diagnosi e il medico ha forti dubbi di trovarsi di fronte ad un paziente con il diabete, viene eseguito il Test da carico orale di glucosio (in inglese Oral Glucose Tolerance Test, OGTT), come mostrato in Figura 16.7.1.

Valori di riferimento della glicemia plasmatica	
Normalità a digiuno	60-110 mg/dL
Alterata glicemia a digiuno	110-125 mg/dL
Ridotta tolleranza glucidica (OGTT 75 gr di glucosio liquido per OS)	140-200 mg/dL (glicemia a due ore dall'OGTT)

Figura 16.7.1: Valori di riferimento della glicemia plasmatica.

La diagnosi di diabete mellito si ha quando è presente almeno una delle seguenti condizioni:

- Riscontro di almeno due valori di glicemia a digiuno maggiore o uguale a 126 mg/dL;

- Riscontro di glicemia random maggiore o uguale a 200 mg/dL e presenza di sintomi tipici del diabete: poliuria, polidipsia, dimagrimento, polifagia e visione offuscata;

- Glicemia 2 h dopo il Test da carico orale di glucosio (OGTT) maggiore o uguale a 200 mg/dL.

16.8 Il test orale di tolleranza al glucosio (OGTT)

Il Test orale di tolleranza al glucosio viene eseguito per la diagnosi e lo screening del diabete mellito, del diabete gestazionale, per la rilevazione dell'intolleranza glucidica (in inglese Impaired Glucose Tolerance, IGT) e per monitorare le ripercussioni glicemiche nel paziente con Sindrome dell'ovaio policistico. L'intolleranza glucidica è una condizione considerata come a rischio di evoluzione in diabete mellito conclamato. L'OGTT permette di misurare la capacità dell'organismo di utilizzare il glucosio come fonte principale di energia. L'esame è controindicato quando i valori della glicemia a digiuno o i valori glicemici random sono già sufficienti per effettuare una diagnosi di diabete. La preparazione all'esame prevede un digiuno (l'acqua si può assumere) di almeno 8 h, ed è consigliato che nei giorni precedenti al test il paziente assuma un'alimentazione più simile possibile a quella quotidiana. Qualche settimana prima del test, se il paziente assume abitualmente farmaci interferenti con il metabolismo glucidico, è necessario informare il medico per richiedere una terapia sostitutiva in previsione dell'esecuzione dell'OGTT, per poi riprendere, a test concluso, la propria terapia. L'esecuzione dell'esame viene effettuato al mattino, l'infermiere esegue un prelievo per la glicemia basale e se il valore rilevato è inferiore a 126 mg/dL si fa assumere, nell'arco di 5 minuti, 75 g di glucosio disciolti in 250-300 mL di acqua. Nelle ore successive viene invitato il paziente a rimanere seduto e rilassato, senza mangiare ne fumare. La glicemia viene misurata a intervalli di tempo regolari, a 30, 60, 90 e 120 minuti dall'ingestione del primo sorso di glucosio. L'interpretazione dell'OGTT definisce una diagnosi di intolleranza glucidica se dopo 120 minuti, dalla prima assunzione di glucosio, la glicemia risulta essere compresa tra i 140 e i 199 mg/dL, la diagnosi di diabete mellito si ha invece con valori superiori ai 200 mg/dL (questa diagnosi è valida anche in presenza di glicemia a digiuno inferiore a 126 mg/dL).

16.9 La terapia farmacologica

In base al tipo di diabete si possono avere due differenti tipologie di trattamento farmacologico: gli ipoglicemizzanti orali, per il trattamento del diabete mellito non insulino-dipendente (di tipo 2), e l'insulina, per il trattamento del diabete mellito insulino-dipendente (di tipo 1) o per le persone con diabete di tipo 2 che non rispondono (oppure non è sufficiente) alla terapia con ipoglicemizzanti orali.

16.10 Gli ipoglicemizzanti orali

Tra le classi di farmaci ipoglicemizzanti orali più utilizzate ci sono: le Sulfoniluree (la glipizide, la glibenclamide, la gliclazide, il gliquidone, la glimepiride) che aumentano il livello basale e post-prandiale della secrezione di insulina, ma possono causare ipoglicemia; i Biguanidi (la metformina) che hanno un meccanismo d'azione diverso rispetto a quello delle Sulfoniluree, infatti essi non agiscono incrementando il livello di secrezione di insulina, ma stimolano i tessuti a utilizzare il glucosio e riducono a livello epatico la gluconeogenesi e la glicogenolisi, tutto questo meccanismo evita l'instaurarsi dell'ipoglicemia (cosa che invece avviene nelle Sulfoniluree). Per poter utilizzare questa classe di farmaci è necessario che la persona sia in grado di produrre autonomamente sufficiente insulina; i Glinidi (la repaglinide) che possono essere somministrati sia da soli che in associazione con la metformina. Come avviene nelle Sulfoniluree, anche i Glinidi hanno come svantaggio la possibilità di instaurare l'ipoglicemia; i Glitazoni (pioglitazone, rosiglitazone) possono essere utilizzati in monoterapia o assieme ad altri farmaci antidiabetici. I Glitazoni agiscono determinando una riduzione dell'insulino-resistenza a livello tissutale, soprattutto a livello dei tessuti adiposi, del muscolare scheletrico e del fegato (riduzione della produzione epatica di glucosio); i farmaci inibitori: dell'alfa-glucosidasi, del trasportatore sodio-glucosio di tipo 2 e della dipeptidil-peptidasi 4.
Ognuna di queste classi di farmaci possiede delle controindicazioni, tra le controindicazioni principali più comuni ci sono: l'insufficienza renale medio-

severa, l'interferenza con l'assunzione di altri farmaci (riduzione o amplificazione dell'effetto di altri farmaci presenti in terapia), l'insufficienza epatica severa (cirrosi), l'infarto del miocardio, le infezioni severe (piede infetto) e il diabete gestazionale.

16.11 L'insulina

Per quanto riguarda l'insulina dobbiamo sapere che:
"un ormone proteico secreto dalle cellule beta delle isole di Langerhans del pancreas, che stimola l'assunzione del glucosio nelle cellule muscolari e adipose e, insieme al glucagone, partecipa alla regolazione dei livelli ematici di glucosio".

La somministrazione di insulina rimpiazza la carenza di questo ormone, che è assoluta nel paziente con diabete mellito di tipo 1 e relativa nel paziente con diabete mellito di tipo 2. Inizialmente si utilizzavano forme bovine e porcine per sintetizzare questo ormone, ma a causa delle importanti reazioni di sensibilizzazione e allergiche, intorno agli anni '80, vennero sostituite con insulina prodotta da ceppi batterici modificati a livello genetico, in grado di sintetizzare insulina umana. Attualmente in commercio esistono vari tipi di insuline, come mostrato in Figura 16.11.1. La differenza che esiste tra le insuline, dipende da una semplice modificazione di alcune parti della struttura proteica. Le insuline si distinguono in:

- analoghi ultrarapidi (lispro, aspart);

- rapide (o normali);

- semilente;

- Neutral protamine Hagedorn (NpH);

- lente;

- ultralente;

- altre combinazioni pre-miscelate delle precedenti.

Quando viene somministrata l'insulina si deve considerare la presenza, in ogni farmaco, di tre tempi:

1. un tempo di latenza: intervallo tra la somministrazione e l'inizio dell'effetto terapeutico;

2. un tempo di picco: intervallo tra la somministrazione e il massimo effetto terapeutico;

3. una durata d'azione: intervallo tra la somministrazione e la scomparsa dell'effetto terapeutico.

Le dosi della terapia sono regolate principalmente in base a 3 fattori: glicemia pre-prandiale, attività fisica e assunzione o meno del pasto. Il rispetto

TIPO	TEMPO DI LATENZA	TEMPO DI PICCO	DURATA D'AZIONE
Insulina umana ad azione rapida (Actrapid; Humulin R)	30-60 minuti	2-3 ore	5-8 ore
Analoghi dell'insulina ad azione rapida (Lispro:Humalog; Aspart:Novorapid; Glulisina: Apidra)	5-15 minuti	30-90 minuti	5 ore
Insulina umana ad azione intermedia (insulina umana NPH: Protaphane; Humulin I)	2-4 ore	4-10 ore	10-16 ore
Insulina umana lenta (Humulin L; Monotard)	2-4 ore	4-12 ore	12-18 ore
Insulina umana ultralenta (Humulin U; Ultratard)	6-10 ore	10-16 ore	18-24 ore
Analoghi dell'insulina umana ad azione ritardata (Glargine: Lantus; Detemir: Levemir)	2-4 ore	Senza picco	20-24 ore

Figura 16.11.1: Insuline più utilizzate.

dell'intervallo insulina-pasto è una delle regole più importanti per un buon controllo glicemico post-prandiale. Ogni tipo di insulina ha un suo tempo di latenza, tempo di picco e durata d'azione. L'insulina regolare ad esempio deve essere somministrata almeno 20-30 minuti prima del pasto, mentre gli analoghi dell'insulina ad azione rapida di norma vengono dati subito prima del pasto e in alcuni casi particolari (come in pazienti con anoressia, vomito, anziani, ecc...) anche 5-15 minuti dopo. L'insulina ad azione lenta viene somministrata due volte al giorno, una al mattino e una alla sera, questo per garantire un controllo glicemico durante tutto l'arco delle 24 ore.

16.11.1 La conservazione e la somministrazione dell'insulina

Data la particolare sensibilità della struttura proteica dell'insulina è richiesta una notevole attenzione sia per quanto riguarda la conservazione che la somministrazione. Una corretta conservazione prevede il rispetto di una determinata temperature, in quanto notevoli variazioni di quest'ultima possono causare il degradamento dell'insulina, perciò non deve essere conservata a temperature inferiori ai 2°C (temperature troppo basse determinano la formazione di cristalli e aggregati che alterano l'efficacia dell'insulina) o superiori ai 30°C (temperature troppo elevate diminuiscono l'attività biologica del farmaco e quindi la sua efficacia). Le confezioni nuove devono essere conservate in frigorifero, tra i 4°C e gli 8°C, in uno scomparto non troppo freddo (ad esempio quello utilizzato per la frutta e la verdura) e per un periodo di tempo non troppo lungo (devono essere sempre controllate le date di scadenza presenti sul contenitore). I flaconi, le cartucce, le penne usa e getta di insulina che sono in uso, devono essere tenuti al riparo dalla luce diretta (l'esposizione ai raggi ultravioletti altera le strutture molecolari) e a temperatura ambiente, ossia tra 18°C e i 25°C, in questo modo i contenitori in uso si mantengono funzionalmente integri per un mese, passato questo periodo di tempo, se non vengono utilizzati per intero, devono essere eliminati e sostituiti. Quando deve essere somministrata la terapia al paziente, il farmaco deve essere tolto dal frigorifero almeno un'ora prima. La somministrazione dell'insulina avviene per via sottocutanea. Gli strumenti utilizzati per eseguire la punzione sono: le siringhe (da 100 UI (1 mL), da 50 UI (0.5 mL) o da 30 UI (0.3 mL)), gli iniettori a penna (solo per uso personale) o le pompe insuliniche. Durante la preparazione dell'insulina alcune tipologie possono essere mescolate tra loro e successivamente iniettate, altre invece come l'insulina rapida e l'insulina isofano che possono essere conservate o somministrate subito, se vengono mescolate producono una riduzione notevole del loro effetto. Inoltre esistono insuline che non possono essere miscelate con nessun'altra insulina, perché la loro unione determinerebbe la precipitazione della miscela (un esempio di insulina non mescolabile con altre è la Lantus).

16.11.2 Le complicanze, le sedi e le tecniche di iniezione della terapia insulinica

Le complicanze della terapia insulinica sono: le ipoglicemie, le reazioni di ipersensibilità locali, le lipodistrofie e la resistenza all'insulina.

Le sedi della somministrazione sottocutanea sono: l'addome (da eseguire ad una distanza di 2-3 cm dall'ombelico, prestando attenzione a non spostarsi lateralmente dove il sottocute tende a ridursi), il braccio (a livello del deltoide, cioè tra il gomito e la spalla esternamente, dove il sottocute è sufficientemente spesso per evitare di urtare il muscolo), le cosce (le parti anteriori e laterali delle cosce), i glutei (il quadrante supero-esterno, prestando particolare attenzione a non toccare il nervo sciatico). L'addome è indicato per le insuline ad assorbimento veloce (insulina rapida, rapidissima e pre-miscelate), le braccia richiedono insuline con assorbimento medio-veloce (insuline intermedie e a durata protratta), per le cosce sono indicate le iniezioni di insuline intermedie e a durata protratta, infine, per i glutei l'assorbimento è lento e come per le cosce sono indicate le insuline intermedie e a durata protratta. Per evitare o ridurre il fenomeno delle lipodistrofie sottocutanee (alterazioni del metabolismo lipidico a livello del sito di iniezione dell'insulina, che si presentano come una massa circoscritta di tessuto fibroadiposo) è opportuno controllare sempre i siti di iniezione e ruotare le sedi (addome, gambe, glutei e braccia), i lati (destra e sinistra) e le posizioni all'interno del sito stesso (spostandosi di circa 1 cm dal punto della precedente iniezione) per evitare ripetuti traumi del tessuto.

Le tecniche di iniezione cambiano in base alla lunghezza dell'ago, fino a 5 mm l'ago viene posizionato a 90° rispetto alla sede di iniezione, oltre i 5 mm si posiziona l'ago a 45° e si utilizza la "tecnica della plica" (pizzicamento di una parte di pelle tra l'indice, il pollice e il medio). In quest'ultima tecnica si deve far attenzione a sollevare solamente la pelle e il tessuto sottocutaneo, non includendo mai il muscolo.

16.12 L'infermiere e la preparazione al prelievo capillare

La procedura standard per la preparazione del prelievo capillare prevede la fase dell'accertamento, seguita dalla preparazione del materiale occorrente, e la successiva attuazione secondo il rispetto dei protocolli.

L'accertamento prevede: la presenza della prescrizione medica e l'individuazione della tipologia dell'indagine da effettuare, l'identificazione dell'identità del paziente, la valutazione delle condizioni e del livello di pulizia della cute del paziente nel potenziale sito di punzione (ad esempio evitare zone con: lipodistrofie, ematomi, escoriazioni, ecc...), la valutazione delle condizioni della circolazione sanguigna dell'assistito, la valutazione del livello di comprensione (spiegare al paziente le fasi e l'utilità della manovra che si sta per eseguire, affinché egli comprenda pienamente ciò che verrà effettuato) e di collaborazione dell'assistito, l'identificazione di eventuali allergie (possibili allergie alle sostanze disinfettanti o ai guanti) o della presenza di una belonefobia (paura degli aghi) e il rispetto della privacy dell'assistito.

Una volta eseguito l'accertamento, l'infermiere reperisce tutti i materiali necessari per l'esecuzione della misurazione. I materiali che servono per il rilevamento sono riassumibili in: cotone, disinfettante, garze sterili, guanti monouso, traversa assorbente, lancette sterili, glucometer, strisce reattive per il test della glicemia e un contenitore per taglienti.

L'attuazione della misurazione prevede l'esecuzione di vari step:

1. Effettuare il lavaggio delle mani;

2. Detergere la zona prima di pungere;

3. Massaggiare delicatamente la sede della punzione scelta (per aumentare l'afflusso di sangue);

4. Accendere il glucometer e verificare che non si visualizzino errori nel display;

5. Predisporre la striscia reattiva nel glucometer;

6. Indossare i guanti monouso;

7. Pungere la parte laterale del polpastrello, asciugare la prima goccia di sangue e comprimere delicatamente l'area adiacente al sito di punzione per favorire l'uscita della seconda goccia di sangue (quest'ultima è quella utile per la rilevazione) che deve essere appoggiata sull'estremità della striscia reattiva;

8. Tamponare con un batuffolo di cotone sopra al sito di punzione (senza strofinare);

9. Rilevare dal glucometer il valore della glicemia;

10. Registrare il valore rilevato nella scheda personale dell'assistito, scrivendo a fianco, data e ora della misurazione;

11. Comunicare il risultato al paziente e nel caso sia necessario anche al medico curante;

12. Smaltire il materiale utilizzato;

13. Rimuovere i guanti;

14. Effettuare l'igiene delle mani;

15. Ripristinare il materiale.

16.13 L'insegnamento all'auto-somministrazione

L'insegnamento dell'auto-somministrazione dell'insulina deve iniziare non appena viene stabilita la necessità di iniziare la terapia insulinica. La prima fase dell'insegnamento consiste nello spiegare, sia attraverso l'utilizzo di istruzioni verbali che di pratiche dimostrative, al paziente e a un suo familiare, la tecnica dell'iniezione, in quanto quest'ultima risulta essere uno dei problemi più grandi per il paziente (l'utilizzo delle penne per insulina può facilitare molto questo compito). Successivamente una volta appresa la tecnica dell'iniezione, si insegna la tecnica di caricamento e la rotazione delle sedi, mostrando contestualmente al paziente come selezionare l'area della cute in ognuna delle zone idonee alla somministrazione.

L'insieme delle azioni da effettuare durante l'insegnamento all'autosomministrazione sono riassumibili in:

1. Insegnare a eseguire il lavaggio delle mani e a indossare i guanti monouso prima della procedura;

2. Consegnare al paziente la penna o la siringa caricata con la dose di insulina prescritta (spiegare al paziente la procedura se viene fatta da noi);

3. Insegnare a disinfettare la zona prescelta con movimenti circolari, dal centro verso l'esterno. Se il paziente è magro far sollevare una plica di tessuto tra pollice e indice;

4. Insegnare a come prendere la plica di tessuto, quindi in base alla costituzione dell'assistito indirizzare l'ago a 45° o a 90° rispetto al piano orizzontale della superficie cutanea del paziente. Quando il paziente è normopeso o sottopeso è consigliata la punzione con ago posizionato a 45°, mentre se il paziente è obeso o sovrappeso la punzione dovrebbe avvenire con ago posizionato a 90°;

5. Spiegare l'atto di pungere: la manovra di punzione deve avvenire con una presa salda e un colpo deciso, una volta che l'ago è penetrato nel sottocute la somministrazione del farmaco deve essere lenta e continua. Durante l'iniezione del farmaco la plica deve essere sempre tenuta ben salda (per evitare la percezione della sensazione dolorosa) e, al termine dell'erogazione, è necessario attendere almeno 10 secondi prima di estrarre l'ago velocemente, infine dopo aver rilasciato il tessuto si deve esercitare un leggero tamponamento (senza eseguire il frizionamento post-iniezione). La manovra di Lesser, cioè il tirare indietro lo stantuffo per verificare se si è in vena, non deve mai essere effettuata quando si somministra l'insulina. La tecnica di Lesser deve essere effettuata soltanto nel caso di farmaci iniettati in intramuscolo e a base di lidocaina, in quanto quest'ultimi essendo farmaci con azione sia di anestetico che antiaritmico non devono essere mai irrorati direttamente nel torrente circolatorio;

6. Insegnare a smaltire correttamente la siringa, togliere i guanti e lavare le mani accuratamente.

16.14 L'accertamento iniziale

Durante la fase dell'accertamento iniziale è importante l'anamnesi dell'assistito, in quanto permette di identificare se sono già presenti i sintomi tipici del diabete mellito, quali: poliuria, polidipsia, polifagia, astenia, affaticamento, lenta guarigione delle ferite, aumento dell'incidenza delle infezioni e prurito. Oltre alla valutazione dei sintomi fisici manifestati dall'assistito l'infermiere deve anche valutare la presenza dei problemi psico-sociali associati alla patologia, nonché osservare la reale adesione al trattamento terapeutico e all'autocontrollo glicemico.

Dopo la fase dell'accertamento viene eseguito l'esame fisico, quest'ultimo permette la rilevazione della presenza di:

- neuropatie ed arteriopatie periferiche;

- visus alterato (associato a retinopatia);

- piede diabetico;

- parestesie degli arti (in particolare la sensibilità dei piedi);

- alterazioni della cute e della bocca.

Gli esami di laboratorio vengono eseguiti come completamento della procedura di accertamento. I principali valori acquisiti sono: la glicemia, la glicosuria, la proteinuria, il profilo lipidico e l'HbA1c.

16.15 Le diagnosi Infermieristiche associate a persona con diabete mellito

1. Rischio di gestione inefficace del regime terapeutico, correlato a insufficiente conoscenza del diabete mellito, dell'automonitoraggio glicemico, della terapia farmacologica, della dieta, dell'ipoglicemia, del controllo del peso corporeo, della cura del piede, dei segni e dei sintomi di complicanze e della possibilità di eseguire corsi ambulatoriali per persone diabetiche;

2. Nutrizione alterata (superiore al fabbisogno), correlata ad assunzione eccessiva rispetto al consumo energetico avuto per l'esecuzione delle attività, a deficit di conoscenze o a coping inefficace;

3. Rischio di ipovolemia correlato a poliuria e disidratazione;

4. Alterazione dello stato nutrizionale, correlato alla presenza di disequilibrio tra quantità di insulina somministrata, alimentazione e attività fisica svolta;

5. Insufficiente conoscenza della patologia diabetica e delle pratiche di autocura;

6. Potenziale deficit di autocura correlato a problemi di carattere fisico o sociale;

7. Ansia correlata alla paura di perdere il controllo, a non saper autocurarsi, alle complicanze.

D.I.: Rischio di gestione inefficace del regime terapeutico, correlato a insufficiente conoscenza del diabete mellito, dell'automonitoraggio glicemico, della terapia farmacologica, della dieta, dell'ipoglicemia, del controllo del peso corporeo, della cura del piede,

dei segni e dei sintomi di complicanze e della possibilità di eseguire corsi ambulatoriali per persone diabetiche:

NOC: L'assistito aderisce al piano terapeutico e partecipa attivamente a decisioni che riguardano la sua salute.

NIC: Insegnare all'assistito e ai familiari la gestione del diabete mellito (alimentazione, esercizio fisico e terapia farmacologica), con l'obiettivo di mantenere adeguati livelli di glicemia, PA e lipidi ematici. Discutere con l'assistito e con i familiari delle possibili conseguenze e eventuali complicanze associate al diabete mellito. Illustrare i segni e i sintomi collegati all'iper-ipoglicemia. Educare all'automonitoraggio glicemico. Insegnare all'assistito e ai familiari la modalità di somministrazione dell'insulina. Educare l'assistito riguardo la dieta e l'importanza dell'esercizio fisico e del mantenimento di un peso corporeo ideale. Spiegare all'assistito l'importanza della cura del piede e dell'elevato rischio di lesioni connesse, in caso di trattamento non adeguato. Insegnare all'assistito e ai familiari quando rivolgersi agli operatori sanitari e consigliare la partecipazione agli incontri effettuati dalle associazioni.

D.I.: *Nutrizione alterata (superiore al fabbisogno), correlata ad assunzione eccessiva rispetto al consumo energetico avuto per l'esecuzione delle attività, a deficit di conoscenze o a coping inefficace:*

NOC: L'assistito mostrerà di aver appreso misure idonee al mantenimento del peso corporeo e mostrerà adeguate conoscenze riguardo i corretti comportamenti alimentari.

NIC: Aumentare la consapevolezza dell'assistito per quanto riguarda i comportamenti che possono provocare l'eccessiva assunzione di alimenti. Insegnare all'assistito le strategie comportamentali per diminuire l'assunzione di calorie.

16.16 Il piede diabetico

16.16.1 Definizioni

Nel 1998 l'OMS definì il piede diabetico come:
"condizione d'infezione, ulcerazione e/o distruzione di tessuti profondi associate ad anomalie neurologiche e a vari gradi di vasculopatia periferica degli arti inferiori".
Nel 2003, l'International Working Group of Diabetic Foot ha definito il piede diabetico come:
"un piede con alterazioni anatomo-funzionali determinate dall'arteriopatia occlusiva periferica o dalla neuropatia diabetica".

16.16.2 Epidemiologia

Secondo recenti studi epidemiologici il diabete provoca nel 15% dei casi complicanze ulcerative, e nell'85% dei casi amputazioni non traumatiche degli arti inferiori. I pazienti diabetici con ulcere degli arti inferiori hanno una mortalità doppia rispetto ai pazienti diabetici che non le hanno, infatti l'amputazione dell'arto e la setticemia sono due importanti complicanze del diabete che possono mettere a serio rischio la vita del paziente, anticipandone il decesso. Ad oggi attraverso l'utilizzo di un approccio multidisciplinare, è possibile salvare dalle amputazioni il 90-95% dei pazienti con ulcera del piede diabetico.

16.16.3 Eziopatogenesi

Le cause principali della formazione del piede diabetico sono dovute a complicanze croniche sia micro che macro-angiopatiche, con un ruolo principale assunto dal piede diabetico neuropatico (viene colpito da questa condizione oltre il 50% dei pazienti diabetici e la causa associata alla sua insorgenza è la presenza di alterati livelli di glucosio nel sangue che danneggiano il nervo) e dal piede neuroischemico (connesso a riduzione del flusso sanguigno all'interno del sistema vascolare degli arti inferiori). Sia il piede neuropatico che neuroischemico aumentano il rischio di insorgenza di necrosi e gangrena. Si veda, per un approfondimento delle differenze tra piede neuropatico e neuroischemico, la Figura 16.16.1.

L'ulcera del piede diabetico può essere associata a fattori quali: calzature non idonee, oggetti all'interno della scarpa, cadute e traumi esterni, limitata motilità articolare, deformità del piede, scarsa adesione alle cure, trascuratezza e scarsa educazione sanitaria. Si veda per un approfondimento la Figura 16.16.2.

Parametri	Neuropatico	Neuroischemico
Aspetto	Deforme	Atrofico
Colore	Rossastro	Pallido
Cute	Ipercheratosica	Sottile
Temperatura	Aumentata	Ridotta
Polsi periferici	Presenti	Ridotti-assenti

Figura 16.16.1: Diagnosi Differenziale tra piede diabetico neuropatico e piede neuroischemico.

16.16.4 Classificazione delle lesioni e trattamento

Per poter effettuare un accurato inquadramento diagnostico e intervenire nel modo migliore possibile è necessario effettuare la classificazione di Wagner o la Texas Wound Classification System per individuare le caratteristiche dell'ulcera. La classificazione di Wagner, riportata in Figura 16.16.3,

Ulcera	Neuropatica	Neuroischemica (o vascolare)
Sede	Plantare, teste metatarsali	Alluce, tallone, spazi interdigitali
Aspetto	Irregolare con bordi duri	A stampo
Dolore	Assente	Presente
Cute perilesionale	Ipercheratosica	Atrofica
Infezioni	Frequenti	Possibili

Figura 16.16.2: Diagnosi Differenziale tra ulcera neuropatica e ulcera neuroischemica.

è basata su tre parametri: profondità dell'ulcera, estensione della necrosi e grado di infezione. La classificazione della Texas Wound Classification

La classificazione di Wagner	
Classe 0	Assenza di ulcerazioni attive; eventuale edema, deformità, cellulite e lesioni pre-ulcerative.
Classe 1	Ulcera superficiale.
Classe 2	Ulcera profonda senza infezione, fino al tendine, capsula articolare e osso.
Classe 3	Ulcera profonda con ascesso, osteomielite, artrite settica.
Classe 4	Gangrena localizzata alle dita o ad un tallone.
Classe 5	Gangrena di tutto il piede o di una porzione significativa.

Figura 16.16.3: La classificazione di Wagner.

System, riportata in Figura 16.16.4, comprende sia i piani anatomici interessati dalla necrosi sia la condizione clinica. Il trattamento delle lesioni ha come obiettivo la guarigione, per quanto riguarda il piede diabetico neuropatico tale obiettivo è raggiungibile attraverso: cura locale della lesione secondo i principi del TIME, utilizzo di medicazioni avanzate, debridement (effettuato dal personale sanitario e utilizzato per rimuovere l'ipercheratosi che circonda la lesione), scarico della lesione, trattamento clinico di eventuali infezioni (antibiotici per via sistemica), compliance del paziente e

	Grado 0	Grado 1	Grado 2	Grado 3
Stadio A	Zona non ulcerata o completamente riepitelizzata.	Ulcera superficiale che non coinvolge tendini, capsule o ossa.	Ulcera penetrante in tendini o capsule o capsule e ossa.	Ulcera penetrante in ossa o articolazioni.
Stadio B	Presenza di infezione.	Presenza di infezione.	Presenza di infezione.	Presenza di infezione.
Stadio C	Presenza di ischemia.	Presenza di ischemia.	Presenza di ischemia.	Presenza di ischemia.
Stadio D	Presenza di infezione e ischemia.	Presenza di infezione e ischemia.	Presenza di infezione e ischemia.	Presenza di infezione e ischemia.

Figura 16.16.4: La classificazione della Texas Wound Classification System.

della famiglia con il team interdisciplinare e multiprofessionale. La cura del piede neuroischemico ha come obiettivo la rivascolarizzazione e tale scopo è raggiungibile attraverso l'utilizzo di medicazioni in grado di controllare la carica batterica (in caso di necrosi è sconsigliato l'uso di idrogel e collagenasi). Se l'esito della rivascolarizzazione risulterà essere positivo, il nuovo obiettivo sarà la guarigione completa, altrimenti l'obiettivo sarà orientato verso una condizione di stabilità.

La medicazione sia della lesione diabetica neuropatica che di quella neuroischemica deve rispettare alcune caratteristiche: essere una barriera per eventuali agenti esterni, non aderire al letto della ferita, garantire l'isolamento termico, minimizzare il dolore procedurale, mantenere umido l'ambiente in caso di ulcera neuropatica, mantenere asciutto l'ambiente in caso di ulcera ischemica, gestire la produzione di essudato e avere un buon rapporto costo/beneficio.

La cura della lesione deve sempre includere la continua prevenzione delle recidive e l'educazione terapeutica del paziente e del caregiver.

Il team interdisciplinare e multiprofessionale prende in carico il paziente e lo accompagna, attraverso il follow-up e per tutta la durata della sua vita.

16.16.5 Le caratteristiche del piede sano e le indicazioni pratiche per prevenire le lesioni del piede

Le caratteristiche del piede sano sono: pelle intatta, rosa, liscia, morbida e ricoperta di peli sul dorso (negli uomini). Le unghie sono: corte, curate, con margini lisci quadrati e ben limati. Al tatto è possibile percepire il calore e la morbidezza delle mani. Le indicazioni pratiche per prevenire le lesioni del piede nel paziente diabetico sono:

1. Lavare i piedi tutti i giorni con un sapone a pH fisiologico, l'acqua utilizzata deve essere tiepida (37°C circa) e la temperatura deve essere prima controllata con il gomito o comunque con una parte del corpo non colpita dalla neuropatia, oppure con un termometro ad acqua. I piedi devono rimanere immersi nell'acqua per un tempo massimo di 5 minuti, questa accortezza evita il rammollimento della pelle. Quando possibile è preferibile immergere i piedi sotto l'acqua corrente piuttosto che effettuare un pediluvio, ovviamente sempre dopo aver verificato la temperatura dell'acqua. Alla fine del lavaggio è importante asciugare bene i piedi con un asciugamano morbido, facendolo passare anche tra gli spazi interdigitali e indossare le calze soltanto quando i piedi sono ben asciutti.

2. Utilizzare una crema idratante sui piedi puliti e asciutti e mai tra gli spazi interdigitali, applicandola soprattutto a livello del tallone, per evitare che la pelle diventi troppo secca. Quando si sceglie la crema da utilizzare è meglio evitare quelle a base di: olio per il corpo, talco o deodoranti a base alcolica.

3. Tagliare le unghie quando necessario, con un taglio che sia pari all'apice del dito di appartenenza. E' preferibile utilizzare forbici a punta arrotondata e lime di cartone, per evitare di provocare ferite che pos-

sono poi infettarsi. Gli strumenti da non utilizzare sono: forbici, forbicine a punta aguzza, lime metalliche e pinze.

4. Osservare i piedi con attenzione tutti i giorni, utilizzando anche uno specchio se necessario. Ispezionare il dorso, la pianta del piede e gli spazi interdigitali. Esaminare sempre l'interno delle scarpe prima di indossarle.

5. Verificare ogni cambiamento di colore della pelle, soprattutto tra le dita.

6. Verificare la presenza di callosità o duroni e, nel caso in cui siano presenti, rimuoverli ricorrendo a un podologo. Non usare mai: callifughi, materiali taglienti, lime metalliche, forbici o limette varie.

7. Consultare sempre l'equipe diabetologica per ricercare insieme la causa della formazione di calli, duroni, ipercheratosi, abrasioni, fissurazioni, vesciche, bolle, ferite, infezioni o l'insorgenza di qualunque cambiamento rispetto alla norma.

8. Alcune precauzioni sono: non indossare mai le scarpe senza calze, non camminare mai a piedi nudi. Nel caso si senta freddo ai piedi usare calze di lana e pantofole calde, non avvicinare mai i piedi a fonti di calore quali: radiatori, stufe elettriche, borse di acqua calda, fuoco del camino o scaldini elettrici.

9. Guida all'acquisto di calze e scarpe: scegliere calze in fibra naturale (cotone, lana) e cambiarle spesso, evitare l'uso di tessuti sintetici e calze con cuciture troppo sporgenti, non usare calze con rammendi o con elastici che comprimono il polpaccio o la gamba. Scegliere scarpe morbide a punta larga con lacci, non indossare per più di un'ora al giorno le scarpe nuove, acquistare le scarpe nel tardo pomeriggio con i

piedi al massimo volume, non indossare scarpe troppo strette o troppo grandi.

17 Il piano di assistenza ad un paziente di 62 anni affetto da carcinoma polmonare in fase terminale a domicilio

I tumori polmonari possono essere distinti in "primitivi" e "secondari", quest'ultimi sono più frequenti e rappresentano le estensioni o le metastasi di altri organi. I tumori primitivi sono benigni nel 5% dei casi e maligni nel 95% dei casi. La trasformazione neoplastica è causata da un danno genetico, e le caratteristiche della cellula tumorale dipendono dal tipo di mutazione creatasi a livello del DNA.

17.1 L'eziopatogenesi

Le cause che sono più frequentemente associate all'instaurarsi del tumore polmonare sono il fumo di sigaretta attivo e passivo, la presenza di radon all'interno delle abitazioni o nei luoghi di lavoro, lo smog e l'inquinamento atmosferico prodotto dalla combustione dei derivati del petrolio, quindi le lavorazioni che comportano l'uso di metalli pesanti (nichel, cromo, ecc...) e di sostanze radioattive. Il radon aumenta il rischio di insorgenza di tumori nei soggetti fumatori di circa 25 volte, in quanto quest'ultimi possiedono dei tessuti polmonari che intrappolano facilmente le particelle di questo gas. Le malattie croniche irritative preesistenti nei polmoni, come ad esempio le bronchiti croniche, sono dei fattori di rischio per l'insorgenza del tumore polmonare.

17.2 L'accertamento iniziale

I dati di base dell'accertamento dipendono dagli organi coinvolti dalle metastasi e dallo stadio della neoplasia. L'accertamento iniziale comprende: la raccolta dei dati anagrafici del paziente, la storia clinica e la rilevazione dei sintomi presenti. I sintomi che solitamente vengono rilevati nei pazienti con carcinoma polmonare sono: tosse con relativa frequenza e intensità, emottisi (osservarne le caratteristiche e la quantità), dispnea (informarsi quando insorge e osservarne le caratteristiche), disfagia (se compressione esofagea), atelettasia, polmonite, dolore toracico (la sede e le caratteristiche), dimagrimento (informarsi dal paziente se ha notato perdita di peso e se si in quanto tempo), astenia (informarsi se l'appetito ha subito variazioni e se è comparsa stanchezza, nausea, vomito), paralisi diaframmatica, alterazione della voce (se vi è interessamento del nervo laringeo ricorrente), miosi o ptosi palpebrale (se colpita l'innervazione simpatica), dolore neuropatico o parestesie (quando viene colpito il plesso brachiale) e dolore scheletrico (se presenti metastasi ossee).

17.3 Le diagnosi infermieristiche associate a paziente con carcinoma polmonare in fase terminale

1. Dolore acuto o cronico correlato al processo degenerativo e alle terapie;

2. Nutrizione inferiore al fabbisogno correlato a cachessia, anoressia, malassorbimento e aumentato fabbisogno metabolico provocato dal tumore;

3. Senso di impotenza connesso al passaggio dallo stato curativo allo stato palliativo;

4. Rischio di gestione inefficace del regime terapeutico correlato a insufficiente conoscenza dell'assistenza domiciliare e della disponibilità dei servizi territoriali, a inadeguata formazione, a insufficiente conoscenza della malattia da parte dei familiari e del caregiver, della gestione del dolore, dei segni e sintomi di complicanze;

5. Lutto correlato a malattia terminale, imminenza della morte, perdite funzionali e chiusura in se stesso, senso di abbandono da parte degli altri;

6. Alterazione dell'eliminazione intestinale correlata a diminuita mobilità intestinale secondaria a farmaci narcotici, inattività o alimentazione;

7. Compromissione della integrità cutanea conseguente a immobilizzazione causata dal dolore, dall'astenia e dalla malnutrizione;

8. Liberazione inefficace delle vie aeree correlata a diminuita capacità di espettorare le secrezioni, secondaria ad astenia, aumento della viscosità e dolore;

9. Mancanza di speranza, correlata a perdite funzionali gravi o morte imminente.

D.I.: Dolore acuto o cronico correlato al processo degenerativo e alle terapie:

NOC: L'assistito riferirà la progressiva riduzione dell'intensità del dolore dopo l'attuazione degli interventi antalgici.

NIC: Aiutare a identificare la fonte del dolore in quanto può non essere correlato al tumore. L'origine del dolore può essere legato all'immobilità, ai muscoli, alla linea infusiva, al versamento pleurico, alla presenza di ostruzione, ecc... Valutare l'efficacia della terapia farmacologica antalgica (antinfiammatori, oppioidi, ecc...). Individuare e gestire tempestivamente gli episodi acuti di dolore, somministrando se necessario la terapia antalgica e tenendo sempre in considerazione le preferenze del paziente per quanto riguarda la via di somministrazione. Monitorare prima e dopo la somministrazione della terapia i PV (in particolare la FC).

D.I.: Nutrizione inferiore al fabbisogno correlato a cachessia, anoressia, malassorbimento e aumentato fabbisogno metabolico provocato dal tumore:

NOC: L'assistito mantiene un corretto stato nutrizionale e un adeguato peso corporeo.

NIC: Insegnare all'assistito a evitare durante i pasti la visione, gli odori e i suoni sgradevoli. Fornire cibi che sono graditi all'assistito, tenendo conto che devono contestualmente essere ben tollerati e ricchi di calorie e proteine. Incentivare a consumare pasti frequenti, ma in piccole quantità. Tenere sotto controllo nausea e vomito somministrando farmaci antiemetici e, se necessario, somministrare la NPT o la Nutrizione Enterale (NE).

D.I.: Senso di impotenza connesso al passaggio dallo stato curativo allo stato palliativo:

NOC: L'assistito conosce e utilizza i suoi punti di forza, inoltre mostra un'oggettiva riduzione del senso di impotenza.

NIC: Aiutare l'assistito ad identificare i punti di forza e a programmare le attività in modo da adeguarle alle proprie risorse. Educare alla risoluzione dei problemi, suddividendo le attività in ordine di priorità: cose da risolvere ora, cose che richiedono più tempo e cose che non si possono cambiare. Coinvolgere l'assistito sulle decisioni inerenti il proprio piano di assistenza. Promuovere la comunicazione dei sentimenti e delle preoccupazioni con i propri familiari e con l'equipe sanitaria. Se non è disponibile un sostegno familiare, identificare le risorse che sono presenti nel territorio e proporre all'assistito la possibilità di risiedere all'interno di una struttura per lungodegenti o altrimenti di fare riferimento in caso di necessità al servizio sociale presente nel territorio.

D.I.: Rischio di gestione inefficace del regime terapeutico correlato a insufficiente conoscenza dell'assistenza domiciliare e della disponibilità dei servizi territoriali, a inadeguata formazione, a insufficiente conoscenza della malattia da parte dei familiari e del caregiver, della gestione del dolore, dei segni e sintomi di complicanze:

NOC: Il paziente e il caregiver sono in grado di riconoscere i segni e sintomi di complicanze e sanno gestire il regime terapeutico.

NIC: Informare l'assistito dei bisogni che potrebbero insorgere in regime di assistenza domiciliare. Eseguire gli interventi di assistenza sanitaria: cura delle LDP e delle ferite, gestione della sonda per alimentazione e della stomia. Reperire strumenti e materiali necessari per: l'ossigenoterapia, l'aspirazione delle vie aeree, le infusioni endovenose e per tutte quelle attività richieste per l'esecuzione dell'assistenza personalizzata. Garantire l'esecuzione di procedure corrette, sia in termini di posizionamenti (utilizzo delle tecniche di mobilizzazione e di strategie per la prevenzione delle lesioni) che di alimentazione e igiene personale dell'assistito. Insegnare la modalità di esecuzione degli interventi di assistenza domiciliare, effettuando dimostrazioni pratiche delle procedure, con successiva valutazione di quanto appreso dall'assistito e dal caregiver, attraverso una loro dimostrazione pratica. Insegnare al caregiver le procedure e lo strumentario da utilizzare per la somministrazione degli antidolorifici, inoltre insegnare a saper rilevare i segni e sintomi di complicanze che devono essere poi riferiti agli operatori sanitari, come le modificazioni dello stato mentale, l'aumento della dispnea e del dolore, la presenza di edemi o l'insorgenza di lesioni. Monitorare l'eventuale comparsa di segni e sintomi di intossicazione da oppioidi. Inviare l'assistito ai servizi territoriali, qualora i familiari abbiano necessità di un aiuto nello svolgimento di alcune attività di gestione domiciliare. Incoraggiare ad esprimere dubbi, preoccupazioni e sentimenti per ottenere un rinforzo positivo e, in caso di necessità, un supporto da parte di figure professionali specializzate, come psicologi e assistenti sociali. Attivare un piano personalizzato di assistenza domiciliare. Un'equipe multiprofessionale si impegnerà a recarsi al domicilio dell'assistito in giorni prestabiliti, garantendo comunque l'assistenza anche nei casi di necessità, attraverso la consegna del recapito degli operatori e della struttura Hospice presente nel territorio.

D.I.: Lutto correlato a malattia terminale, imminenza della morte, perdite funzionali e chiusura in se stesso, senso di abbandono da parte degli altri:

NOC: L'assistito mostra di aver accettato la sua nuova condizione, inoltre non si chiude in se stesso e non si sente abbandonato dagli altri.

NIC: Garantire all'assistito e ai familiari la possibilità di esprimere e discutere i propri sentimenti con chiarezza. Spiegare all'assistito e alla sua famiglia la normalità delle sensazioni di lutto e perdita che stanno provando. Migliorare il coping (strategia di adattamento messa in atto dalle persone quando devono affrontare problemi di natura emotiva e interpersonale) dell'assistito e della sua famiglia. Aiutare l'assistito a riconoscere ed accettare la morte imminente, rispondendo con sincerità a tutte le sue domande. Promuovere l'elaborazione del lutto in relazione alla sue fasi: negazione, rifiuto, rabbia, negoziazione, depressione e accettazione. Promuovere la speranza attraverso un'assistenza premurosa, il sollievo dal disagio e il sostegno.

D.I.: Mancanza di speranza, correlata a perdite funzionali gravi o morte imminente:

NOC: L'assistito esercita un autocontrollo sui sentimenti di depressione, mostra speranza e un miglioramento della qualità di vita.

NIC: Discutere con chiarezza e onestà in merito alla situazione clinica in cui si trova il paziente. Orientare l'assistito ad identificare fonti di speranza alternative: relazioni, fede, compito da portare a termine. Infondere un senso di fiducia, non facendo mai sentire, sia l'assistito che la sua famiglia, il senso di abbandono a se stessi, ma anzi far percepire di essere aiutati e seguiti in ogni fase del percorso della malattia. Porsi tra i risultati attesi il miglioramento della qualità del fine vita dell'assistito. Far acquisire ai familiari e al caregiver le capacità necessarie per gestire autonomamente il regime terapeutico e per riconoscere la presenza di eventuali segni e sintomi di complicanze.

Gli obiettivi principali dell'identificazione della persona in fin di vita sono: l'attivazione tempestiva delle cure palliative e l'individuazione delle persone che posso essere traferite e trattate dal domicilio all'Hospice. L'OMS definisce le cure palliative come: "un approccio che migliora la qualità della vita dei pazienti e delle loro famiglie che si trovano ad affrontare problematiche associate a malattie inguaribili, attraverso la prevenzione e il sollievo della sofferenza, per mezzo di un'identificazione precoce e della valutazione e del trattamento ottimale del dolore e di altre problematiche di natura fisica, psicosociale e spirituale".

18 Il piano di assistenza per una persona di 19 anni affetta da neoplasia del retto trattato con radio-chemioterapia e ospitato in hospice per dolore intrattabile

18.1 Il tumore del retto

Il tumore del retto è una malattia maligna caratterizzata dalla presenza di cellule neoplastiche che si sono formate nell'ultimo tratto dell'apparato digerente. Esse formano, dal punto di vista visivo, una massa voluminosa che sporge nel lume dell'intestino crasso.

18.1.1 Epidemiologia

Questo tipo di tumore rappresenta la terza neoplasia più frequentemente diagnosticata (dopo il carcinoma del polmone, della prostata o della mammella) e colpisce soprattutto le persone con età maggiore di 50 anni. In Italia si osservano 40 nuovi casi ogni 100.000 abitanti. In termini di mortalità è al secondo posto in ordine di importanza sia nei maschi che nelle femmine. E' una patologia abbastanza rara prima dei 40 anni, frequente dopo i 60 anni e con un picco massimo verso gli 80 anni.

18.1.2 Lo screening per il tumore del colon-retto

Lo screening per il carcinoma del colon-retto è consigliato a tutti gli individui con età superiore ai 50 anni, e consiste nella ricerca di sangue occulto nelle feci, da effettuare ogni 2 anni. In caso di test positivo, il programma di diagnosi precoce prevede un esame di approfondimento diagnostico attraverso la colonscopia, la quale esplora le pareti interne del colon, per scoprire l'eventuale presenza di: lesioni, ulcerazioni, occlusioni o masse tumorali.

18.2 I fattori di rischio

I fattori di rischio per il carcinoma del colon-retto sono:

1. I fattori nutrizionali: ad esempio una dieta ipercalorica ricca di grassi animali e povera di fibre (frutta e verdura sono antiossidanti naturali);

2. L'eccessivo consumo di alcool e fumo: il rischio d'insorgenza di tale patologia aumenta del 40% se la donna è fumatrice, mentre del 30% se l'uomo è fumatore;

3. Uno stile di vita sedentario;

4. I fattori ormonali e in particolare la componente estrogenica;

5. I fattori ambientali: le persone che vivono nelle aree industrializzate hanno un maggior rischio di incorrere in un tumore del retto;

6. L'età avanzata: l'incidenza aumenta al superamento dei 60 anni;

7. Una storia di malattie infiammatorie croniche intestinali: rettocolite ulcerosa, morbo di Crohn, ecc...;

8. I fattori genetici: esistono alcune patologie che maggiormente predispongono alla formazione di un tumore del retto, tra queste abbiamo la Poliposi Adenomatosa Familiare (in inglese Familial Adenomatous Polyposis, FAP), la Sindrome di Turcot, la Sindrome di Gardner, la carcinosi ereditaria del colon-retto su base non poliposica o più comunemente chiamata Sindrome di Lynch (in inglese Hereditary NonPolyposis Colorectal Cancer, HNPC).

18.3 La sintomatologia

I sintomi iniziali sono generici e quindi sono sovrapponibili a molte altre patologie ano-rettali. Con il passare del tempo insorgono, e di solito prevalgono, i sintomi locali tipici della patologia, tra cui: la rettorragia (sanguinamento rettale), l'anemia sideropenica (causata dal sanguinamento cronico), il tenesmo rettale (lo spasmo doloroso dell'ano accompagnato dalla sensazione di bisogno impellente di defecare), il dolore ano-rettale, la sensazione di gonfiore, i crampi addominali, le alterazioni dell'alvo (comprendono: diarrea, stipsi, incontinenza, variazioni nella consistenza delle feci e sensazione di incompleto svuotamento dell'intestino post-evacuazione) e una perdita immotivata di peso. Come sintomi sistemici si possono presentare: febbre, palpitazioni, pallore, cachessia e astenia. In base alla localizzazione del tumore all'interno dell'intestino la sintomatologia assume differenti sfumature, infatti se si localizza a destra si ha: una perdita occulta di sangue a stillicidio, astenia, calo ponderale e diarrea (vi è un deficit di assorbimento), mentre se si localizza a sinistra si manifesta: sanguinamento visibile (che raramente si accompagna ad anemia), ematochezia (feci miste a sangue di colore rosso vivo), emorroidi e stitichezza (in questo caso vi è ostruzione meccanica e non un deficit di assorbimento). Va tenuto in considerazione che qualora il paziente manifestasse dolore, quest'ultimo essendo un sintomo tardivo, causato da un'infiltrazione del tumore dei plessi nervosi, è associato ad una prognosi sfavorevole.

18.4 La stadiazione

Il cancro del retto solitamente viene classificato in base alla stadiazione di Dukes. La stadiazione di Dukes è composta da quattro stadi, ordinati in base alla progressione della patologia:

- stadio 0 (carcinoma in situ): le cellule tumorali sono presenti solo nella mucosa più interna del retto;

- stadio 1 (Dukes A): le cellule tumorali si sono diffuse dallo strato più interno del retto fino al secondo-terzo strato, interessando anche la parete interna, senza però raggiungere la parete esterna del retto, né gli altri organi;

- stadio 2 (Dukes B): le cellule tumorali si sono diffuse al tessuto circostante il retto, ma non hanno invaso i linfonodi;

- stadio 3 (Dukes C): le cellule tumorali hanno invaso i linfonodi, ma non gli altri organi;

- stadio 4 (Dukes D): la malattia è molto avanzata e le cellule tumorali hanno raggiunto altri organi, ad esempio: fegato, polmoni e ovaio.

Un altro sistema di classificazione che può essere impiegato è il sistema di stadiazione TNM, il quale utilizza tre parametri (si vedano anche le Figure 18.4.1, 18.4.2 e 18.4.3):

- T: dimensione del tumore primitivo e invasione dei tessuti circostanti;

- N: coinvolgimento dei linfonodi regionali adiacenti al tumore;

- M: presenza di metastasi a distanza.

Eseguire una corretta stadiazione del tumore permette di effettuare la scelta del trattamento più indicato.

Classe	Descrizione
TX	Tumore primitivo non definibile
T0	Tumore primitivo non evidenziabile
Tis	Carcinoma in situ: intraepiteliale o invasione della lamina propria
T1	Tumore che invade la sottomucosa
T2	Tumore che invade la muscolare propria
T3	Tumore con invasione attraverso la muscolare propria nella sottosierosa o nei tessuti pericolici o perirettali non ricoperti da peritoneo
T4	Tumore che invade direttamente altri organi o strutture e/o perfora il peritoneo viscerale
T4a	Tumore che perfora il peritoneo viscerale
T4b	Tumore che invade direttamente altri organi o strutture

Figura 18.4.1: La classificazione TNM-UICC 2009 e il parametro T.

18.5 Gli esami diagnostici

Gli esami diagnostici per il carcinoma del colon-retto sono: lo screening del sangue occulto nelle feci, l'endoscopia (Retto-Sigmoido-Scopia e la colonscopia), il clisma opaco, la TAC (permette di visualizzare la dimensione del tumore e l'eventuale diffusione ad altri organi), la Risonanza Magnetica (RM) (per valutare l'estensione locale del tumore ed effettuare la stadiazione) e i marcatori tumorali (CEA e CA 19.9 sono utili nella stadiazione pre-operatoria e nel follow-up, ma non adatti per la diagnosi precoce).

Classe	Descrizione
NX	Linfonodi regionali non valutabili
N0	Non metastasi nei linfonodi regionali
N1	Metastasi in 1-3 linfonodi regionali
N1a	Metastasi in 1 linfonodo
N1b	Metastasi in 2-3 linfonodi
N1c	Depositi tumorali satelliti nella sottosierosa o nei tessuti non peritonealizzati pericolici e perirettali, senza evidenza di metastasi linfonodali regionali
N2	Metastasi in 4 o più linfonodi regionali
N2a	Metastasi in 4-6 linfonodi regionali
N2b	Metastasi in 7 o più linfonodi regionali

Figura 18.4.2: La classificazione TNM-UICC 2009 e il parametro N.

Classe	Descrizione
MX	Metastasi a distanza non accertabili
M0	Assenza di metastasi a distanza
M1	Metastasi a distanza
M1a	Metastasi confinate in un organo (fegato, polmone, ovaio, linfonodi extraregionali)
M1b	Metastasi in più di un organo o nel peritoneo

Figura 18.4.3: La classificazione TNM-UICC 2009 e il parametro M.

18.6 La diagnosi e l'Hospice

Una volta che la diagnosi è stata fatta, generalmente le possibilità terapeutiche sono di tre tipi: chirurgiche, chemioterapiche e radioterapiche (o una combinazione di queste). Il paziente con un tumore allo stadio avanzato, cioè un tumore incurabile, viene trattato solitamente con radioterapia e chemioterapia (la chemioterapia aumenta l'efficacia della radioterapia). Quando un paziente si trova in una condizione di salute precaria, con una continua necessità di assistenza è richiesto un ambiente di cura diverso dal proprio domicilio, l'Hospice può essere un'ottima opzione come struttura residenziale alternativa, poiché risulta essere molto simile all'abitazione di una persona dal punto di vista strutturale, ma rispetto a quest'ultima è caratterizzato da un elevatissimo grado di assistenza infermieristica.

L'Hospice è una struttura d'accoglienza e di ricovero altamente specializzata, il cui scopo non è quello di guarire la persona affetta da patologia cronica degenerativa e da malattia in fase terminale, ma quello di migliorare la sua qualità di vita, attraverso l'utilizzo di cure palliative e terapia del dolore.

18.7 L'accertamento iniziale

Durante l'accertamento iniziale si effettua la raccolta dati per valutare lo stato di salute del paziente e per identificare i suoi problemi di salute, reali o potenziali. Le informazioni raccolte che devono essere validate e organizzate, riguardano: i dati anagrafici, la storia clinica dell'assistito, le abitudini alimentari, le alterazioni delle eliminazioni intestinali, i cambiamenti di peso corporeo, la terapia farmacologica in atto, la presenza di un dolore controllato, l'emesi indotta dai farmaci chemioterapici, la familiarità per patologie oncologiche, la presenza di allergie a farmaci o alimenti, la rilevazione dei PV, il grado di consapevolezza della malattia da parte dell'assistito e dei suoi familiari e l'osservazione dell'aspetto generale della persona.

18.8 I problemi collaborativi

I problemi collaborativi sono le complicanze che gli infermieri devono essere in grado di individuare (sia la loro comparsa che le modificazioni) e, per quanto riguarda il tumore del retto, quelli che devono essere maggiormente tenuti sotto controllo sono

- la presenza di insufficienza renale e uremia (invasione pelvi-renale del tumore);

- la depressione del midollo osseo (diminuzione della conta piastrinica, dei globuli bianchi e rossi) causata dalla chemioterapia (che influisce sulla divisione delle cellule staminali del midollo osseo stesso);

- l'insorgenza di infezioni;

- l'alopecia;

- l'affaticamento.

18.9 Le complicanze del tumore del retto

Le complicanze più frequenti associate al tumore del retto sono:

- l'occlusione intestinale tardiva caratterizzata da: nausea, vomito, alvo chiuso a feci e gas;

- ascessi: causati dall'invasione da parte del tumore delle strutture pelviche;

- insufficienza renale e uremia: causati dall'invasione tumorale della pelvi renale. L'uremia viene manifestata quando il paziente si trova nello stadio terminale dell'insufficienza renale, in quanto nel sangue si viene ad accumulare azoto (principalmente urea);

- la peritonite: secondaria ad invasione del peritoneo da parte del tumore (è una complicanza tardiva).

18.10 Le diagnosi infermieristiche associate a persona affetta da tumore del retto trattata con chemio-radioterapia

1. Dolore acuto o cronico correlato al processo degenerativo o associato alle terapie (intervento chirurgico, chemioterapia, radioterapia);

2. Senso di impotenza correlato al passaggio dallo stato curativo a quello palliativo;

3. Lutto, correlato a malattia terminale, imminenza della morte, perdite funzionali, abbandono da parte degli altri;

4. Rischio di gestione inefficace del regime terapeutico, correlato ad insufficiente conoscenza dell'assistenza domiciliare, della gestione del dolore, del riconoscimento dei segni e sintomi di complicanze, della disponibilità dei servizi territoriali.

D.I.: Dolore acuto o cronico correlato al processo degenerativo o associato alle terapie (intervento chirurgico, chemioterapia, radioterapia):
NOC: L'assistito riferisce la progressiva riduzione dell'intensità del dolore dopo l'attuazione degli interventi antalgici.
NIC: Aiutare nell'identificazione della fonte del dolore. Verificare l'efficacia della terapia farmacologica in atto e la corretta assunzione da parte dell'assistito. Modificare la terapia in base all'intensità del dolore rilevato. Educare l'assistito a informare il personale sanitario dell'aumento del dolore prima che questo diventi insopportabile. Spiegare gli interventi non invasivi che devono essere effettuati per gestire il dolore e fornire l'assistenza richiesta. Consultare il medico per la prescrizione di farmaci adiuvanti

o per altri interventi invasivi.

D.I.: *Senso di impotenza correlato al passaggio dallo stato curativo a quello palliativo:*
NOC: L'assistito partecipa alle decisioni relative all'assistenza e alle attività da effettuare e accetta la nuova condizione di salute e di vita.
NIC: Aiutare l'assistito a identificare i propri punti di forza e le risorse che ha a disposizione. Aiutare l'assistito a stabilire un ordine di priorità tra le diverse attività della giornata, cercando di individuare i periodi in cui possiederà un'energia maggiore per poterle effettuare. Promuovere una risoluzione efficace dei problemi, suddividendo le attività in parti. Dare la possibilità all'assistito di prendere decisioni su certi aspetti del piano assistenziale (ovviamente per quanto possibile). Promuovere la comunicazione dei sentimenti e delle preoccupazioni tra i familiari e le altre persone significative.

D.I.: *Lutto, correlato a malattia terminale, imminenza della morte, perdite funzionali, abbandono da parte degli altri:*
NOC: L'assistito mostra un adattamento psico-sociale ai cambiamenti della vita e insieme ai suoi familiari, accetta consapevolmente le previsioni future.
NIC: Incoraggiare l'uso di strategie di coping e permettere all'assistito e ai familiari la possibilità di esprimere i propri sentimenti. Incoraggiare l'assistito a esternare le proprie qualità positive, aiutandolo a risolvere, nel caso siano presenti, eventuali conflitti. Promuovere l'elaborazione del lutto in relazione alle cinque fasi di Elisabeth Kübler Ross: negazione, contrattazione/patteggiamento, rabbia, depressione e accettazione. Attuare interventi per sostenere i familiari e promuoverne la speranza, assicurando un'assistenza premurosa.

D.I.: *Rischio di gestione inefficace del regime terapeutico, corre-*

lato ad insufficiente conoscenza dell'assistenza domiciliare, della gestione del dolore, del riconoscimento dei segni e sintomi di complicanze, della disponibilità dei servizi territoriali:

NOC: L'assistito aderisce al regime terapeutico e partecipa alle decisioni assistenziali.

NIC: Discutere dei bisogni di assistenza e rendere partecipe il caregiver. Monitorare l'eventuale comparsa di segni e sintomi di intossicazione acuta da oppioidi (allucinazioni, mioclonie e irritabilità). Insegnare a come riconosce i segni e sintomi di complicanze che devono essere immediatamente riferiti agli operatori sanitari. Definire con l'assistito e i familiari le scelte farmacologiche, in caso in cui il dolore diventasse refrattario alle terapie e si presentassero gravi effetti indesiderati. Concordare con l'assistito e i familiari l'eventuale uso di farmaci sedativi, informandoli che possono essere ridotti o sospesi in ogni momento.

19 Il piano assistenziale del paziente politraumatizzato degente in terapia intensiva, con diagnosi di trauma cranico severo, insufficienza respiratoria acuta e frattura scomposta di femore trattata con fissatori esterni

19.1 Definizioni

Il politraumatizzato è un ferito che presenta lesioni associate a carico di due o più distretti corporei (cranio, rachide, torace, addome, bacino, arti) e con parametri vitali emodinamicamente instabili. La prognosi del politraumatizzato è correlata al tempo che intercorre tra l'evento traumatico e il momento dell'arrivo in Unità di Terapia Intensiva (UTI) (in inglese Intensive Care Unit, ICU), ossia più ampio è l'intervallo di tempo tra l'evento e il trattamento peggiore è la prognosi.

Il trauma cranico è un danno strutturale o funzionale del SNC causato da forze meccaniche. Il trauma cranico rappresenta una patologia a elevato rischio. La mortalità e la morbilità sono due eventi che si verificano spesso con questo tipo di lesioni.

19.1.1 La Glasgow Coma Scale e l'esame neurologico

Quando il paziente ha un trauma cranico, per valutare la presenza e la gravità dei danni cerebrali subiti, deve essere sottoposto ad un esame neurologico completo e alla valutazione dello stato di coscienza attraverso l'utilizzo della scala di Glasgow (in inglese Glasgow Coma Scale, GCS), mostrata in Figura 19.1.1. La Glasgow Coma scale è una scala di valutazione utilizza-

	1	2	3	4	5	6
Apertura occhi	Occhi chiusi	Allo stimolo doloroso	Al richiamo verbale	Spontaneamente	N/A	N/A
Risposta verbale	Nessuna risposta	Emette solo lamenti	Pronuncia parole incoerenti	Confusa	Appropriata e coerente	N/A
Risposta motoria	Nessuna risposta	Risposta in estensione	Risposta in flessione finalistica	Risposta in allontanamento allo stimolo doloroso	Localizza lo stimolo doloroso e lo allontana	Motilità volontaria ed esecuzione di ordini semplici

Figura 19.1.1: La Glasgow Coma Scale (GCS).

ta per la misurazione della gravità della sofferenza cerebrale in corso. La somma dei punteggi ottenuti da ogni item, ossia lo score, può assumere un valore compreso tra 3 e 15. In base al valore ottenuto è possibile stabilire le condizioni dell'assistito:

- 15: il paziente è cosciente;

- tra 12 e 15: il paziente è normale o ha un trauma cranico lieve;

- tra 12 e 8: il paziente ha un trauma moderato;

- ≤ 8: il paziente è in stato di coma, quindi necessita di intubazione tracheale e ventilazione;

- tra 3 e 8: il paziente ha un trauma cranico grave;

- ≤ 3: il paziente è in stato di coma profondo o è morto.

Questa scala ha tre limitazioni: il linguaggio quando il paziente è afasico, la presenza di un tubo endotracheale che limita la capacità di parlare e l'ipoudenza del paziente.

I risultati della valutazione vengono registrati insieme all'ora della rilevazione sia nel diario medico che infermieristico e nella grafica giornaliera.

Durante le prime 72 h la valutazione neurologica viene effettuata: all'ingresso dell'UTI, ogni ora e tutte le volte che si evidenzia una variazione neurologica (attività di competenza infermieristica), ogni 4 h e tutte le volte che si evidenzia una variazione neurologica (attività di competenza medica) e ogni 8 h nei pazienti sedati.

Insufficienza respiratoria acuta correlata al trauma cranico. A seguito di gravi traumi cranici si possono verificare seri danni del tronco encefalico (centro della respirazione) che a loro volta causano un'alterazione dello stimolo ventilatorio centrale. L'insufficienza respiratoria compare fondamentalmente per due motivi, insufficiente ossigenazione rispetto al fabbisogno metabolico o insufficiente eliminazione di anidride carbonica (l'accumulo di CO_2 determina l'instaurazione di un'acidosi respiratoria). Se non viene tempestivamente curata, l'insufficienza respiratoria provoca delle serie conseguenze non solo a livello polmonare ma anche in altri organi (possibile MOF: Multy Organ Failure). La diagnosi clinica di insufficienza respiratoria avviene tramite l'interpretazione dei valori dell'EGA, in particolare quelli relativi alla PaO_2, che risulta essere inferiore ai 60 mmHg (il valore ottimale si attesta tra gli 80 e 100 mmHg) e alla $PaCO_2$ che presenta valori superiori ai 45 mmHg (i valori ottimali della pressione parziale dell'anidride carbonica sono compresi tra i 35 mmHg e i 45 mmHg). L'EGA, oltre alla rilevazione della PaO_2 e $PaCO_2$, permette di valutare altri determinati valori, che se vengono associati a certi sintomi specifici respiratori negativi quali, abbondanti secrezioni, incapacità a tossire, cianosi e respiro paradosso, permette di diagnosticare un'acidosi respiratoria.

La frattura di femore è un'interruzione dell'integrità strutturale dell'osso dovuta in questo caso ad un evento traumatico, in cui viene inserito un fissatore esterno temporaneo in attesa di effettuare l'intervento chirurgico. Un'alternativa al fissatore esterno, quando la pelle e i muscoli sono stati lesionati, è il sistema di trazione. Il fissatore esterno temporaneo è composto da placche di metallo o viti posizionate al centro del femore e della tibia, nella parte superiore o inferiore al sito di frattura, quest'ultime sono fissate alla pelle esterna della gamba e con dei fili in acciaio sono ancorate a un telaio. Questo dispositivo permette la stabilizzazione e il mantenimento delle ossa nella giusta posizione fino al momento dell'intervento chirurgico. Durante l'intervento il fissatore esterno viene rimosso (quando vengono rimossi i fissatori esterni, nella pelle sono visibili per un certo periodo di tempo dei fori, che entro 6-9 mesi vengono riempiti, tramite un fisiologico processo di rigenerazione, di tessuto osseo meccanicamente valido) e sostituito con un dispositivo di fissaggio interno all'osso (composto anch'esso da placche e viti), al di sotto della pelle e dei muscoli.

19.2   L'Emogasanalisi (EGA)

La Italian Resuscitation Council (IRC) nelle linee guida delle ASL indica 6 importanti step da effettuare quando si esegue un'EGA:

1. La valutazione delle caratteristiche del respiro del paziente: tachipnoico, bradipnoico, dispnoico, respiro superficiale o profondo, simmetria alzamento degli emitoraci e atteggiamento del paziente;

2. La valutazione dell'ossigenazione: la PaO2, il Flusso Inspiratorio di O2 (FiO2) e il rapporto P/F (PaO2/FiO2). La FiO2 indica la percentuale di ossigeno presente (in aria ambiente la FiO2 si trova al

21%). Quando si deve erogare ossigeno ad ogni L/min di O2 si deve aggiunge il 3-4% di FiO2. Le cannule nasali possono erogare fino a 6 L/min, mentre con la maschera di Venturi è possibile impostare la FiO2 desiderata a 24%, 28%, 35%, 40% e 50%. Per un approfondimento si veda la Figura 19.2.1 Il rapporto P/F è un indice della respirazione alveolare, quando P/F=450 il paziente viene considerato sano, se il rapporto P/F è maggiore di 300 il paziente viene considerato normale, mentre se il valore è compreso tra 200 e 300 al paziente viene diagnosticata un'insufficienza respiratoria moderata che diventa grave quando il rapporto P/F scende al di sotto di 200;

Quantità di O2	% FiO2
2 L/min	FiO2 24%
4 L/min	FiO2 28%
6 L/min	FiO2 32%
8 L/min	FiO2 35%
10 L/min	FiO2 40%
12 L/min	FiO2 50%

Figura 19.2.1: Quantità di O2 erogata e corrispettiva % di FiO2.

3. La valutazione del pH. Il pH indica l'equilibrio acido-base del sangue, se il suo valore è compreso tra 7.35 e 7.45 si definisce normale, mentre se è al di sotto di 7.35 si passa da una situazione di normalità a un'acidosi e al di sopra di 7.45 a una situazione di alcalosi;

4. La valutazione dell'anidride carbonica;

5. La valutazione del bicarbonato. I valori normali dei bicarbonati sono all'interno del range 22–26 mmol/L, un valore inferiore a 22 indica

un'acidosi metabolica, altresì, un valore superiore a 26 definisce una situazione di alcalosi metabolica;

6. La valutazione del compenso atteso.

Attraverso l'EGA è possibile valutare altri importanti parametri: l'Eccesso di basi (BE), gli elettroliti, i lattati, l'emoglobina (Hb) e la glicemia. La BE può assumere valori compresi tra -2 mmol/L e +2 mmol/L, quando il valore diventa negativo si ha una carenza di basi e quindi un'acidosi metabolica. Gli elettroliti da valutare sono soprattutto: il sodio (135-145 mEq/L sono i valori considerati normali), il potassio (i cui valori si aggirano normalmente tra i 3.5 mEq/L e 5 mEq/L), il calcio (8.5-10.5 mEq/L sono i valori considerati normali) e il cloro (con un range di normalità compresa tra 95-105 mEq/L). I lattati devono avere un valore inferiore ai 4 mEq/L, una loro eccessiva produzione (quindi un incremento del valore dei lattati) si associa generalmente a una condizione di ipossia (le cellule utilizzano al posto dell'ossigeno che è insufficiente, l'acido lattico come fonte di energia). L'Hb è considerata fisiologica quando si trova all'interno di un certo range di normalità, che nel maschio è di 13.5-17.5 g/dL, nella femmina invece è compreso tra i 12.0 g/dL e i 16.0 g/dL. La glicemia viene valutata attraverso un parametro chiamato Acido glutammico (Glu), il quale rappresenta la concentrazione di glucosio nel plasma, ed è compreso tra 70 mg/dL e 105 mg/dL.

19.3 La ventilazione meccanica

19.3.1 Cos'è la ventilazione meccanica

La ventilazione meccanica è una terapia strumentale, che attraverso una somministrazione controllata di ossigeno e un'eliminazione efficace dell'anidride carbonica prodotta, permette un miglioramento della respirazione nei pazienti con un'insufficienza respiratoria grave.

19.3.2 I concetti da conoscere

Quando parliamo di ventilazione dobbiamo conoscere i diversi concetti che "ruotano" attorno alla gestione dello strumento ventilatorio, cioè: la frequenza respiratoria (il numero di atti respiratori compiuti in un minuto di tempo, il cui valore fisiologico su un'adulto è di 12-20 atti al minuto), la FiO2 (la frazione inspiratoria di ossigeno, cioè la quantità di O2 inspirata dal paziente), il volume corrente/tidal volume (la quantità di area che entra ed esce dai polmoni a ogni atto respiratorio, normalmente il valore è 7-8 mL/kg di peso corporeo), il Picco di Pressione Inspiratoria o PIP (la pressione massima generata dal ventilatore per erogare un volume corrente prestabilito), la pressione positiva di fine espirazione (in inglese Positive End-Expiratory Pressure, PEEP), il rapporto volume/minuto e il trigger inspiratorio. La PIP cambia in base alle resistenze polmonari presenti e alla compliance polmonare e il suo valore normale è di 40 cmH2O.

19.3.3 L'atto ventilatorio meccanico

Come per quanto avviene nell'atto respiratorio umano, il Ventilatore Meccanico (VM) possiede il cosiddetto atto ventilatorio meccanico, il quale è una "imitazione" dell'atto respiratorio e, in quanto tale, è formato da fasi: la fase inspiratoria in cui il ventilatore insuffla aria nelle vie aeree del paziente, il passaggio dalla fase inspiratoria alla fase espiratoria, la fase espiratoria in cui il ventilatore raccoglie i gas di scarto del paziente e infine la fase del ritorno alla fase inspiratoria.

19.3.4 La ventilazione a pressione positiva e la ventilazione a pressione negativa

I ventilatori si possono classificare in due grandi categorie: a pressione positiva e a pressione negativa. I ventilatori a pressione positiva, utilizzano le vie aeree artificiali come il tubo oro-tracheale, il tubo naso-tracheale o la cannula tracheostomica per insufflare una miscela di gas a pressione positiva nelle vie aeree del paziente. Nei ventilatori a pressione positiva la fase espiratoria avviene tramite due meccanismi, uno fisiologico intrinseco dovuto al ritorno elastico dei polmoni e della parete toracica alla posizione di pre atto respiratorio e un secondo meccanismo che è connesso al ritorno del ventilatore ai valori pressori atmosferici. La ventilazione a pressione negativa garantisce una respirazione del tutto analoga a quella naturale, attraverso l'utilizzo di accessori come ad esempio una corazza (polmone d'acciaio). Con il sistema a pressione negativa, il ventilatore all'inizio dell'atto meccanico, forza il diaframma a spostarsi verso il basso, contemporaneamente i muscoli costali allargano il torace permettendo l'espansione polmonare, generando cosi una pressione all'interno della cavità toracica inferiore rispetto alla pressione atmosferica, questa differenza di pressione fa si che l'aria venga aspirata nelle vie aeree fino ad arrivare nei polmoni, a seguire il ventilatore esercita una pressione positiva sulla cavità toracica, permettendo cosi lo svuotamento polmonare. Il vantaggio del ventilatore a pressione negativa è la non necessità di applicare una via artificiale, con conseguente maggior comfort per il paziente.

19.3.5 Le modalità di ventilazione

Il ventilatore ha due tipi di impostazioni: a modalità volumetrica e a modalità pressometrica. La modalità volumetrica permette all'operatore di impostare un volume corrente costante. Nella modalità pressometrica l'operatore sceglie qual'è la pressione positiva che dovrà essere erogata, indipendentemente dal volume corrente che sarà prodotto dal paziente.

Le modalità volumetriche si distinguono in 3 tipi: 1) la ventilazione a Volume Controllato (VC); 2) la ventilazione a volume assistito (in inglese Assist Control, AC); 3) la ventilazione sincronizzata obbligata intermittente (in inglese Synchronized Intermittent Mandatory Ventilation, SIMV). Nella ventilazione a Volume Controllato il ventilatore non rileva gli sforzi respiratori del paziente, ed eroga un volume corrente per ogni atto respiratorio, secondo una frequenza al minuto stabilita, cioè quando il volume corrente ha raggiunto il valore prefissato per ogni atto respiratorio, si interrompe l'insufflazione e si apre la valvola per consentire la fuoriuscita di aria, determinando così l'atto espiratorio. Nella ventilazione a volume assistito il ventilatore è in grado di percepire lo sforzo inspiratorio del paziente con la visualizzazione di una pressione negativa e quindi intervenire fornendo un atto respiratorio, secondo il volume corrente stabilito. La ventilazione sincronizzata obbligata intermittente è la modalità di ventilazione utilizzata durante la fase dello svezzamento dal ventilatore (in inglese weaning). In quest'ultima modalità gli atti erogati dal respiratore si sincronizzano con l'inspirazione del paziente, quest'ultimo se non dà inizio ad un atto respiratorio spontaneo, il ventilatore lo sostituisce erogando un atto respiratorio al posto suo. Il volume corrente nella SIMV non è sempre lo stesso, ma varia in base agli sforzi del paziente, garantendo comunque che siano stati effettuati un numero minimo prestabilito di atti respiratori al minuto.

Le modalità pressometriche si distinguono in tre tipi: 1) la ventilazione a pressione controllata (in inglese Pressure Controlled Ventilation, PCV); 2) la ventilazione con supporto pressorio (in inglese Pressure Support Ventilation, PSV); 3) la ventilazione meccanica a pressione positiva continua (in inglese Continuous Positive Airway Pressure, CPAP). Nella ventilazione a pressione controllata è l'operatore che imposta nel ventilatore il tempo di inspirazione, senza che ci sia la partecipazione del paziente, una volta che viene programmata la PIP il ventilatore inizia la fase inspiratoria insufflando aria, fino a raggiungimento del valore limite impostato. Una volta raggiunto il picco di inspirazione massima, il ventilatore inizia la fase di espirazione, interrompendo l'insufflazione e favorendo l'apertura della valvola per far fuoriuscire l'aria. La ventilazione con supporto pressorio è la modalità di ventilazione utilizzata quando il paziente seppur respira autonomamente, ancora non è pronto per essere estubato. Il ventilatore nella PSV applica una pressione costante sulle vie aeree durante tutta l'inspirazione, sincronizzandosi con lo sforzo inspiratorio del paziente. Nella ventilazione meccanica a pressione positiva continua il ventilatore eroga al paziente una pressione elevata continua, che si sovrappone alla ventilazione spontanea del paziente, migliorando l'ossigenazione e riducendo lo sforzo ventilatorio e il lavoro cardiaco (questo sistema di ventilazione viene utilizzato anche nel trattamento delle apnee notturne).

19.3.6 Il monitoraggio del paziente con Ventilatore Meccanico

Il paziente con ventilatore meccanico deve essere monitorato costantemente, in modo da poter intervenire prontamente nel caso in cui le sue condizioni cliniche subissero delle modificazioni. Ad esempio se il paziente è sudato, tachipnoico, agitato, con tosse e con alterazione dei parametri vitali è necessario andare a valutare come ventila, in quanto la presenza di agitazione e di alterazione dei parametri vitali può essere dovuta a eventi inattesi che colpiscono il sistema respiratorio, ad esempio un accumulo di secrezioni a livello dell'albero bronchiale, oppure un dislocamento del Tubo orotracheale (TOT)(quando è presente). In alcuni casi il paziente con problemi respiratori può non riuscire a risolvere la sua condizione d'insufficienza respiratoria, a causa del non sincronismo tra il respiro del paziente e il ventilatore meccanico (il cosiddetto disadattamento).

19.3.7 I rischi legati alla ventilazione

I rischi legati alla ventilazione meccanica sono principalmente tre: le infezioni, il barotrauma e le alterazioni emodinamiche. Quando si parla di infezioni legate alla presenza del ventilatore meccanico, ci si riferisce principalmente alla VAP, cioè alla polmonite associata a ventilazione. Maggiore è la durata dell'utilizzo del ventilatore meccanico, maggiore è il rischio di incorrere in una VAP. Il barotrauma è una lesione dei tessuti provocata dallo squilibrio tra la pressione contenuta nella cavità corporea e la pressione dell'ambiente esterno. Nelle ventilazioni meccaniche il barotrauma si manifesta attraverso alcune condizioni patologiche: PNX, enfisema sottocutaneo (il gas o l'aria si localizza nello strato sottocutaneo. L'area colpita dall'enfisema quando viene palpata crea un crepitio che assomiglia alla sensazione percepita toccando la neve) o pneumomediastino (presenza di aria e di gas nel mediastino). L'alterazione emodinamica che si manifesta solitamente all'inizio del trattamento con il supporto ventilatorio è la riduzione della gittata cardiaca, che si manifesta con: l'ipotensione, la riduzione del ritorno venoso, l'aumento delle resistenze vascolari polmonari e il peggioramento della funzionalità del ventricolo sinistro.

19.4 L'accertamento iniziale

Il paziente che presenta lesioni pericolose per la vita, deve essere stabilizzato prima del ricovero in reparto. Quando il paziente arriva in UTI, si deve porre particolare attenzione al monitoraggio e al sostegno delle funzioni vitali e all'acquisizione di informazioni relative a: tempo e dinamica dell'insulto, gestione e trattamento extraospedaliero, decorso clinico in P.S e eventuale decorso operatorio. Il monitoraggio dei pazienti critici in una UTI consiste nell'osservazione costante dei parametri fisiologici, con lo scopo di registrare e valutare dati e informazioni sullo stato e sull'andamento delle principali funzioni organiche del paziente. Inoltre il monitoraggio permette sia di ottenere un corretto quadro clinico e assistenziale del paziente che di osservare l'evoluzione degli eventi patologici (sia prevedibili che imprevisti). In sintesi la supervisione del paziente politraumatizzato in UTI permette di: valutare lo stato e l'andamento delle principali funzioni organiche, prevenire complicanze sia dirette che indirette e intervenire in caso di repentine modificazioni cliniche. Se il paziente ha un GCS<8 presenta un tubo endotracheale o una tracheostomia e viene riconosciuto come non contattabile. Il PAI individua i bisogni di base dell'assistito e le ADL quali: mobilizzazione, alimentazione, eliminazione, comunicazione, respirazione, riposo e sonno. Durante la fase acuta gli interventi infermieristici richiesti sono numerosi e possono riguardare diverse aree d'assistenza: verifica delle medicazioni, controllo dei PV, somministrazione della terapia, controllo del bilancio idro-elettrolitico, gestione della pervietà dei cateteri e dei drenaggi, elaborazione di protocolli e procedure operative.

19.5 Il piano assistenziale del paziente politraumatizzato degente in terapia intensiva, con diagnosi di trauma cranico severo, insufficienza respiratoria acuta e frattura scomposta di femore trattata con fissatori esterni

1. Rischio elevato di compromissione dell'integrità cutanea correlato ad alterato livello di coscienza e immobilizzazione;

2. Sindrome da immobilizzazione correlato agli effetti della immobilità sui sistemi dell'organismo, alla presenza del fissatore esterno e al deficit della cura di sé;

3. Rischio di insorgenza di infezioni correlate all'assistenza, a presenza di presidi atti al mantenimento delle funzioni vitali e al controllo dei bisogni primari, a linee invasive utilizzate per il monitoraggio dei parametri vitali, a scarso livello di coscienza, alla durata della degenza;

4. Rischio di ossigenazione inferiore al fabbisogno correlato a deficit della funzionalità respiratoria, alterazione dello stato di coscienza o possibile trauma cranico;

5. Rischio di inefficace liberazione delle vie aeree correlato al trauma e allo stato di incoscienza;

6. Rischio elevato di liberazione inefficace delle vie aeree correlato ad aumento delle secrezioni, secondario a tracheostomia, ostruzione della cannula interna, o spostamento del tubo tracheostomico;

7. Diarrea correlata a risposta sfavorevole alla formula nutrizionale, alla velocità di somministrazione o alla temperatura della nutrizione;

8. Dolore correlato a intervento chirurgico per la stabilizzazione della frattura di femore con fissatori esterni;

9. Rischio elevato di risposta disfunzionale allo svezzamento da ventilatore correlato a tentativi di svezzamento, affaticamento del muscolo accessorio della respirazione, maggiore lavoro respiratorio, posizione supina, malnutrizione proteica e calorica;

10. Rischio elevato di compromissione dell'integrità del tessuto corneale correlato a inadeguata lubrificazione;

11. Ansia/paura (della famiglia) correlata a situazione sconosciuta, natura non prevedibile della condizione, effetti negativi sullo stile di vita, paura della morte;

12. Rischio elevato di instabilità emodinamica correlata a lesione endocranica e intervento chirurgico;

13. Ansia correlata al disorientamento temporo-spaziale post ripresa dello stato di coscienza;

14. Rischio di alterazione della pressione intracranica secondario a trauma cranico severo;

15. Rischio elevato di compromissione della circolazione ed edema dell'arto inferiore correlato alla frattura di femore e alle sue possibili complicanze;

16. Rischio di coping inefficace della famiglia.

D.I.: Rischio di inefficace liberazione delle vie aeree correlato al trauma e allo stato di incoscienza:
NOC: Ripristino della corretta funzionalità dell'apparato respiratorio.
NIC: Assistere il medico rianimatore nell'intubazione endotracheale. Evitare l'insorgenza e correggere immediatamente gli episodi di ipossia. Mantenere un'adeguata ipocapnia (l'iperventilazione determina una riduzione della CO_2 e quindi una vasocostrizione cerebrale) per brevi periodi, ponendosi come obiettivo quello di mantenere la $PaCO_2$ intorno ai 30 mmHg. Collegare al respiratore il paziente, impostare correttamente gli allarmi necessari, verificare costantemente i parametri respiratori (volume corrente espiratorio, pressioni delle vie respiratorie, concentrazione di ossigeno) e controllare il grado di adattamento al respiratore. Rilevare ogni ora i parametri respiratori: saturazione periferica tramite saturimetro e FR. Prelevare su richiesta del medico EGA di controllo. Controllare che ci sia un'adeguata umidificazione dei gas inspirati per favorire l'attività mucociliare dell'assistito. Eseguire manovre posturali per favorire il drenaggio delle secrezioni bronchiali. Garantire la pervietà delle vie aeree, rimuovendo (tramite tecnica asettica e quando presenti) e controllando le caratteristiche delle secrezioni.

D.I.: Sindrome da immobilizzazione correlato agli effetti della immobilità sui sistemi dell'organismo, alla presenza del fissatore esterno e al deficit della cura di sé:
NOC: L'assistito non presenta gli effetti di una sindrome da immobilizzazione.
NIC: Controllare che i fissatori esterni applicati non si dislochino. Fare attenzione alla mobilizzazione dell'arto, sia durate l'igiene della persona, che durante i momenti di cambio posturale, mantenendo la persona in asse e con i fissatori in trazione durante la mobilizzazione sui fianchi. Valutare

che i fissatori non causino macerazioni o lesioni della cute. Disinfettare la cute con clorexidina nei punti di accesso dei fissatori, e proteggere quest'ultimi con delle garze bagnate anch'esse con clorexidina (i punti di accesso dei fissatori esterni sono una possibile via di accesso per i microrganismi patogeni, colpevoli dell'insorgenza di infezioni).

D.I.: Rischio di coping inefficace della famiglia:
NOC: La famiglia sa gestire, ridurre e tollerare lo stress connesso all'evento patologico.

NIC: Stabilire precocemente un contatto e un supporto adeguato con i familiari. Acquisire informazioni sull'evento, sulle condizioni cliniche e sulla prognosi. Identificare una persona di riferimento che svolga azione di filtro e raccordo con gli altri membri della famiglia e amici. Gestire situazioni emozionali e tradurre con semplicità il gergo e la terminologia medica. Coinvolgere, quando è necessario, ministri di culto, assistenti sociali e psicologi.

19.6 Gli obiettivi infermieristici e il monitoraggio

L'obiettivo principale del trattamento rianimatorio a seguito di un trauma cranico grave, è la prevenzione del danno cerebrale secondario, attraverso il mantenimento dell'omeostasi sistemica. Per raggiungere tale scopo l'infermiere deve eseguire un monitoraggio orario intensivo strumentale e di laboratorio di cui è responsabile:

1. PA cruenta. Il catetere arterioso della PA cruenta rileva continuamente i valori di PA, questo permette di monitorare istante per istante il paziente con instabilità emodinamica. Inoltre, attraverso tali dati, viene valutata l'efficacia e gli effetti collaterali dei farmaci, che sono direttamente o indirettamente attivi sul sistema cardiovascolare. Il

catetere arterioso è utilizzato inoltre come via arteriosa d'accesso in cui si eseguono, in modo non doloroso, frequenti prelievi di sangue arterioso, utili sia per effettuare EGA che per gli esami ematochimici;

2. PA incruenta. La pressione arteriosa incruenta viene utilizzata quando non è possibile o non è necessario inserire un catetere arterioso per la rilevazione della PA. L'obiettivo che solitamente si vuole raggiungere, quando si usa la PA incruenta è il mantenimento del valore della PA sistemica maggiore di 110 mmHg;

3. Monitoraggio respiratorio e rilevazione della FR. Il paziente con insufficienza respiratoria acuta è sostenuto, dal punto di vista respiratorio, da un supporto ventilatorio, per questo motivo è necessario controllare regolarmente l'integrità dei presidi utilizzati, il corretto funzionamento dei dispositivi, i PV e il colore della cute e delle mucose dell'assistito;

4. ECG e FC. Il monitoraggio dell'attività elettrica del cuore viene effettuato attraverso la rilevazione continua, visibile su un monitor di tipo "modulare", del tracciato elettrocardiografico, della FC e del ritmo cardiaco. Tale controllo dà la possibilità di osservare eventuali cambiamenti, soprattutto in corso di procedure diagnostico-terapeutiche invasive;

5. Valutazione della saturazione dell'emoglobina (Sat O2). Per valutare la saturazione di ossigeno nel sangue viene utilizzato un apposito strumento, il pulsossimetro;

6. Rilevazione della diuresi oraria. Solitamente per monitorare la diuresi oraria in UTI viene utilizzato il catetere vescicale, in quanto attraverso l'urinometro di cui è fornito, si ha una rilevazione più sicura

e precisa della quantità di urina emessa. La diuresi oraria fornisce un'indicazione sulla funzionalità renale, cardiocircolatoria e sul quadro emodinamico dell'assistito;

7. La rilevazione della temperatura corporea (TC). La rilevazione della TC può essere effettuata continuamente tramite l'uso di sensori cutanei esterni o di sonde rettali, faringee, timpaniche, oppure a intervalli regolari. Questo monitoraggio è fondamentale in quanto permette di prevenire l'insorgenza dell'ipotermia, una condizione che incide negativamente sulla prognosi del paziente. Se il paziente è ipotermico deve essere riscaldato attraverso l'uso di sistemi passivi (microclima adeguato) o attivi (coperte, materassi ad aria, riscaldatore, metallina);

8. La rilevazione della pressione parziale o concentrazione massima della CO_2 a fine espirazione, chiamata anche $EtCO_2$ (in inglese End-tidal CO_2). I valori normali della $EtCO_2$ variano tra il 5% e il 6% di CO_2 o il 35-45 mmHg (Holliger e Hoyt). La CO_2 rispecchia la Gittata Cardiaca (GC) e il flusso sanguigno polmonare, poiché il gas è trasportato per mezzo delle vene alla parte destra del cuore e poi pompato ai polmoni per mezzo del ventricolo destro (LaValle e Perry). Quando la CO_2 si diffonde fuori dai polmoni assieme all'aria espirata, un apparecchio chiamato capnometro misura la pressione parziale o concentrazione massima della CO_2 a fine atto respiratorio;

9. Rilevazione della Pressione IntraCranica o PIC. Si definisce pressione intracranica quella pressione che si trova all'interno della scatola cranica e che deriva dal risultato della relazione tra i vari compartimenti intracranici. I compartimenti sono tre: ematico per il 10%, liquorale per il 10% e parenchimale per l'80%. Mentre per il valore di normalità

della PIC è considerato il range compreso tra 5 e 15 mmHg, quello patologico è maggiore di 20 mmHg, in base a quanto appena assunto, possiamo definire come obiettivo infermieristico il mantenimento della PIC a valori inferiori a 15 mmHg. Quando la PIC raggiunge valori maggiori di 15 mmHg, si ha ipertensione intracranica, tale condizione può causare importanti complicanze quali: ischemia cerebrale da riduzione di perfusione cerebrale, distorsioni o erniazioni del tessuto cerebrale e idrocefalo da compressione. Per prevenire l'ipertensione intracranica e raggiungere l'obiettivo infermieristico devono essere attuati alcuni specifici interventi assistenziali, quali: un'adeguata analogo-sedazione, la creazione di un ambiente tranquillo, il mantenimento della posizione di scarico, il sollevamento della testa del paziente con un'inclinazione di almeno 30° e il monitoraggio continuo della PIC attraverso il catetere intracranico intraliquorale o intraventricolare. Il catetere intraliquorale oltre a monitorare la PIC permette inoltre di effettuare, in caso di necessità, dei drenaggi. Attraverso la rilevazione della Pressione Arteriosa Media (PAM) e della PIC è possibile ricavare la Pressione di Perfusione Cerebrale (PPC), in quanto quest'ultima è data dalla differenza tra la PAM e la PIC (il valore fisiologico della PPC è maggiore di 60 mmHg);

10. Rilevazione della PVC. La rilevazione della PVC avviene attraverso l'utilizzo di un trasduttore di pressione o un manometro ad acqua collegato ad un CVC, che viene posizionamento in vena cava superiore. Per poter accedere alla vena cava superiore, il catetere viene inserito nella succlavia o nella giugulare interna. La PVC fornisce importanti indicazioni in merito al riempimento atriale destro;

11. Esecuzione del monitoraggio neurologico attraverso l'utilizzo della GCS;

12. Il monitoraggio emodinamico comprende i dati relativi alla pressione arteriosa, alla frequenza cardiaca e all'attività elettrica del cuore (elettrocardiogrammi), da valutare contestualmente alla valutazione di altri parametri come la diuresi oraria, l'EGA o lo stato emodinamico. Il paziente per rilevare i parametri emodinamici può utilizzare: un CVC, una cannula in arteria radiale per la rilevazione cruenta della PA (nei pazienti instabili), un catetere venoso periferico di grosso calibro o un catetere arterioso polmonare di Swan-Ganz. Attraverso gli accessi vascolari è possibile inoltre fare: infusioni continue, prelievi ematici frequenti e un monitoraggio emodinamico sia di base che avanzato;

13. Eseguire il monitoraggio radiologico;

14. Monitorare eventuali lesioni toraciche o addominali.

Gli altri obiettivi che si pone l'infermiere sono: ridurre al minimo la comparsa di complicanze del tipo respiratorio, emodinamico e infettivo, monitorare l'arto operato per rilevare l'eventuale comparsa di segni di flogosi, edema e necrosi tissutale, evitare che la sindrome da immobilizzazione provochi l'insorgenza di lesioni da pressione e garantire una stabilità emodinamica e respiratoria. Inoltre l'infermiere deve assicurare il mantenimento di un livello di dolore sopportabile, una corretta idratazione, nutrizione e risposta ai bisogni fisiologici del paziente. Dal punto di vista respiratorio, deve ridurre al minimo la durata della dipendenza del paziente dal ventilatore meccanico e, dal punto di vista emotivo, deve ridurre lo stato di ansia e paura dell'assistito nella fase del risveglio dal coma. L'infermiere informa e valuta il grado di apprendimento della famiglia sullo stato di salute dell'assistito, inoltre incentiva la loro partecipazione attiva al processo di cura.

19.7 Gli interventi infermieristici

Il paziente allettato necessita di una costante e quotidiana igiene personale, degli occhi (negli assistiti con compromissione dello stato di coscienza occorre evitare l'insorgenza di infezioni correlate alla mancata lacrimazione e chiusura degli occhi) e del cavo orale. L'igiene, in base alle condizioni di salute del paziente, può essere effettuata o tramite bagno a letto o con l'utilizzo di salviette antisettiche. Per quanto riguarda il cavo orale, il rischio maggiore è quello dell'insorgenza delle VAP, correlate a mancata salivazione e alla presenza del tubo endotracheale (potenziale via d'accesso per i microrganismi). Un altro intervento molto importante è la mobilizzazione costante del paziente, attraverso appositi presidi e accorgimenti, in quanto a causa della frattura di femore l'assistito non è in grado di muoversi autonomamente. L'obiettivo che l'infermiere si pone per quanto riguarda la mobilizzazione è quello di riportare l'assistito al miglior livello di autonomia possibile, se il paziente non si trova in stato comatoso, l'infermiere può attraverso l'aiuto e l'informazione insegnare quali sono i movimenti possibili, quali quelli consigliati e quali quelli da evitare. Nel caso il paziente si trovi in coma l'infermiere si sostituisce a lui nella mobilizzazione ed esegue tutti i cambi di postura necessari per prevenire la formazione delle LDP (utilizzando al bisogno, gli appositi presidi per la protezione degli arti dalle paraosteopatie). Le parti del corpo dell'assistito alle quali l'infermiere deve prestare maggiore attenzione, perché più soggette a rischi di lesione sono: le mani, i piedi, le articolazioni del ginocchio e della spalla dell'assistito. La comunicazione è un elemento molto importante, specialmente il "non verbale", soprattutto quando si ha di fronte una persona non cosciente. I segnali del dolore come l'espressione facciale, la tachicardia, la flessione degli arti, la postura, ecc..., rappresentano una reazione dell'assistito a cui l'operatore deve prestare particolare attenzione (soprattutto se il paziente è in stato di incoscienza) se vuole prevenire l'esacerbazione del dolore. E' importante inoltre ricordare che il trauma essendo un evento improvviso e inatteso, genera nel soggetto colpito un forte senso di ansia, sensazione fortemente ampliata dall'inserimento all'interno di una struttura sconosciuta ad alto potere ansiogeno. L'infermiere può ridurre la sensazione di ansia e paura dell'assistito attraverso una corretta informazione e un'adeguata incentivazione a reagire positivamente alle difficoltà. Il rapporto relazionale è fondamentale per il raggiungimento degli obiettivi, come anche l'attento monitoraggio dei segni di peggioramento dello stato clinico: insorgenza di alterazioni nel linguaggio, incoerenza nei contenuti e disartrie. Il paziente traumatizzato, a causa del trauma stesso, presenta un maggiore fabbisogno energetico, perciò è richiesta per lui un'alimentazione ipercalorica e iperproteica, che può essere assunta in base alle condizioni cliniche dell'assistito: per OS, per via enterale o parenterale. L'eliminazione può essere alterata dalla sede del trauma, dall'ambiente estraneo e dalla forte riduzione della privacy. In UTI la maggior parte dei pazienti è portatore di catetere vescicale e il controllo della diuresi e del bilancio idro-elettrolitico avviene attraverso la lettura dell'urinometro. Nel paziente in coma, il monitoraggio del catetere vescicale e del suo ancoraggio è fondamentale per evitare traumi, lesioni, trazioni del collo vescicale, infezioni e parafimosi (l'intrappolamento del prepuzio in posizione retratta e stenotica dietro il glande). Si deve sempre prestare attenzione, durante ogni manovra terapeutica-assistenziale, per evitare di provocare dolore al paziente (nel paziente con trauma cranico può essere una causa di innalzamento della pressione intracranica). Il primo parametro che viene osservato nel paziente è la respirazione, sia nella ventilazione spontanea che in quella assistita, in particolare alcune sue caratteristiche: la frequenza respiratoria, la dinamica, la pervietà del tubo endotracheale (quando è presente), il tipo di respiratore, la saturimetria, l'EGA, l'umidificazione del circuito, la sostituzione del circuito e delle parti inquinabili. Durante la valutazione della respirazione si deve garantire: asepsi delle manovre, sterilità dei materiali e sostituzione circuito e filtro in caso di contaminazioni, fissaggio sicuro della cuffia del tubo, igiene del cavo orale, mobilizzazione del paziente per favorire la respirazione, coltura dell'aspirato tracheale, corretta tracheo-aspirazione, utilizzo di una cuffia a basa pressione per il tubo endotracheale e il mantenimento di un microclima che favorisca un'efficace respirazione (ventilazione ambientale, temperatura e umidità relativa) quando il paziente è in respiro spontaneo. A seguito dell'evento traumatico il paziente può presentare agitazione, uno stato soporoso o uno stato di coma più o meno profondo, viene perciò rilevato il suo stato di coscienza attraverso la GCS e la valutazione della PIC. L'ambiente ospedaliero, specialmente l'UTI non favorisce il riposo in quanto all'interno di questo tipo di reparto c'è la presenza di numerosi fonti di disturbo quali: rumori, allarmi, il parlare tra gli operatori e le frequenti interruzioni dovute alla manovre clinico-assistenziali. L'infermiere deve aiutare a ristabilire un normale ritmo circadiano, riducendo i rumori presenti in reparto, soprattutto nei momenti di sonno-riposo dell'assistito. Esempi di azioni che può mettere in atto l'infermiere e gli altri operatori per diminuire le interruzioni durante i momenti di riposo dell'assistito sono: abbassare il suono degli allarmi, cercare di parlare a bassa voce con gli altri operatori ed evitare (o limitare) gli interventi clinico-assistenziali durante gli orari notturni.

20 Il piano assistenziale del paziente degente in terapia intensiva che a seguito di Emorragia Sub-Aracnoidea evolve in morte cerebrale

20.1 L'Emorragia Sub-Aracnoidea (ESA)

20.1.1 Definizione di ESA

L'Emorragia Sub-Aracnoidea o cerebromeningea o ESA è un improvviso sanguinamento (fuoriuscita di sangue da un vaso leso) che avviene all'interno dello spazio compreso tra la membrana aracnoidea e la membrana pia madre. Le membrane cerebrali o meningi proteggono l'encefalo dai vari tipi di insulti. In ordine, dal più esterno al più interno, troviamo: la dura madre, l'aracnoide e la pia madre.

20.1.2 Le cause di ESA

Il trauma cranico è la causa più frequente di ESA (emorragia Sub-Aracnoidea traumatica), mentre secondariamente (ma sempre con un'elevata percentuale d'incidenza, 85% dei casi) l'ESA è associato a un'emorragia Sub-Aracnoidea primaria da rottura di aneurisma cerebrale. Quest'ultimo consiste in una dilatazione patologica di un'arteria cerebrale che causa un indebolimento e un aumento del rischio di rottura della parete vascolare, con successiva fuoriuscita di sangue ed emorragia. In alcuni casi l'emorragia può essere dovuta a un incremento della pressione arteriosa, in quanto l'aumento della pressione sanguigna espone la parete dei vasi a una serie di modificazioni, le quali possono portare a un'iniziale rottura dei vasi sanguigni. L'ESA può essere causata anche dalla presenza di altre malattie che interessano il sistema circolatorio quali: Malformazione Artero-Venosa o MAV, tumori cerebrali, encefaliti e vasculiti. La MAV è un'anomalia vascolare in cui le arterie, spesso ipertrofiche, confluiscono in una o più vene di scarico saltando il letto capillare, il quale ha come scopo la riduzione della pressione vascolare.

20.1.3 La clinica dell'ESA

L'ESA si presenta solitamente all'improvviso, senza nessun sintomo premonitore, perciò è un evento molto grave che può mettere in serio pericolo la vita dell'assistito. Una volta che l'aneurisma si è rotto, i sintomi manifestati sono solitamente: cefalea improvvisa chiamata "mal di testa a rombo di tuono" (che si sviluppa dopo pochi minuti-secondi), confusione mentale, alterazione dello stato di coscienza, sonnolenza e stato comatoso. Altri sintomi associati all'ESA sono: il vomito, le vertigini, la rigidità nucale e altri sintomi collegati al meningismo. Quando il paziente subisce un aumento della pressione intracranica, può insorgere un'ernia cerebrale che causa dilatazione isolata di una pupilla (midriasi) e perdita del riflesso pupillare alla luce. La rottura di un aneurisma può portare alla presenza di convulsioni. Il trauma cranico può causare: mal di testa, riduzione dello stato di coscienza e emiparesi. Se l'emorragia non viene trattata immediatamente e adeguatamente, può causare danni cerebrali permanenti e, nella peggiore delle ipotesi, la morte del paziente stesso.

20.1.4 La diagnosi di ESA

La diagnosi è generalmente confermata tramite la TAC cerebrale senza mezzo di contrasto (m.d.c.), la quale mostra un'evidente presenza di sangue nello spazio subaracnoideo. Se la TAC è positiva per poter conoscere la causa del sanguinamento viene eseguita un'AngioTAC encefalica (può essere utilizzata anche per evidenziare l'eventuale presenza di malformazioni). L'AngioTAC encefalica si effettua iniettando un mezzo di contrasto a livello inguinale e più precisamente nell'arteria femorale, questa sostanza si diffonde poi fino alle carotidi e all'encefalo. Se la TAC è negativa, ma la sintomatologia è fortemente associata alla presenza di ESA, viene effettuata una puntura lombare, per rilevare l'eventuale presenza di sangue nel liquido cerebro-spinale. La puntura lombare è controindicata se si sospetta un aumento della pressione endocranica, in quanto l'improvvisa riduzione della pressione del liquido cerebrospinale che si verrebbe a creare, potrebbe indebolire il tamponamento effettuato dal coagulo formatosi a seguito della rottura dell'aneurisma, causando un ulteriore sanguinamento. Se l'AngioTAC è negativa viene eseguita un'angiografia cerebrale.

I pazienti che sopravvivono alla prima emorragia hanno un rischio di sanguinamento massivo nelle prime 48 h. Durante la prima giornata la possibilità che un aneurisma risanguini è del 4% e diminuisce progressivamente fino ad arrivare in terza giornata a un rischio dell'1.5%. Al termine di una settimana dal verificarsi dell'evento emorragico, la percentuale di rischio tende a salire al 20% dopo il quattordicesimo giorno, fino ad arrivare al 50% dei casi dopo 6 mesi dal primo sanguinamento.

20.1.5 Il trattamento dell'ESA

La scelta del tipo di trattamento da adottare avviene per via multidisciplinare, mentre l'applicazione dovrebbe avvenire all'interno di centri specializzati, attraverso opportuni interventi endovascolari, di neurochirurgia o farmacologici. La migliore strategia terapeutica è l'esclusione dell'aneurisma dal circolo arterioso nelle prime 36-48 h. I fattori che influiscono la scelta dell'intervento da adottare sono correlati: al paziente (età, comorbilità, presenza di ematoma, estensione dell'ESA, dimensione, sede e estensione dell'aneurisma, presenza di circoli collaterali) alla procedura (competenze, esperienza dell'operatore e disponibilità) e alla logistica. Il trattamento di neurochirurgia avviene attraverso due tipologie di manovre: la prima manovra consiste in una craniotomia, con posizionamento di una o più "clip" (clippaggio) nel colletto della sacca aneurismatica, allo scopo di escludere l'aneurisma dalla circolazione arteriosa, mentre la seconda manovra prevede la rimozione del sangue dallo spazio subaracnoideo. Il trattamento endovascolare consiste nell'inserimento di un catetere in arteria femorale, il dispositivo inserito viene poi guidato attraverso i vasi fino alla sacca aneurismatica, riempiendola con piccoli filamenti in platino, permettendo così al sangue circolante di coagularsi all'interno della sacca (embolizzazione dell'aneurisma con spirali di platino). Il trattamento farmacologico consiste nell'uso di: antifibrinolitici (riducono il rischio di sanguinamento ma aumentano quello di ischemie e idrocefalo), nimodipina-cloricromene ed emodiluizione per la prevenzione del vasospasmo.

20.1.6 Le complicanze dell'ESA

Le complicanze dell'emorragia Sub-Aracnoidea, sono spesso connesse a una prognosi infausta. Le complicanze principali sono tre: il risanguinamento (è considerato solitamente più grave del primo sanguinamento ed è determinato da una seconda rottura del sacco aneurismatico), il vasospasmo (la presenza di sangue sulla superficie del cervello può dar luogo ad un fenomeno infiammatorio chiamato vasospasmo, il quale attraverso un restringimento della arterie cerebrali, determina una riduzione di apporto di sangue al cervello e, di conseguenza, un danno ischemico permanente) e l'idrocefalo causato dalla presenza di sangue che ostruisce la circolazione del liquor. Il trattamento medico può determinare l'insorgenza di: complicanze cardiache (aritmie, ischemie, ecc...), ipertermia, iposodiemia, meningite chimica ed edema cerebrale (è un importante causa di ipertensione endocranica).

20.2 I principali interventi infermieristici in caso di ESA

Quando una persona è colpita da un'ESA l'infermiere si appresta a eseguire, con una certa costanza e rigore, importanti procedure clinico-assistenziali, basate sui protocolli della struttura e dell'unità operativa. Le procedure clinico-assistenziali principalmente messe in pratica in caso di ESA sono: la valutazione dello stato di coscienza attraverso l'utilizzo della GCS, il posizionamento del paziente supino e sollevato di circa 30° rispetto al piano del letto e perfettamente allineato con il resto del corpo (per facilitare il ritorno venoso cerebrale), il mantenimento dell'equilibrio endocrino per la prevenzione delle possibili complicanze dovute ad alterazioni dell'asse-ipotalamo-adenoipofisario-tiroide, dell'asse ipotalamo-neuroipofisi e del metabolismo del glucosio. L'obiettivo infermieristico per quanto riguarda il metabolismo del glucosio è la rilevazione dei segni e sintomi di diabete insipido e delle alterazioni glicemiche, poiché le alterazioni dell'asse ipotalamo-neuroipofisi e del metabolismo del glucosio, interferiscono sensibilmente sull'equilibrio emodinamico ed elettrolitico del paziente. Per verificare il mantenimento di una corretta ventilazione e la presenza di adeguati scambi respiratori, l'infermiere monitora costantemente i valori del ventilatore automatico e del CVC come indice grossolano di volemia (il CVC viene utilizzato anche come via per l'infusione di farmaci e liquidi). Altri interventi infermieristici effettuati in questa determinata condizione patologica sono generalmente: il monitoraggio del catetere arterioso per valutare costantemente la PA, effettuare EGA ed eseguire esami ematochimici, l'inserimento e l'utilizzo di accessi venosi per infondere liquidi o eseguire emotrasfusioni, l'applicazione di un SNG e la valutazione della quantità delle secrezioni gastriche (valore utilizzato per effettuare il bilancio idro-elettrolitico), l'inserimento e il monitoraggio della quantità e qualità dell'urina emessa ai fini della valutazione del bilancio idro-elettrolitico e per la scelta delle eventuali terapie connesse, l'esecuzione di un monitoraggio multiparametrico attraverso l'utilizzo del monitor multicanale (per la visualizzazione simultanea dei 6 parametri: FC, PAM, PVC, SpO2, EtCO2 e TC).

20.3 La terapia della persona con ESA

Un obiettivo della terapia è il raggiungimento della normovolemia attraverso l'idroterapia, la somministrazione dell'ormone antidiuretico (ADH) e la correzione della glicemica ematica. La valutazione costante dei parametri emodinamici, dell'equilibrio idro-elettrolitico e in particolare il monitoraggio della PIC sono fondamentali per prevenire l'insorgenza di danni cerebrali irreversibili. Per l'ipotesi di Monro-Kellie esiste una relazione tra pressione-volume: intracranico, del liquor, del sangue e del tessuto cerebrale. Secondo la teoria di M.Kellie la scatola cranica è incomprimibile e il volume cranico è un volume fisso. Il cranio e i suoi componenti interni (sangue, liquor e tessuto cerebrale) creano un equilibrio di volume e dunque un aumento di volume di uno di essi deve determinare la riduzione di volume a carico degli altri componenti rimasti. I principali elementi compensatori che rispondono agli aumenti di volume degli altri componenti intracranici, sono il liquido cefalorachidiano e secondariamente, il sangue. In parole povere un aumento della PIC porterebbe a una diminuzione della PPC (PPC = PAM−PIC), secondo l'ipotesi di Monro-Kellie, per far rimanere la PIC nel suo range di normalità. La somma delle tre componenti, liquido cefalorachidiano, il sangue e il tessuto cerebrale, deve essere sempre costante. Quando la PPC ha valori inferiori a 50 mmHg, il meccanismo compensatorio diviene inefficiente, ciò determina una riduzione critica del flusso cerebrale e la creazione di un danno cerebrale primario. Gli interventi che deve attuare l'infermiere, per prevenire danni irreversibili, quando la PPC scende al di sotto dei 50 mmHg sono: far mantenere al paziente il capo inclinato a 30°, somministrare ossigeno sia prima che dopo la broncoaspirazione, monitorare costantemente le condizioni neurologiche, eseguire se necessario la terapia antalgica o la sedazione, garantire un adeguato introito di liquidi e controllare la temperatura corporea. Il mancato monitoraggio e trattamento della PIC, con conseguente aumento della stessa, può determinare un rapido passaggio da uno stadio di coma profondo a morte cerebrale o a danno anossico cerebrale secondario.

20.4 La morte cerebrale

Con morte cerebrale si intende la cessazione totale e irreversibile di tutte le funzioni cerebrali, intendendo con cerebrale tutte le strutture del SNC tranne il midollo spinale, il quale essendo localizzato all'esterno della scatola cranica non viene compromesso dall'edema cerebrale. La morte encefalica è espressione clinica di danno cerebrale irreparabile, in cui si ha sia decomposizione cellulare che cessazione dell'attività funzionale. Il passaggio dallo stato di coma profondo a quello di morte cerebrale può avvenire molto rapidamente e può essere causato da un notevole aumento della pressione intracranica (dalla PIC dipende la PPC, se la PPC si abbassa a valori inferiori ai 40 mmHg, il flusso cerebrale si riduce in modo critico), oppure, può essere dovuto al progressivo danno anossico cerebrale secondario.

20.5 La diagnosi di morte cerebrale

La diagnosi di morte encefalica compete al medico che ha in cura il paziente. I presupposti per fare diagnosi di morte encefalica sono: l'evidenza di segni clinici di morte, la conoscenza della causa della lesione encefalica (tramite l'esecuzione di esami strumentali) e l'esclusione di fattori che possono falsare la diagnosi.

1. I segni clinici della morte:

    - Assenza dello stato di coscienza: riguarda l'assenza della consapevolezza di sé e dell'ambiente esterno. Viene valutata come assenza di reazioni a stimoli esterni, come ad esempio stimoli dolorosi, risposta alla chiamata, ecc...;

    - Assenza del riflesso fotomotore. Per valutare il riflesso fotomotore si deve evocare lo stimolo attraverso l'utilizzo di una fonte luminosa di forte intensità, che viene proiettata sulla pupilla. L'operatore deve poi saper valutare la risposta diretta e consensuale dell'assistito. Fisiologicamente quando viene provocato uno stimolo luminoso, le pupille rispondono con un loro restringimento (miosi). La presenza di anisocoria (una diversa ampiezza delle due pupille) non preclude la diagnosi di morte encefalica;

    - Assenza del riflesso corneale: il riflesso viene evocato attraverso movimenti delicati effettuati con un batuffolo di cotone o una garza. Le risposte che normalmente si hanno a seguito dello stimolo sono l'ammiccamento o la lacrimazione;

- Assenza del riflesso dolorifico nel territorio del trigemino: riguarda le regioni della glabella, della infraorbitaria e del labbro superiore. Lo scopo di questo esame è quello di andare ad esplorare la funzione del tronco encefalico, per poter escludere una mancata risposta da lesione midollare alta;

- Assenza del riflesso oculo-vestibolare: per valutare se vi è la presenza di questo tipo di riflesso, la testa del paziente deve essere sollevata di 30° e tenendo le palpebre aperte devono essere iniettati circa 50 cc di acqua a 5-6°C nel condotto uditivo. Dopo un breve periodo di attesa, se il paziente ha il riflesso oculo-vestibolare, lo sguardo si devia prima verso il lato stimolato e poi verso il lato opposto con comparsa di nistagmo (movimenti ritmici involontari dei bulbi oculari) orizzontale;

- Assenza del riflesso oculo-cefalico. Dopo aver escluso la presenza di lesioni cervicali, si ruota rapidamente la testa prima da un lato e poi dall'altro. Nella persona sana tale scuotimento determina il movimento dei bulbi oculari e il mantenimento dello guardo su un punto fisso, dando luogo al cosiddetto "fenomeno degli occhi di bambola". Se c'è una lesione del tronco encefalico, il paziente non è in grado di tenere fisso lo sguardo su un punto, tale situazione prende il nome di "manovra degli occhi di bambola negativa";

- Assenza del riflesso carenale. Questo riflesso viene valutato introducendo con tecnica asettica un sondino di aspirazione lungo la trachea, fino a toccare la carena tracheale (punto in cui la trachea si biforca nei due bronchi). La presenza del sondino fa insorgere fisiologicamente riflessi tussigeni o conati di vomito;

- Assenza del respiro spontaneo. Per valutare la presenza del respiro volontario viene utilizzato il test di apnea, il quale prevede la disconnessione del soggetto dal respiratore meccanico. L'assenza di respiro provoca una diminuzione del pH ematico che di norma, tramite il riflesso bulbare, innesca una prolungata involontaria inspirazione. Per poter affermare che è presente l'assenza del respiro spontaneo, non deve esserci alcun riflesso, il pH sanguigno deve essere minore di 7.4 e la pressione parziale (documentata con l'EGA) dell'anidride carbonica deve essere maggiore di 60 mmHg.

I riflessi spinali spontanei o provocati non hanno nessuna rilevanza ai fini dell'accertamento della morte, essendo essi compatibili con la condizione di cessazione irreversibile di tutte le funzioni encefaliche (Art. 3 comma 2 del D.M. 22 Agosto 1994, n. 582 - Regolamento recante le modalità per l'accertamento e la certificazione di morte).

2. La conoscenza della causa della lesione encefalica (es.ESA) tramite esami strumentali:

- Elettroencefalografia (EEG) per accertare l'assenza di attività elettrica corticale cerebrale. L'esame deve avere una durata di 30 minuti con il paziente che deve essere libero da: farmaci che hanno effetti sullo stato di coscienza (barbiturici o benzodiazepine), alterazioni della temperatura e alterazioni della pressione sanguigna. Il tracciato viene refertato dal neurologo, che espleta attività di supervisore durante l'esecuzione del tracciato stesso, il quale mostra in caso di morte cerebrale il cosiddetto "silenzio elettrico";

- Angiografia cerebrale: immagini dei vasi sanguigni che si trovano all'interno e intorno al cervello;

- AngioTAC: utilizzata per verificare l'assenza di flusso ematico cerebrale.

3. L'esclusione di fattori che possano falsare la diagnosi:

- Instabilità emodinamica. Per poter fare diagnosi di morte cerebrale è necessario dover escludere la presenza di instabilità emodinamica, per far ciò è necessario che la PAM sia maggiore di 70 mmHg (ciò garantisce una corretta perfusione cerebrale). Se la PAM è inferiore a 70 mmHG è necessario aumentarla attraverso il rimpiazzo volemico o la somministrazione di farmaci simpaticomimetici (usati soprattutto quando è presente un'ipotensione sistemica depressa);
- Ipotermia. La temperatura corporea minima per poter eseguire una valutazione clinica è di 35°C;
- Gravi alterazioni endocrino-metaboliche. Prima di iniziare l'esame clinico deve essere esclusa la presenza di: ipoglicemia, iperglicemia grave, coma epatico e ipercapnia;
- Intossicazioni e assunzione di farmaci che deprimono il SNC. Se presente un sospetto di intossicazione massiva da droghe o alcool, o di assunzione di farmaci che deprimono il SNC, si deve integrare l'anamnesi con esami di laboratorio;
- Immaturità cerebrale.

20.6 L'accertamento di morte cerebrale

L'accertamento di morte cerebrale viene effettuato sui soggetti affetti da lesioni encefaliche, sottoposti a misure rianimatorie e con diagnosi clinica o strumentale di morte cerebrale (assenza dello stato di coscienza, dei riflessi del tronco e del respiro spontaneo, assenza di attività elettrica cerebrale e del flusso ematico cerebrale). Il medico rianimatore è obbligato a comunicare l'accertamento alla Direzione Medica che convocherà un Collegio Medico di Accertamento morte (C.A.M.), il quale è composto da: un medico legale (o in mancanza di esso, da un medico della direzione medica o da un anatomopatologo), da un medico specialista in anestesia e rianimazione (anestesista rianimatore) e da un medico neurologo esperto in elettroencefalogramma (neurofisiopatologo o un neurochirurgo).

Il compito del C.A.M. quando avviene la morte encefalica, è quello di controllare la documentazione clinica, prestando particolarmente attenzione ad alcuni dati: la causa del coma (vascolare, trauma, neoplasia, post-anossico), l'eventuale somministrazione di farmaci depressori del SNC (farmaco, durata della terapia, via di somministrazione), le condizioni emodinamiche (PA>90-100 mmHg), la temperatura corporea (>34°C), le alterazioni dell'omeostasi respiratoria e gli eventuali esami di flusso ematico cerebrale. Inoltre la C.A.M. valuta l'esame clinico e prende visione del tracciato elettroencefalografico. Nel caso venga accertata la presenza delle condizioni necessarie per la diagnosi di morte encefalica, la C.A.M. stabilirà l'ora di inizio del periodo di osservazione. Il momento in cui inizia il periodo di osservazione è contestualmente il momento in cui il Medico Anestesista Rianimatore (MAR) comunica alla famiglia del paziente il sopraggiunto stato di morte encefalica.

Successivamente, se il paziente deceduto per morte encefalica è ritenuto "idoneo" a essere un potenziale donatore, il MAR dovrà proporre alla famiglia del defunto la possibilità di effettuare una donazione di organi, registrando il loro eventuale consenso o rifiuto.

20.7 Il ruolo dell'infermiere durante la fase dell'accertamento di morte cerebrale

Durante l'accertamento di morte encefalica, l'infermiere collabora con il collegio predisponendo tutto il materiale e le condizioni necessarie per poterlo eseguire. L'infermiere imposta, per poter registrare l'attività cerebrale, l'apparecchio per EEG all'inizio, a metà e alla fine dell'osservazione, per una durata di 20 minuti. Per stabilire se vi è presenza di silenzio elettrico cerebrale, l'infermiere inoltre posiziona un cuscinetto di appoggio sotto la testa del donatore, e prima di applicare gli elettrodi esegue il lavaggio del capo e l'eventuale rasatura. Un'altra attività di competenza dell'infermiere è la preparazione di tutti gli strumenti per la valutazione dei segni clinici di morte: il bastoncino di cotone per verificare l'assenza del riflesso corneale, una piccola fonte luminosa per verificare l'assenza della reattività pupillare alla luce, un sondino di aspirazione per verificare la presenza del riflesso carenale, una siringa da 50 cc di acqua fredda da iniettare in ciascun meato uditivo per verificare il riflesso oculo-vestibolare, tutto il materiale per effettuare l'EGA e per eseguire la valutazione dell'attività respiratoria attraverso il test di apnea (diagnosi di apnea: $PaCO_2 >60$ mmHg e pH <7.40). Nel test di apnea l'infermiere interrompe, temporaneamente e brevemente, la connessione tra il paziente e il ventilatore automatico, per osservare se è in grado autonomamente di riprendere a respirare.

20.8 Il periodo di osservazione

Per effettuare l'accertamento di morte cerebrale è necessario che la durata del periodo di osservazione non sia inferiore alle 6 ore e che all'inizio e alla fine del periodo di osservazione il C.A.M. rilevi le condizioni necessarie per effettuare l'accertamento, cioè la presenza di determinati risultati ottenuti dagli esami strumentali, congiuntamente a inequivocabili segni clinici. In base all'età può variare il periodo di osservazione, sono previste 6 ore per gli adulti e per i bambini con età superiore ai cinque anni, 12 ore per i bambini di età compresa tra uno e cinque anni e 24 ore nei bambini con età inferiore a un anno. Se durante le 6 ore uno dei test effettuati dovesse dare risultati differenti, l'accertamento non può proseguire e non è possibile dichiarare il decesso del paziente. L'EEG è un esame strumentale obbligatorio per l'accertamento della diagnosi di morte cerebrale che deve essere eseguito per almeno 30 minuti, da tecnici esperti e specializzati in neurofisiopatologia, sotto supervisione medica. Il test deve essere ripetuto per tre volte durante il periodo di osservazione. Quando la morte insorge a seguito di un arresto cardiaco, l'accertamento può essere effettuato da un medico (anche non specializzato in neurofisiopatologia), attraverso il rilievo grafico continuo dell'elettrocardiogramma protratto per un periodo di tempo non inferiore ai 20 minuti. Alla fine del periodo di osservazione, si dichiara la morte della persona, considerando l'inizio del periodo di osservazione medico-legale come l'ora del decesso.

20.9 La compilazione della documentazione

Il medico legale redige il certificato necroscopico, immediatamente alla fine dell'accertamento di morte encefalica. L'attività di accertamento della morte deve essere documentata in cartella clinica. L'intera documentazione relativa all'attività del C.A.M. viene redatta in duplice copia, oltre all'originale una copia deve rimanere in cartella clinica e l'altra copia deve essere inviata alla direzione sanitaria. In caso di prelievo di organi, il verbale relativo alla procedura di accertamento della morte deve essere provvisto della modulistica prevista in caso di donazione e inviato alla Direzione Medica

Ospedaliera (DMO). Di tutta la documentazione devono essere effettuate due copie da conservare: una in cartella clinica e una da tenere nell'archivio del reparto. Il materiale relativo alla registrazione dell'EEG deve essere conservato insieme alla cartella clinica.

20.10 Il monitoraggio, il mantenimento e il trattamento terapeutico del donatore

Nel processo di donazione insorgono dei notevoli problemi emotivi e psicologici, è quindi molto importante che l'operatore sanitario sia in grado di confrontarsi e di far confrontare i familiari e le persone care con i loro sentimenti. Dal punto di vista emotivo le sensazioni provate sono molto intense, confuse e contrastanti tra loro. La disperazione, la perdita, la rabbia e la generosità fanno da cornice a questo difficile momento. Il colloquio con la famiglia è un momento molto importante e delicato che non deve essere mai sottovalutato e sminuito.

A sostegno di quanto sia importante l'aspetto della solidarietà nella figura dell'infermiere durante il lutto, il Codice Deontologico del 12 Maggio 1999 ribadisce, attraverso l'Art. 4 comma 16, la relazione che esiste tra gli infermieri e il lutto dichiarando:

"L'infermiere sostiene i familiari dell'assistito, in particolare nel momento della perdita e nella elaborazione del lutto."

Sempre all'interno del Codice Deontologico del 12 Maggio 1999, nell'Art. 4 comma 18, viene trattato un altro tema importante concernente il lutto, cioè quello relativo alle donazioni degli organi. L'articolo in questione recita:

"L'infermiere considera la donazione di sangue, tessuti ed organi un'espressione di solidarietà. Si adopera per favorire informazione e sostegno alle persone coinvolte nel donare e nel ricevere."

20.10.1 Il mantenimento del corpo del donatore

Per quanto riguarda il mantenimento del corpo del donatore si deve sempre considerare che l'insorgere dello stato di morte cerebrale si accompagna a delle manifestazioni improvvise che tendono ad aggravarsi in modo irreversibile, si richiede perciò un trattamento intensivo e un monitoraggio continuo per prevenire il danno degli organi del donatore. Al ruolo "sociale", al quale abbiamo appena accennato, per l'infermiere se ne aggiunge un ulteriore di tipo tecnico, in quanto deve nei confronti del potenziale donatore, mirare all'ottimale conservazione della funzionalità degli organi, mantenendone la perfusione, l'ossigenazione, la temperatura, l'equilibrio idro-elettrolitico e acido-base entro i limiti previsti dal protocollo di idoneità del prelievo. Fra i requisiti richiesti per la donazione di organi c'è anche l'assenza di infezioni o affezioni trasmissibili. Il rischio della presenza di infezioni è particolarmente elevato nei donatori, in quanto per il monitoraggio e il mantenimento del corpo del donatore vengono effettuati interventi aggressivi e invasivi che possono portare all'ingresso di microrganismi.

20.10.2 Il trasferimento in SO e il prelievo di organi

Una volta arrivato il momento del prelievo di organi, si procede alla preparazione e al trasferimento del donatore in sala operatoria. Il trasporto in sala operatoria è sempre un momento molto critico, in quanto la qualità e la funzionalità degli organi può essere compromessa durante il trasporto, quindi, anche in questa fase, devono essere costantemente controllati i parametri vitali e in particolare: la pressione arteriosa, la frequenza cardiaca e la saturazione. Dopo essersi accertati che l'équipe infermieristica e chirurgica della sala operatoria sono pronti a ricevere il donatore, la persona viene smonitorizzata dalle apparecchiature non indispensabili (capnografo, sonda termometrica, ecc...) e collegata al monitor portatile per il controllo dei parametri necessari al mantenimento del corpo. L'operatore prima di iniziare l'operazione di trasporto deve fornire la barella di una bombola di ossigeno e, nel momento in cui il donatore viene staccato dal ventilatore meccanico, deve iniziare la ventilazione con l'ausilio di un respiratore portatile o con un pallone autoespandibile (Auxiliary Manual Breathing Unit o Ambu). L'équipe infermieristica in sala operatoria deve essere professionalmente preparata e in numero sufficiente, per poter continuare tutta quella serie di prestazioni iniziate nel reparto di rianimazione, allo scopo di garantire il buon esito del prelievo e del trapianto di organi.

20.11 Le diagnosi infermieristiche associate a paziente con ESA evoluta in morte encefalica

1. Alterazione dello stato di coscienza correlato a emorragia Sub-Aracnoidea;

2. Alterazione dell'integrità cutanea correlata a immobilizzazione e deficit cognitivi;

3. Rischio di insorgenza di infezioni correlate all'assistenza, alla presenza di presidi atti al mantenimento e al controllo delle funzioni vitali e dei bisogni primari, alle linee invasive per il monitoraggio dei parametri vitali;

4. Ansia/paura della famiglia correlata a situazione sconosciuta, natura non prevedibile della condizione, effetti negativi sullo stile di vita e paura della morte;

5. Rischio di alterazione della pressione intracranica secondario ad emorragia Sub-Aracnoidea;

6. Rischio di ossigenazione inferiore al fabbisogno, correlato ad alterazione dello stato di coscienza e sofferenza cerebrale;

7. Nutrizione inferiore al fabbisogno, correlato al ridotto apporto proteico e deficit dello stato di coscienza;

8. Deficit della cura di sé, correlato a limitazioni secondarie al processo patologico;

9. Conflitto decisionale, correlato alle scelte relative alle modalità di trattamento;

10. Lutto correlato a imminenza della morte e abbandono da parte degli altri;

11. Alterazione dei processi familiari, correlato allo stato di salute del paziente e all'imminente morte cerebrale;

12. Rischio di complicanze nel donatore;

13. Rischio di coping inefficace della famiglia.

D.I.: Rischio di complicanze nel donatore:
NOC: L'assistito non sviluppa complicanze e risulta idoneo alla donazione.
NIC: Pulizia accurata del donatore. Asepsi nella gestione dei rubinetti collegati ai vari cateteri arteriosi e venosi. Asepsi nella medicazione di cateteri e ferite. Asepsi durante tutte le manovre infermieristiche (ad esempio durante la broncoaspirazione). Asepsi assoluta durante il prelievo dei linfonodi. Esecuzione di un'accurata tricotomia. Incannulazione di almeno due

vene periferiche con aghi di grosso calibro per eventuale infusione di liquidi. Posizionamento di una sonda gastrica per valutare eventuali ristagni. Posizionamento di un catetere vescicale con applicazione di urinometro, per il controllo della diuresi oraria. Posizionamento di una sonda termometrica esofagea per il controllo della temperatura corporea. Applicazione di un saturimetro e un capnografo.

D.I.: *Rischio di coping inefficace della famiglia:*
NOC: La famiglia viene supportata ed educata correttamente.
NIC: Stabilire precocemente un contatto e fornire un supporto adeguato ai familiari. Informarsi sull'accaduto, sulle condizioni cliniche e sulla prognosi. Identificare una persona di riferimento che svolga azione di filtro e raccordo con gli altri familiari e amici. Gestire situazioni emozionali e tradurre con semplicità gergo e terminologie mediche. Coinvolgere qualora sia necessario, ministri del culto, assistenti sociali o psicologi. Informare la famiglia riguardo la possibile donazione e valutarne il consenso.

20.12 Gli obiettivi infermieristici

I principali obiettivi che devono essere perseguiti durante l'assistenza infermieristica sono: la riduzione della comparsa di complicanze (di tipo: respiratorio, emodinamico e infettivo), il mantenimento dell'integrità cutanea dell'assistito, la prevenzione dell'insorgenza di infezioni correlate all'assistenza, il mantenimento dei parametri vitali nella norma (senza squilibri idro-elettrolitici e alterazioni della PPC), la somministrazione di un adeguato apporto nutrizionale e idrico, l'attuazione di una corretta gestione della terapia al fine di mantenere l'integrità e la funzionalità degli organi vitali, la realizzazione di strategie di coping per la famiglia (per quanto riguarda l'elaborazione del lutto), la comprensione della famiglia dell'importanza della donazione degli organi, il mantenimento dell'integrità degli organi attraverso il monitoraggio continuo dell'assistito (sia durante che dopo l'accertamento di morte) e l'erogazione di prestazioni assistenziali in caso di necessità.

21 Il piano assistenziale del paziente degente in UTIC a seguito di PTCA, con stent per riperfusione coronarica, IABP, e in trattamento con NIV per insufficienza respiratoria

21.1 La PTCA e il posizionamento di uno stent per la riperfusione coronarica

L'Angioplastica Coronarica Percutanea Transluminale (in inglese Percutaneous Transluminal Coronary Angioplasty, PTCA) è una tecnica di cardiologia interventistica che permette di visualizzare le coronarie tramite coronarografia. La PTCA fa dilatare la stenosi coronarica che si è formata a seguito della creazione di un ateroma fibro-lipidico, utilizzando un catetere munito alla sua estremità di un piccolo palloncino gonfiabile che viene inserito preferibilmente nell'arteria femorale o radiale. L'inserimento del catetere in arteria femorale o radiale viene effettuato dal cardiologo interventista, il quale pratica un'iniezione di anestetico locale nel sottocute e poi effettua una piccola incisione sufficiente a introdurre un sottile catetere, una volta che il catetere è entrato correttamente all'interno dell'arteria, il cardiologo fa avanzare il catetere (seguendo l'avanzamento lungo le arterie con un monitor) fino al raggiungimento della coronaria occlusa. In quel punto il medico inietta il mezzo di contrasto (per poter delineare il contorno dell'arteria tramite i raggi X) e insuffla d'aria il palloncino, inducendo così un barotrauma, con schiacciamento della placca lungo la tonaca intima delle pareti del vaso. Lo schiacciamento della placca lungo le pareti del vaso permette l'eliminazione della stenosi e il ristabilimento della normale conformazione del lume del vaso e del flusso di sangue al cuore. Con il passare del tempo il vaso può andare incontro ad una seconda occlusione, pertanto è utile posizionare anche una protesi metallica a forma di piccolo cilindro chiamato stent, il quale viene fatto inglobare nella parete del vaso a livello della stenosi durante la dilatazione, così da mantenere costantemente pervia la coronaria. L'angioplastica coronarica viene preferita al bypass quando l'ostruzione si trova su una singola arteria o comunque su tratti brevi e viene effettua quando la sindrome coronarica è in fase acuta o durante la ricanalizzazione dell'arteria coronarica responsabile della sindrome stessa. Con sindrome coronarica acuta si intende: l'angina instabile, l'angina stabile con significativo restringimento coronarico, l'infarto del miocardio acuto con sopraslivellamento del tratto ST (in inglese ST Elevation Myocardial Infarction, STEMI), l'infarto miocardico acuto con aumento delle troponine I e T ma senza sopraslivellamento del tratto ST (in inglese Non-ST Elevation Myocardial Infarction, NSTEMI).

21.2 Il contropulsore aortico (IABP)

Il contropulsore aortico (in inglese Intra-Aortic Balloon Pump, IABP) è un dispositivo meccanico di supporto del ventricolo sinistro, principalmente utilizzato nelle cardiologie interventistiche. Il sistema è formato da una parte meccanica esterna e da un palloncino che viene introdotto per via percutanea in aorta toracica discendente (circa 1-2 cm al di sotto dell'origine dell'arteria succlavia sinistra) attraverso l'arteria femorale. Il principio di funzionamento prevede che il palloncino sia gonfio di elio (gas considerato inerte e sicuro) durante la diastole ventricolare (aumento della pressione arteriosa sistolica, supporto della funzione ventricolare sinistra e diminuzione delle resistenze periferiche) e sgonfio durante la sistole ventricolare (riduzione del post carico cardiaco, con conseguente riduzione del consumo miocardico di ossigeno e aumento della gittata cardiaca). L'IABP è composto da una parte meccanica e una elettronica, la prima permette il gonfiaggio (all'inizio della diastole) e lo sgonfiaggio del palloncino (prima dell'inizio della sistole) in modo sincrono con il ciclo cardiaco, la seconda si occupa della sincronizzazione della parte meccanica attraverso due procedure: il trigger (un segnale di inizio gonfiaggio/sgonfiaggio del palloncino) e il timing (regolazione del momento di gonfiaggio/sgonfiaggio del palloncino). Le indicazioni all'inserimento di un contropulsore sono: lo shock cardiogeno, l'insufficienza mitralica acuta, la perforazione del setto, la lunga durata del periodo di degenza post-intervento in cardiochirurgia, la stenosi con un'occlusione del 70% del ramo principale dell'arteria coronaria o con frazione di eiezione inferiore al 30%, l'angioplastica durante la terapia trombolitica in un infarto del miocardio acuto, il supporto alla PTCA a elevato rischio (per incrementare la pressione di perfusione coronarica, ridurre il carico di lavoro cardiaco, migliorare la funzionalità del ventricolo sinistro e aumentare della frazione d'eiezione). Le complicanze associate al contropulsore sono: l'ischemia periferica, la dissecazione aortica, l'occlusione della succlavia o dell'arteria renale, la rottura del palloncino, il sanguinamento nel punto d'inserzione, la trombosi, la formazione di un embolo e la trombocitopenia. Nel momento in cui verrà deciso di rimuovere l'IABP l'assistito dovrà possedere determinati requisiti: avere parametri emodinamici nella norma, essere apiretico, avere un normale incuneamento polmonare e un buon bilancio idro-elettrolitico (espresso attraverso il conteggio delle entrate/uscite dei liquidi e l'assenza di edemi, disidratazione e febbre). Dal punto di vista assistenziale, nel momento in cui il medico decide di poter rimuovere l'IABP, l'infermiere dovrà: sospendere l'infusione di eparina sodica 6 h prima della rimozione, ridurre gradualmente il gonfiaggio del palloncino e, una volta rimosso l'IABP, controllare il Tempo Parziale di Tromboplastina (in inglese Partial Thromboplastin Time, PTT).

21.3 L'insufficienza respiratoria

Per insufficienza respiratoria si intende l'incapacità di mantenere a livello tissutale una normale distribuzione di ossigeno e rimozione di anidride carbonica. Le cause possono essere molteplici: ostruzione delle vie aeree, danno al tessuto polmonare, indebolimento dei muscoli respiratori o riduzione del riflesso respiratorio. Il quadro tipico dell'insufficienza respiratoria è caratterizzato dalla presenza di: cianosi (colorazione bluastra della cute), grave dispnea e alterazione dello stato di coscienza (principalmente confusione e sonnolenza causate dagli elevati livelli di anidride carbonica nel sangue). La diagnosi viene effettuata tramite esami strumentali: pulsossimetria, Emogasanalisi e radiografia del torace. Quando la pulsossimetria indica una bassa percentuale di ossigeno nel sangue e l'EGA confermerà tale situazione (mostrando un basso livello di ossigeno e un elevato livello di CO_2), la radiografia del torace sarà l'esame conclusivo che permetterà di effettuare la diagnosi di insufficienza respiratoria. L'insufficienza respiratoria può presentarsi in due varianti: livelli nel sangue di ossigeno eccessivamente bassi nella insufficienza respiratoria ipossiemica e livelli di anidride carbonica eccessivamente alti nella insufficienza respiratoria ipercapnica. Il trattamento nell'insufficienza respiratoria prevede: la somministrazione di ossigeno supplementare, la ventilazione meccanica e il trattamento della causa (ad esempio una terapia antibiotica in caso di polmonite di origine batterica, oppure un trattamento con broncodilatatori nei pazienti con asma, ecc...).

21.4 La ventilazione meccanica non invasiva o Non Invasive Ventilation (NIV)

La ventilazione non invasiva è un sistema di supporto ventilatorio, nel quale l'ossigeno viene rilasciato attraverso un'interfaccia, ossia una maschera nasale, facciale o uno scafandro/casco, senza l'utilizzo di protesi endotracheali (tubo orotracheale o cannula tracheostomica). Esistono vari metodi utilizzati dalla NIV: la CPAP quando il soggetto ventila autonomamente, la ventilazione non invasiva a pressione positiva di tipo intermittente o Nasal Intermittent Positive Pressure Ventilation (NIPPV) e la Nasal CPAP (NCPAP) che tramite il ventilatore meccanico e le cannule nasali permette di aumentare costantemente il livello di pressione positiva erogata al paziente con respiro spontaneo. Durante la NCPAP il ventilatore genera due livelli di pressione positiva continua nelle vie aeree, chiamati Biphasic Positive Airway Pressure (BiPAP). La BiPAP è composta dall'Inspiratory Positive Airway Pressure (IPAP), il cui scopo è quello di assistere il paziente con una pressione positiva durante la fase di inspirazione e dall'Expiratory Positive Airway Pressure (EPAP), necessario per il mantenimento della pressione positiva in fase di espirazione. Gli scopi della NIV sono: fornire un aiuto ventilatorio adeguato, ridurre il lavoro respiratorio e migliorare gli scambi gassosi. Questo tipo di ventilazione è particolarmente efficace in corso di insufficienza respiratoria acuta. Gli effetti emodinamici della CPAP sono l'aumento della pressione intratoracica e della portata cardiaca, secondaria alla riduzione del gradiente pressorio transmurale miocardico e del post-carico (afterload). La PEEP riduce il ritorno venoso e le pressioni di riempimento dei ventricoli, provocando ipotensione e riduzione della portata cardiaca, per questo motivo si deve sempre monitorare in corso di ventilazione meccanica l'indice di volemia e la quantità di nitrati somministrati. L'utilizzo della NIV è raccomandata quando avviene lo svezzamento dal respiratore automatico o nel caso in cui il paziente presenta determinate caratteristiche quali: FR maggiore o uguale a 30 atti/min, SpO2 minore del 90%, aumento improvviso della PaCO2 superiore ai 15-20 mmHg, acidosi respiratoria con pH inferiore a 7.30, segni clinici di distress respiratorio (dispnea, cianosi, uso dei muscoli respiratori accessori, retrazione del giugulo e movimenti addominali paradossi) e alterazione sensoria. Le indicazioni alla NIV sono:

- l'edema polmonare acuto;
- l'insufficienza respiratoria acuta negli immunodepressi;
- le broncopatie croniche riacutizzate;
- i traumi del torace;
- le polmoniti;
- l'insufficienza respiratoria nei pazienti con patologie neuromuscolari.

Non è indicata la NIV quando:

- la GCS è inferiore o uguale a 8;
- è presente arresto respiratorio;
- è presente la necessità di Intubazione orotracheale (IOT);
- la persona ha gravi aritmie;
- è presente instabilità emodinamica;

- il tratto digerente ha grave sanguinamento;

- è impossibile rimuovere le secrezioni o proteggere le vie aeree;

- è presente un PNX non drenato;

- la persona ha subito recenti interventi chirurgici;

- il cranio e il viso hanno delle ustioni;

- il paziente non è collaborante;

- il paziente ha episodi di vomito.

Le complicanze legate alla NIV sono: la sensazione di claustrofobia, l'impossibilità ad alimentarsi (quando vi è il casco), la secchezza delle vie aeree, l'irritazione oculare, le ulcerazioni da decubito nasale e la distensione gastrica.

21.5 Il piano di assistenza del paziente ricoverato in UTIC

Il paziente ricoverato in UTIC deve essere costantemente monitorato, soprattutto per quanto riguarda la funzione cardiocircolatoria. Il monitoraggio viene eseguito dall'operatore attraverso l'esecuzione di indagini diagnostiche previste dal protocollo di reparto: ECG, EGA, Prove di Funzionalità Respiratoria (PFR), prove di compatibilità e rilevazione dei parametri vitali: PA, SpO2, TC, FR, FC e PA cruenta. L'assistenza al paziente con IABP deve tener conto non solo dei suoi bisogni clinici ma anche dei bisogni legati: all'immobilità, al suo stato d'ansia, ai ritmi di sonno-veglia, al bisogno di alimentarsi e al suo stato di coscienza (a volte alterato da un'opportuna sedazione effettuata per l'incolumità stessa del paziente). L'accertamento prevede la compilazione della cartella medica e infermieristica con: i dati anagrafici, la terapia farmacologica in atto, la presenza di eventuali allergie a farmaci e alimenti, l'esistenza di malattie importanti, la storia clinica dell'assistito, la familiarità per patologie cardiache, la presenza di fattori di rischio (tra cui l'obesità, il fumo e la scarsa attività fisica). L'obiettivo è quello di mantenere una buona perfusione tissutale, per questo è indispensabile ottenere in tempi brevi, tramite la monitorizzazione continua, il controllo dei parametri vitali. L'ECG permette di monitorare attraverso il monitor: la FC, il ritmo cardiaco e le alterazioni del tratto ST. Tramite l'osservazione dell'ECG è possibile effettuare una pronta diagnosi di: aritmie ventricolari e sopraventricolari, tachicardie, bradicardie, segni di ischemia, segni di stimolazione elettrica scorretta o inefficace. La rilevazione tempestiva della diagnosi, con conseguente intervento immediato, permette di prevenire l'insorgere di conseguenze gravi, quali: l'arresto cardiocircolatorio, la fibrillazione ventricolare, l'infarto del miocardio acuto e la sindrome da bassa portata. Le azioni infermieristiche principalmente svolte sono: mantenere costantemente inseriti gli allarmi del monitor, saper riconoscere e documentare le variazioni elettrocardiografie nell'ECG consultando rapidamente in caso di necessità il cardiologo (tale figura è costantemente presente in UTIC), e preparare la terapia infusionale in base alla prescrizione medica.

21.5.1 La fase pre-operatoria

La fase pre-operatoria é la fase in cui si pianificano e attuano tutte quelle azioni che devono essere svolte prima che il paziente venga trasportato in sala operatoria e comprende: la scelta della modalità di ricovero, la preparazione diagnostica, la classificazione dell'intervento chirurgico, la valutazione clinica del rischio operatorio e la preparazione del paziente all'intervento.

Gli interventi infermieristici nel periodo pre-operatorio comprendono: la preparazione psicologica dell'assistito, l'educazione, la preparazione fisica (il digiuno, la tricotomia, il/la bagno/doccia e la pulizia intestinale) e la preparazione dell'ambiente (il microclima).

21.6 Le diagnosi infermieristiche standard pre-operatorie del paziente sottoposto a intervento chirurgico

- Ansia correlata ad esperienza chirurgica, perdita di controllo, esito non prevedibile e insufficiente conoscenza della routine pre-operatoria, degli esercizi e delle attività da eseguire nel periodo post-operatorio e delle modificazioni e delle sensazioni post-operatorie;

- Compromissione della mobilità correlata alla prescrizione di riposo a letto e limitazione dei movimenti dell'arto interessato al monitoraggio emodinamico;

- Rischio elevato di gestione inefficace del regime terapeutico, correlato a insufficiente conoscenza della cura del sito di inserimento, dell'attività di dimissione, della dieta, dei farmaci da assumere, dei segni e sintomi di complicanze, degli esercizi fisici e del follow-up;

- Rischio d'infezione correlato alla presenza dell'introduttore arterioso dell'IABP;

- Rischio di nutrizione inferiore al fabbisogno correlato alla diminuzione di appetito secondario alla tipologia di trattamento eseguito, all'affaticamento, alle modificazioni dietetiche e alla presenza della ventilazione non invasiva;

- Deficit della cura di sé, correlato alle limitazioni dei movimenti;

- Disturbo del sonno correlato a stress emotivo, alla presenza di dolore e alla permanenza all'interno di un ambiente estraneo;

- Alterazione degli scambi gassosi, correlata alla patologia o all'adattamento al ventilatore durante la fase di stabilizzazione;

- Liberazione inefficace delle vie aeree, correlata a un aumento della produzione di muco, secondario alla continua ventilazione non invasiva;

- Rischio di barotrauma o infezione correlato a ventilazione meccanica.

D.I.: Ansia correlata ad esperienza chirurgica, perdita di controllo, esito non prevedibile e insufficiente conoscenza della routine pre-operatoria, degli esercizi e delle attività da eseguire nel periodo post-operatorio e delle modificazioni e delle sensazioni post-operatorie:
NOC: L'assistito comunica i sentimenti che prova in relazione all'intervento chirurgico e alle sue aspettative post-operatorie.
NIC: Offrire incoraggiamento e conforto all'assistito e alla sua famiglia, promuovendo la condivisione dei sentimenti e delle preoccupazioni. Ascoltare sempre con attenzione, trasmettendo nel contempo empatia e un senso di comprensione. Fornire all'assistito e alla sua famiglia tutte le informazioni di cui hanno bisogno. Insegnare all'assistito le posture da assumere per ottenere una tosse efficace, ricordando di sostenere la sede dell'incisione durante la tosse per evitare l'insorgenza di dolore e di deambulare il prima possibile per evitare le complicanze associate alla staticità della posizione. Spiegare le procedure pre-operatorie e per ognuna di loro dare la motivazione (permette una maggiore comprensione da parte dell'assistito di ogni

manovra eseguita): la preparazione intestinale e della cute, il digiuno, gli esami di laboratorio e la pre-medicazione (la somministrazione dei sedativi). Spiegare quali sensazioni potrebbe avvertire a seguito dell'intervento chirurgico (riduce l'ansia dovuta all'ignoto). Valutare la capacità dell'assistito e dei familiari nel raggiungere gli obiettivi prefissati.

21.7 Le diagnosi infermieristiche standard post-operatorie del paziente sottoposto a intervento chirurgico

- Rischio di infezione correlato al sito di invasione batterica, secondario a intervento chirurgico;

- Rischio di gestione inefficace del regime terapeutico, correlato ad insufficiente conoscenza della cura della ferita chirurgica, delle restrizioni (dieta, attività), della terapia farmacologica, dei segni e dei sintomi di complicanze e dei controlli da effettuare a distanza di tempo.

D.I.: Rischio di infezione correlato al sito di invasione batterica, secondario ad intervento chirurgico:
NOC: L'assistito dimostra di aver appreso le norme per la gestione della ferita e per la riduzione della contaminazione.
NIC: Attuare gli interventi di prevenzione delle infezioni: lavaggio delle mani, utilizzo dei guanti e corretta gestione dei eventuali drenaggi. Monitorare costantemente la ferita chirurgica allo scopo di riconoscere tempestivamente l'eventuale insorgenza di segni e sintomi di infezione: gonfiore, rossore, separazione dei margini della ferita, secrezioni aumentate o purulente e temperatura corporea aumentata. Proteggere dalle secrezioni la ferita chirurgica e la cute circostante. Controllare il processo di cicatrizza-

zione della ferita, ovvero valutare se è presente il tessuto di granulazione e se i margini della ferita sono ravvicinati e integri. Istruire l'assistito sui fattori che determinano un ritardo nella cicatrizzazione della ferita.

21.8 Il rientro dell'assistito in UTIC dalla sala operatoria - Gli interventi infermieristici

21.8.1 Quadro generale delle condizioni cliniche dell'assistito

Per avere un quadro generale delle condizioni cliniche del paziente, quando l'assistito torna in reparto, l'operatore sanitario deve informarsi su tutto quello che è successo in sala operatoria e, in base a quanto appreso, deve monitorare determinati parametri vitali. Altri controlli molto importanti da eseguire sono sull'attività elettrica cardiaca attraverso l'ECG a 12 derivazioni e sulla presenza del dolore. L'infermiere deve accertarsi che ci sia un adeguato equilibrio idro-elettrolitico, attraverso l'osservazione dello stato della cute e del bilancio delle entrate-uscite dei liquidi.

21.8.2 Il monitoraggio dei PV

L'infermiere dell'UTIC, quando l'assistito è rientrato a reparto dopo essere stato sottoposto a PTCA, inserimento di stent e contropulsatore, deve per prima cosa monitorizzare i PV, valutando costantemente: la FC, il ritmo cardiaco, la FR, la SpO2, la TC, la PA cruenta (sistema invasivo per misurare in maniera diretta la pressione arteriosa) e la diuresi oraria tramite il catetere vescicale con urinometro (valori normali 0.5-3 mL/kg/h). La diuresi oraria deve essere controllata in quanto l'utilizzo del contropulsatore influisce sulla funzionalità renale, incrementandone la perfusione e la diuresi. Generalmente il parametro che deve essere maggiormente monitorato è la PA, che deve essere controllata ogni 30 minuti le prime 3 ore e poi ogni ora nelle 12 ore successive, in UTIC però tale controllo avviene continuamente in quanto l'assistito ha un accesso arterioso in situ che controlla la PA cruenta, la FC e la SpO2.

21.8.3 Gli esami ematici

Quando viene effettuato un prelievo di sangue su un paziente che ha subito un intervento cardiologico i principali valori che vengono monitorati e valutati sono: la curva enzimatica con il dosaggio delle troponine (Troponina T e CK-MB), la funzionalità epatica e renale, gli elettroliti, il quadro emostatico e l'emocromo completo. Gli esami ematici vengono accompagnati dall'EGA per il controllo della PaCO2 e, nel caso di sepsi, da un'emocoltura.

21.8.4 La somministrazione della terapia

L'infermiere somministra la terapia farmacologica, infonde per via endovenosa liquidi (facilita l'eliminazione del mezzo di contrasto) e medicinali, previa prescrizione medica.

21.8.5 La valutazione dei siti d'inserzione

L'infermiere deve valutare la condizione delle sedi dei siti di inserzione, principalmente la sede radiale e femorale. Nella sede del polso radiale, cioè dov'è stata eseguita la procedura, per evitare possibili sanguinamenti viene inserito un TR-band, cioè un braccialetto gonfiabile che effettua una compressione sull'arteria radiale. Il TR-band viene allentato dopo 2 h dal suo inserimento e viene totalmente rimosso dal suo posizionamento entro 6 h (se non insorgono sanguinanti). Allo stesso modo se l'introduttore arterioso è in sede femorale, deve essere valutata la condizione della sede, in quanto esiste un potenziale rischio d'insorgenza di complicanze. Le complicanze si manifestano attraverso segni locali di: infiammazione, infezione, emorragia, aritmia e dislocazione del catetere da contropulsazione dalla sede d'introduzione dell'IABP. Per riconoscere tempestivamente l'insorgenza di ischemie negli arti inferiori è necessaria una verifica costante delle caratteristiche dei polsi femorali, della poplitea e del piede. Per ridurre o evitare l'insorgenza di complicanze nei punti d'inserzione del catetere intra-aortico, oltre alla sorveglianza visiva (per verificare lo stato e l'eventuale presenza di infezioni) è necessario l'uso di tecniche asettiche durante la medicazione del catetere. L'infermiere deve valutare le caratteristiche degli arti che sono interessati alla perfusione tissutale: la presenza del polso, il colore, la temperatura della cute, la presenza di sanguinanti, ematomi o edemi, se ciò viene rilevato deve avvertire immediatamente il medico responsabile dell'unità operativa.

21.8.6 Il sistema respiratorio, gli scambi gassosi e la ventilazione

L'infermiere deve essere in grado di saper riconoscere e attuare interventi di correzione, quando si presentano sintomi associati ad alterazioni del bilancio di ossigeno, tra cui: brividi, dolore, stato neurologico alterato (ansietà, agitazione psicomotoria), modificazioni dello stato di volemia, ridotta perfusione cutanea (vasocostrizione, sudorazione e pallore). Gli interventi attuati dall'infermiere per correggere tali accadimenti dipendono dal tipo di sintomo manifestato, ad esempio se il paziente presenta brividi per controllare tale sintomo l'infermiere deve riscaldarlo e mantenerlo al caldo, mentre se lamenta dolore deve informare il medico e su prescrizione di quest'ultimo somministrare farmaci analgesici. Se la persona manifesta uno stato di ansia l'infermiere utilizza le sue capacità relazionali per rassicurarla. Qualora si riscontrassero alterazioni della volemia, quest'ultima sarà reintegra attraverso la terapia infusionale (con fluidi e soluzioni) in base al bilancio idrico, al volume ematico e ai parametri circolatori. Per migliorare lo scambio gassoso e ottenere una ventilazione ottimale, gli infermieri utilizzano diverse strategie, tra cui:

1. la somministrazione oculata (senza provocare una diminuzione dello stimolo respiratorio) di farmaci analgesici per alleviare il dolore (durante l'atto respiratorio il dolore si inasprisce e questo ha dei risvolti negativi sulla ventilazione);

2. l'istruzione dell'assistito su come tossire efficacemente;

3. l'aspirazione delle vie aeree;

4. la somministrazione di broncodilatatori per via endovenosa o per via inalatoria (secondo prescrizione medica) per favorire la mobilizzazione delle secrezioni;

5. il riposizionamento frequente dell'assistito per ridurre gli effetti polmonari dovuti all'immobilità;

6. la ventilazione positiva continua;

7. l'ossigenoterapia con maschera umidificata a freddo nel paziente sottoposto a NIV per consentire una migliore fluidificazione delle secrezioni. L'operatore sanitario controlla il grado di ossigenazione attraverso la valutazione: del colore della cute e delle mucose, dei dati emogasanalitici, della meccanica respiratoria, della frequenza respiratoria (la FR è il numero di atti respiratori eseguiti un minuto di tempo. L'atto respiratorio è composto da due fasi: la fase inspiratoria seguita dalla fase espiratoria. Il movimento respiratorio è permesso dai muscoli intercostali e dal diaframma) e dalla corretta espansione toracica, valuta inoltre, il corretto posizionamento dell'interfaccia e lo stato della

cute (se sono presenti segni di arrossamento o abrasione). L'infermiere non solo deve garantire la presenza di vie aeree libere da secrezioni per permettere un'efficace respirazione, ma deve essere anche in grado qualora siano presenti, di identificarle e valutarle sia dal punto di vista quantitativo che qualitativo. Durante la ventilazione l'infermiere deve valutare: lo stato di coscienza, la saturazione dell'ossigeno, i segni di affaticamento, la presenza di tachicardia o di tachipnea, la comparsa di cefalea, l'ipertensione e la sudorazione. L'operatore deve prestare molta attenzione alle condizioni del paziente durante la fase dello svezzamento dal ventilatore meccanico, se dopo l'intervento non viene subito estubato.

21.8.7 Il posizionamento del paziente

Il paziente allettato deve assumere obbligatoriamente una posizione ortopnoica, cioè stare seduto immobile (ciò si associa ad un aumento del rischio di LDP), con il busto che non deve essere sollevato più di 30-35° (per evitare strozzature del catetere), senza flettere né il bacino né l'arto con l'IABP. Per evitare l'insorgenza di LDP (soprattutto in sede sacrale) si deve mobilizzare il paziente emodinamicamente stabile ogni 3 h, facendolo ruotare su di un fianco. Per favorire il posizionamento esistono dei presidi in dotazione (tutori, cuscini in silicone e archetti) e specifici protocolli da attuare per la prevenzione delle LDP. Se il paziente è vigile, deve essere informato della modalità e delle motivazioni che rendono necessario il mantenimento di una sua determinata postura.

21.8.8 Le medicazioni

Le medicazioni devono essere sterili con cerotti trasparenti da sostituite ogni 48 h, questa tempistica riguarda anche la corretta pulizia delle linee di monitoraggio. L'infermiere deve monitorare che non ci sia la presenza di bolle nel circuito. Deve inoltre verificare che la sacca in pressione sia correttamente posizionata rispetto al trasduttore e che quest'ultimo lo sia rispetto all'assistito.

21.8.9 L'igiene personale dell'assistito

L'infermiere per garantire un'accurata igiene personale del paziente, in quanto la posizione obbligata può facilitare l'insorgenza delle LDP, effettua a quest'ultimo un bagno a letto giornaliero con un cambio totale di biancheria, più un'eventuale spugnatura serale e cambio di biancheria al bisogno.

21.8.10 L'alimentazione

L'alimentazione prevede l'assunzione di una nutrizione leggera ma frequente, in modo da non appesantire il carico di lavoro cardiaco. Se il paziente lamenta secchezza delle fauci e vuole bere si possono dare delle garze bagnate con acqua, oppure si può far bere con una cannuccia.

21.8.11 Informazione/Educazione dell'assistito e della sua famiglia

L'infermiere deve informare il paziente e la famiglia sugli interventi già eseguiti e su quelli che dovranno essere ancora effettuati, inoltre istruisce a riconoscere e riferire tempestivamente all'operatore sanitario segni e sintomi di complicanze.

21.8.12 Il supporto infermieristico psicologico

La lontananza dai propri cari, la paura per il proprio futuro, la dipendenza dai supporti meccanici, possono generare nell'assistito una sensazione di ansia e di depressione, quindi è molto importante un buon supporto psicologico infermieristico per aiutarlo a superare queste percezioni e vivere il "momento di cura" il più serenamente possibile. Il supporto psicologico del paziente e dei suoi familiari inizia già nella fase che precede l'ospedalizzazione, attraverso la spiegazione di tutte le manovre terapeutiche, diagnostiche e assistenziali che dovranno essere effettuate sia nel pre che nel post-operatorio. Per quanto riguarda l'aspetto psicologico, se nella fase del pre-operatorio l'infermiere si preoccupava principalmente di informare l'assistito su quanto l'attendava, nel post-operatorio si occupa di supportare emotivamente e psicologicamente l'operato, attraverso l'ascolto delle paure, l'espressione delle emozioni, delle fragilità e il coinvolgimento attivo in ogni fase del processo di cura.

21.9 Le complicanze

Le complicanze sono prevalentemente due, ischemie periferiche e tromboembolie periferiche, correlate: all'inserimento dell'IABP, all'immobilità obbligata, alla disidratazione e alla presenza di fattori predisponenti come l'obesità. Per poterle prevenire devono essere costantemente rilevati sugli arti interessati: la temperatura, la sensibilità, il colore e la presenza dei polsi periferici (brachiale, femorale, pedidio, radiale, ulnare, popliteo e tibiale posteriore).
Il protocollo anticoagulante è un importante strumento da attivare per prevenire come complicanza la formazione di coaguli. Tale protocollo prevede una serie di azioni, tra cui:

1. l'eparinizzazione dell'introduttore;

2. l'utilizzo di farmaci come: l'ASA, il Clopidogrel o il Ticagrelor;

3. il prelievo ematico per il controllo del Tempo di Protrombina (in inglese Prothrombin Time, PT) e del PTT dopo 3 h dalla procedura interventistica (per poter iniziare l'infusione di eparina sodica), o nel caso in cui il paziente è in trattamento eparinico in infusione continua il prelievo ematico per il controllo del PT e dell'emocromo, da eseguire 4 volte nell'arco di 24 h (un controllo ogni 6 h);

4. la programmazione di due prelievi ematici al giorno per il controllo del quadro emostatico (quando si è nel range terapeutico).

5.

Un'altra possibile complicanza è associata alla distensione gastrica causata dalla NIV, in questo caso è opportuno posizionare un SNG. Oltre alla distensione gastrica la NIV causa un'eccessiva pressione positiva che porta alla creazione di un barotrauma. Il barotrauma può evolversi in un PNX spontaneo o ipertoso, con conseguente compromissione del ritorno venoso, della gittata cardiaca e della PA. L'infermiere per prevenire ed evitare (quando è possibile) queste complicanze, ha la responsabilità di eseguire un attento controllo della PA, della SpO2, della FR e della FC, durante tutta la permanenza della NIV.

21.10 La gestione infermieristica del contropulsatore aortico

L'infermiere per garantire un'assistenza efficace del paziente con IABP, deve essere in grado di gestire correttamente la macchina e saper riconoscere tempestivamente le eventuali anomalie. Quando il paziente è vigile è fondamentale coinvolgerlo, informandolo sui principi di funzionamento dell'IABP, in quanto tale conoscenza incentiva una maggiore collaborazione da parte dell'assistito, che si traduce a sua volta in un rafforzamento dell'alleanza terapeutica. Il monitoraggio richiesto in UTIC è di tipo intensivo, perciò per ottenere un controllo più efficace il rapporto tra infermiere e paziente contropulsato dovrebbe essere 1:1 (per ogni paziente un solo infermiere per turno).

21.10.1 Elenco dei controlli che vengono effettuati durante l'assistenza al paziente contropulsato

Monitorizzazioni

Le caratteristiche del polso dell'arto con IABP (colorazione cutanea, caratteristiche del polso, temperatura):

- Caratteristiche: per quanto riguarda la misurazione della temperatura si valuta la differenza dei trasduttori presenti su entrambi gli arti. La colorazione cutanea è bluastra-cianotica a chiazze (marezzatura) e colpisce solitamente le estremità per poi estendersi alle cosce, gambe, tronco e viso.

- Complicanze: la non rilevazione della temperatura cutanea può essere un fattore di rischio per l'insorgenza dell'ischemia dell'arto. La febbre può causare surriscaldamento del palloncino dell'IABP e del gas contenuto al suo interno, con conseguente condensa e rallentamento del processo di gonfiaggio/sgonfiaggio. Una marezzatura quando non è fisiologica (un esempio di marezzatura fisiologica avviene quando la cute entra in contatto con il freddo) indica una riduzione del flusso ematico.

La diuresi oraria:

- Caratteristiche: la diuresi oraria viene monitorata attraverso l'uso del catetere vescicale con urinometro (valori normali sono compresi tra 0.5-3 mL/kg/h). Il contropulsatore aumenta la diuresi e la perfusione del paziente.

- Complicanze: il contropulsatore influisce sulla funzionalità renale, si possono rilevare precocemente segni e sintomi di insufficienza renale acuta da ridotta gittata cardiaca e da squilibri idro-elettrolitici.

I valori emogasanalitici (EGA):

- Caratteristiche: il prelievo arterioso è utile per la diagnosi di insufficienza respiratoria, per determinarne la sua gravità e per monitorare il suo decorso durante la terapia.

- Complicanze: rileva squilibri negli scambi gassosi e idro-elettrolitici.

I valori emodinamici intracardiaci:

- Caratteristiche: la valutazione intracardiaca avviene tramite i valori emodinamici rilevati dal catetere di Swan-Ganz: pressione, portata cardiaca e parametri relativi ai gas nel sangue.

- Complicanze: le complicanze sono associate al momento dell'inserzione e alla gestione del catetere di Swan-Ganz.

Il punto di inserzione del catetere aortico:

- Caratteristiche: per ridurre o evitare l'insorgenza di complicanze nei punti d'inserzione del catetere intra-aortico e nelle vie è necessario mantenere l'asepsi, oltre al monitoraggio per verificare lo stato e l'eventuale presenza di infezioni. L'infermiere deve valutare gli arti che sono interessati alla perfusione tissutale: la presenza del polso, il colore, la temperatura della cute, la presenza di sanguinanti, ematomi o edemi e, se vengono rilevate delle alterazioni, deve avvertire immediatamente il medico di terapia intensiva.

- Complicanze: infezioni/infiammazione, emorragie, dislocazione del catetere da contropulsazione dalla sede d'introduzione dell'IABP e aritmie.

La medicazione del punto di inserzione:

- Caratteristiche: le medicazioni sono effettuate a piatto con clorexidina al 2% acquosa. Le manovre vengono fatte in completa asepsi e sono utilizzati cerotti trasparenti, da sostituite ogni 48 h.

- Complicanze: le medicazioni non trasparenti non permettono di visualizzare la sede del punto d'inserzione e quindi di poter agire prontamente in caso di segni di infiammazione/infezione o emorragie. La tecnica usata non asettica può portare all'insorgenza di infezioni.

Il controllo del circuito pneumatico e del pallone (probabile rottura del pallone):

- Caratteristiche: regolare monitoraggio dello stato del circuito pneumatico e del pallone attraverso manovre asetiche. Evitare l'introduzione accidentale di aria e far si che la batteria sia sempre completamente carica.

- Complicanze: la presenza di sangue nel circuito pneumatico o nel pallone può essere causato da una rottura del pallone, ciò comporta la formazione di coaguli di sangue che impediscono e rendono difficile la rimozione.

Il controllo della pressione e della quantità presente nella sacca di lavaggio montata sul trasduttore:

- Caratteristiche: la pressione deve essere di 300 mmHg e la sacca deve contenere soluzione salina e 20 UI/L di eparina. Assicurasi che non ci siano bolle sul tubo e sui rubinetti di arresto. La sacca di lavaggio deve essere cambiata quando si riduce a 1/4 del volume totale.

- Complicanze: una pressione e una quantità insufficiente o eccessiva determina un'inefficacia del trattamento terapeutico, traducibile in eventi dannosi, come ad esempio l'insorgenza di complicanze.

Il corretto posizionamento dei cavi di lettura dell'ECG e la sincronizzazione del segnale ECG:

- Caratteristiche: eventuale sostituzione degli elettrodi deteriorati.

- Complicanze: la mancata sincronizzazione causa uno scorretto funzionamento dell'IABP. Il gonfiaggio precoce determina un gonfiaggio del palloncino prima della fine della sistole con la potenziale chiusura della valvola aortica, aumento delle resistenze del ventricolo sinistro e rigurgito aortico. Il gonfiaggio ritardato del palloncino determina un gonfiaggio tardivo (molto tempo dopo la chiusura della valvola aortica) con conseguente inefficace perfusione coronarica. Lo sgonfiaggio precoce determina uno sgonfiaggio del palloncino prima dell'inizio della sistole con perdita di ogni beneficio, mentre lo sgonfiaggio tardivo determina lo sgonfiamento del palloncino dopo l'inizio della sistole, ciò causa un ostacolo alla sistole stessa, un aumento di carico del ventricolo sinistro e un impedimento all'eiezione del sangue.

La capacità della bombola di elio:

- Caratteristiche: l'elio è un gas non esplosivo, chimicamente inerte e a bassa densità. Le caratteristiche dell'elio permettono di limitare il danno da embolia gassosa in caso di rottura del palloncino. La bombola di elio deve essere sostituita ogni volta che la pressione scende al di sotto del livello prestabilito (deve essere presente sempre una bombola di scorta).

- Complicanze: se non viene riconosciuto che la quantità di elio è insufficiente, questo può determinare un insufficiente/assente incremento diastolico, con conseguente riduzione dell'efficacia terapeutica e aumento del rischio di eventi ischemici.

Variazioni significative di uno o più di questi aspetti, dovranno essere tempestivamente comunicati al medico di terapia intensiva.

21.11 Il catetere di Swan-Ganz

Il catetere di Swan-Ganz o catetere arterioso polmonare (in inglese Pulmonary Artery Catheterization, PAC) è un sistema di monitoraggio emodinamico utilizzato soprattutto all'interno delle Unità di Terapia Intensiva. La pre-procedura consiste nell'informare il paziente cosciente della procedura che sta per essere effettuata e delle sue finalità, posizionandolo correttamente in base alla via venosa scelta per l'inserimento del catetere. L'infermiere allestisce in completa asetticità le vie di monitoraggio elettronico: inserisce il trasduttore a livello della linea ascellare media del paziente, sistema le onde di pressione secondo i criteri di funzionamento del monitor utilizzato e allestisce il campo sterile. Mentre l'infermiere esegue la pre-procedura, il medico prepara il catetere irrorandolo con soluzione fisiologica (per renderlo pervio e per rimuovere l'aria) e controlla l'integrità del palloncino.
La procedura: il catetere arterioso viene inserito dal medico con tecnica

di Seldinger, all'interno di una grossa vena, giugulare interna, succlavia o femorale comune, per poi arrivare attraverso la vena cava superiore in atrio destro, poi ventricolo destro e infine arteria polmonare. Attraverso le onde pressorie visualizzate su monitor il medico è in grado di stabilire dove si trova con la punta del catetere (non viene utilizzato l'ecografo), se si trova in atrio destro riconoscerà la curva della PVC (pressione di riempimento dell'atrio destro), invece se è nel ventricolo destro osserverà una curva più alta e appuntita. Una volta che la punta del catetere si trova nel ventricolo destro l'operatore gonfierà il palloncino per facilitare lo slittamento del catetere in arteria polmonare. Quando il palloncino incontrerà una diramazione uguale alle sue dimensioni si arresterà, su monitor comparirà la cosiddetta "wedge pressure" o "pressione di incuneamento" del capillare polmonare, rappresentata con un appiattimento dell'onda.

Le indicazioni al posizionamento del catetere di Swan-Ganz sono: lo scompenso cardiaco sinistro/destro o biventricolare, lo shock severo, la valutazione dell'efficacia dei farmaci utilizzati per lo scompenso cardiaco, per fare diagnosi nei pazienti con ipossiemia severa, l'insufficienza respiratoria e l'ipertensione polmonare.

Le complicanze sono associate sia alla procedura che alla gestione del catetere, tra quelle più frequenti ci sono: la perforazione dell'arteria polmonare, l'infarto polmonare, le aritmie cardiache, la sepsi/le infezioni, l'arresto cardiocircolatorio, i danni anatomici, il PNX e le trombosi. Per ridurre tali rischi si deve cercare di scollegare il meno possibile le linee, ossia solo se strettamente necessario (per l'infusione di farmaci, i prelievi di sangue e i lavaggi manuali) e utilizzando sempre manovre asettiche. Il periodo massimo di posizionamento è di 5 giorni, in quanto maggiore è la permanenza più è alto il rischio di infezioni e complicanze tromboemboliche. Le medicazioni devono: essere trasparenti (permettono di ridurre il numero dei cambi di medicazione, in quanto è possibile vedere se al di sotto della medicazione ci sono segni locali di infezione), essere applicate con tecnica asettica e essere sostituite solo quando si sporcano, si bagnano o si staccano (generalmente vengono cambiate ogni 48-72 h).

22 Il piano assistenziale per la gestione del paziente con ictus cerebrale

22.1 L'ictus cerebrale

L'ictus cerebrale fa parte delle malattie cerebrovascolari ed è definito come un disturbo focale a rapida insorgenza dovuto a chiusura o rottura di un vaso cerebrale. La comparsa avviene di solito in modo improvviso e indolore.

22.2 L'eziopatogenesi

Le cause dell'ictus cerebrale sono principalmente due: la compressione esercitata dallo stravaso ematico, connesso a sua volta alla rottura dell'arteria cerebrale (si definisce emorragia cerebrale da rottura dell'arteria cerebrale), e l'interruzione acuta dell'apporto ematico verso una o più aree del parenchima cerebrale. Quest'ultime, a causa della mancanza di ossigeno e nutrienti trasportati dal sangue, subiscono un danneggiamento delle cellule cerebrali. Si definisce ischemia la mancanza di ossigeno dovuta a una chiusura del vaso, solitamente ad opera di aterosclerosi o trombosi.
Nell'80% dei casi l'ictus è di tipo ischemico, mentre nel 20% dei casi è emorragico (di cui un 15% è intraparenchimale e un 5% è sub-aracnoideo). In alcuni casi un campanello d'allarme per l'insorgenza di un vero e proprio ictus è il verificarsi di un Attacco Ischemico Transitorio (in inglese Transient

Ischemic Attack, TIA). Secondo l'OMS si può parlare di ictus quando: "si ha un'improvvisa comparsa di segni e sintomi neurologici che hanno una durata superiore alle 24 h e che non devono essere attribuibili ad altre cause apparenti diverse dall'origine vascolare".

22.3 La sintomatologia

I sintomi dipendono dall'estensione e dall'area del cervello che viene colpita dall'ictus, comunque la sintomatologia tipica è rappresentata da:

1. deficit motorio: deficit di forza ad un arto che può essere completo (plegia) oppure parziale (paresi) ad esempio la paresi dell'emivolto;

2. deficit sensitivo: può essere presente una riduzione della sensibilità a stimoli tattili e dolorifici che colpiscono un arto o una parte di esso oppure che colpiscono arti dello stesso lato o l'emivolto;

3. deficit senso-motorio: deficit motorio e sensitivo controlaterale;

4. afasia: disturbo del linguaggio caratterizzato da un'alterazione della comprensione o dell'espressione delle parole o degli equivalenti non verbali delle parole;

5. disartria: disturbo motorio del linguaggio dovuto a lesione neurologica. E' presente un'alterazione dell'articolazione del linguaggio, caratterizzato da scarsa capacità di articolazione dei fonemi;

6. atassia: alterazione della coordinazione dei movimenti, che può coinvolgere sia gli arti superiori che inferiori, spesso conseguente ad una lesione del cervelletto (la cui funzione principale è quella del coordinamento dei muscoli);

7. aprassia: disturbo causato da un danno cerebrale, caratterizzato dall'incapacità di compiere gesti appresi in precedenza in modo coordinato e diretto ad un determinato fine, nonostante sia presente la volontà del soggetto e la capacità motoria;

8. neglect o negligenza spaziale unilaterale o eminattenzione spaziale: incapacità di esplorare lo spazio controlaterale alla lesione cerebrale, di cui la persona risulta inconsapevole sia degli stimoli presenti in quella porzione di spazio esterno o corporeo, sia dei relativi disordini funzionali;

9. disturbi dell'equilibrio: l'ictus può causare un'alterazione nell'inclinazione del corpo, tale da impedire o rendere difficoltose la stazione eretta o la marcia;

10. deficit visivi: cecità mono-oculare o amaurosi, cecità in metà campo visivo, controlaterale rispetto all'emisfero colpito da ischemia (emianopsia), visione doppia (diplopia);

11. deficit nella cura di sé;

12. possibile incontinenza urinaria o fecale;

13. alterazioni del ritmo sonno-veglia;

14. sensazioni di: ansia, depressione, irrequietezza e paura di cadere;

15. alterazioni legate all'alimentazione come disfagia (diagnosticabile con il test di Smithard).

I segni e sintomi dell'ictus emorragico sono collegati la maggior parte delle volte a deficit neurologici focali, ma comunque generalmente il tipo di deficit dipende dall'emisfero cerebrale che viene colpito dal disturbo. Quando l'ictus emorragico avviene nella parte sinistra dell'encefalo la sintomatologia tipica è: l'emiparesi destra, la perdita emisensoriale destra, lo sguardo deviato a sinistra, il taglio del campo visivo destro, l'afasia o la disartria. Al contrario se l'ictus emorragico colpisce la parte destra dell'encefalo l'assistito presenterà: l'emiparesi a sinistra, la perdita emisensoriale a sinistra, lo sguardo deviato a destra, il taglio del campo visivo sinistro, l'afasia o la disartria. La persona con ictus emorragico presenta generalmente in sintesi: emiplegia, afasia, aprassia orale, agnosia, disorientamento spazio-temporale, mal di testa, convulsioni, vomito o torcicollo, emianopsia, anisocoria e segno di Babinski positivo. Quest'ultimo viene utilizzato per verificare se ci sono lesioni a carico del tratto corticospinale. Tale manovra consiste nell'evocare il riflesso cutaneo plantare, attraverso lo strisciamento di una punta smussata lungo tutto il margine laterale della pianta del piede, partendo dal tallone e arrivando al metatarso. Nella persona sana il segno di Babinski è negativo, cioè la stimolazione effettuata dalla manovra provoca una flessione plantare delle dita del piede, al contrario, nel caso si abbia un segno di Babinski positivo, cioè vi siano lesioni del tratto corticospinale, la stimolazione provoca una flessione dorsale dell'alluce e un'apertura "a ventaglio" delle altre dita del piede.

22.3.1 I sintomi dell'ictus cerebrale, le caratteristiche del sintomo e l'esame obiettivo:

I sintomi dell'ictus cerebrale

Il deficit motorio:

- Caratteristiche del sintomo: la persona non riesce più a muoversi o muove con meno forza un braccio o una gamba o entrambi gli arti di uno stesso lato del corpo (emiplegia), oppure non riesce più a coordinare i propri movimenti e a stare in equilibrio.

- Esame obiettivo: per riconoscere il deficit motorio l'operatore chiede all'assistito di alzare entrambe le braccia davanti a sé o sopra la testa, per capire quale delle due è più debole, in quanto quello con il deficit tende a cadere. L'operatore chiede all'assistito di provare a sorridere, per vedere se e quale angolo della bocca cede ed è incontrollabile.

Il deficit sensitivo:

- Caratteristiche del sintomo: parestesie, sensazione di addormentamento e di deficit sensitivo unilaterale che colpisce principalmente la faccia, l'arto superiore e inferiore.

- Esame obiettivo: l'esame oggettivo della sensibilità tiene in considerazione la topografia del deficit e la qualità degli stimoli. La sensibilità superficiale: per sapere se il paziente percepisce il tatto gli si chiede di segnalare (ad occhi chiusi) ogni volta che l'operatore lo tocca con un dito o con un oggetto. Per studiare la sensibilità dolorosa si può premere alcune zone particolarmente sensibili come: i tronchi nervosi, il tallone d'Achille, ecc... Per studiare la sensibilità termica si utilizzano provette di vetro contenenti acqua calda e fredda, che vengono fatte toccare alla persona, la quale deve esprimere il tipo di temperatura che percepisce. La sensibilità profonda: si può verificare attraverso lo studio del senso della posizione dei segmenti degli arti nello spazio, chiedendo all'assistito di chiudere gli occhi e di riconoscere la posizione in flessione (in basso) o in estensione (in alto) degli alluci e delle dita della mano. La prova della prensione consiste nel domandare al paziente di afferrare ad occhi chiusi con la mano sana, il pollice del lato leso. Quando il deficit della sensibilità profonda è molto marcato il soggetto orienta male la direzione del suo movimento e presenta un'attività di ricerca evidente. Un altro test è quello delle braccia tese e gli occhi chiusi, se il paziente ha un deficit sensitivo non ha coscienza dei movimenti delle sue dita che cadono di peso e si raddrizzano o si muovono a caso. Per quanto riguarda la percezione delle vibrazioni, viene utilizzato un diapason applicato su un'eminenza ossea (pallestesia). Nel paziente con deficit sensitivo tali vibrazioni non vengono avvertite.

I deficit visivi (principalmente quando l'ictus colpisce la zona occipitale del cervello deputata alla vista):

- Caratteristiche del sintomo: cecità mono-oculare o amaurosi, cecità in metà campo visivo, controlaterale rispetto all'emisfero colpito da ischemia (emianopsia), visione doppia (diplopia). Nella diagnosi di diplopia, il medico pone attenzione al modo in cui gli occhi si concentrano e si muovono insieme per focalizzare uno stimolo visivo (allineamento, convergenza e messa a fuoco). L'esame degli occhi inizia prestando attenzione all'iniziale posizione degli occhi, prosegue poi con la misurazione dell'acuità visiva (con correzione) monoculare e binoculare (questo aiuta anche a stabilire se la diplopia è mono o binoculare), seguita dall'osservazione attenta delle caratteristiche conformazionali dell'occhio: presenza di protrusione di uno o di entrambi gli occhi, caduta della palpebra o anomalie pupillari. Durante la valutazione della motilità oculare si può notare movimento discorde degli occhi e nistagmo.

- Esame obiettivo: per valutare se è presente emianopsia l'operatore introduce all'improvviso un oggetto nel campo visivo dell'assistito (e anche nel proprio), chiedendo al paziente di dire quando inizia a vederlo. Il test deve essere ripetuto solitamente per tutti e 4 i meridiani oculari, per essere sicuri di quale sia la metà del campo visivo da cui il paziente non riesce a vedere chiaramente. La motilità oculare è valutata chiedendo al paziente di tenere fermo il capo e di seguire con gli occhi il dito dell'esaminatore, che viene spostato fino alle posizioni estreme dello sguardo a destra, sinistra, in alto, in basso, diagonalmente su entrambi i lati, e infine all'interno verso il naso del paziente (convergenza). Se si verifica diplopia in una direzione dello sguardo, si può determinare quale occhio produce ciascuna immagine utilizzando un vetro rosso, il quale viene posto ad alternanza su un occhio del paziente. Nell'esame con il vetro rosso l'immagine più periferica si originerà nell'occhio paretico, cioè se l'immagine più periferica è rossa, il vetro rosso sta coprendo l'occhio paretico. Se non è disponibile un vetro rosso, l'occhio paretico può anche essere identificato chiedendo al paziente di chiudere ad alternanza gli occhi, l'occhio paretico è quello che quando viene chiuso elimina l'immagine più periferica.

I disturbi dell'equilibrio:

- Caratteristiche del sintomo: l'ictus può causare un'alterata inclinazione del corpo tale da impedire o rendere difficoltose la stazione eretta o la marcia.

- Esame obiettivo: si può valutare l'equilibrio chiedendo al soggetto di rimanere in piedi (a piedi uniti) e con gli occhi chiusi. Quando è presente il disturbo dell'equilibrio, la persona non sarà in grado di mantenere l'equilibrio e cadrà da un lato o dall'altro se non viene aiutata dalla vista o dall'esaminatore.

L'afasia:

- Caratteristiche del sintomo: un sintomo frequente in tutti i tipi di afasia è l'anomia, cioè l'incapacità di nominare oggetti. Le afasie più frequenti sono: l'afasia di Wernicke e l'afasia di Broca. In quella di Wernicke la persona pronuncia fluentemente le parole, ma inserisce all'interno fonemi che rendono le parole prive di senso. Nell'afasia di Broca è alterata sia l'espressione verbale che quella scritta.

- Esame obiettivo: l'operatore attraverso il dialogo cerca di capire se la persona ha un'afasia, e nel caso positivo quale tipo possieda e se è correlata ad altri disturbi, quali disartrie, deficit uditivi o visivi. Viene valutato principalmente: il linguaggio spontaneo, la denominazione (nome degli oggetti), la ripetizione (ripetere frasi), la comprensione (indicare gli oggetti nominati dal medico), la lettura e la scrittura.

La disartria:

- Caratteristiche del sintomo: la persona ha un linguaggio poco comprensibile. Il linguaggio può essere: a scatti, in falsetto, irregolare, impreciso o monotono. Le persone con disartria sono in grado di comprendere il linguaggio.

- Esame obiettivo: gli operatori sanitari valutano la forza muscolare e il movimento, chiedendo al soggetto di svolgere alcuni semplici compiti che coinvolgono bocca e lingua e di ripetere alcune parole e frasi.

L'aprassia:

- Caratteristiche del sintomo: l'incapacità di compiere su imitazione o comando verbale, gesti già appresi, nonostante la forza muscolare e la sensibilità rimangano praticamente normali.

- Esame obiettivo: gli operatori sanitari valutano la capacità dell'assistito a eseguire o imitare comuni gesti appresi, ad esempio salutare, pettinare i capelli, accendere un fiammifero, prendere un respiro profondo e trattenerlo. Devono essere valutati la forza e l'ampiezza dei movimenti per escludere deficit motori e anomalie muscoloscheletriche in grado di causare i sintomi.

L'atassia:

- Caratteristiche del sintomo: è la compromissione del controllo dei muscoli durante i movimenti volontari come camminare o afferrare oggetti. Può essere anche coinvolto il linguaggio, la deglutizione e il movimento degli occhi. Esistono due tipi di atassia: statica e dinamica. L'atassia statica interessa la perdita della coordinazione muscolare da fermi. L'atassia dinamica riguarda un'incoordinazione muscolare nel movimento, chiamata atassia della marcia o del gesto. Quando l'atassia statica impedisce la stazione eretta o seduta senza supporto si parla di astasia. Nel caso vi sia un'atassia della marcia, tale da impedire il cammino, si parla di abasia.

- Esame obiettivo: l'operatore per verificare la presenza di un'atassia statica fa eseguire il test di Romberg, cioè fa posizionare l'assistito in posizione eretta, piedi uniti e braccia distese per alcuni secondi a occhi aperti, nel caso di lesione cerebellare la persona non riuscirà a mantenere l'equilibrio. Per riconoscere la presenza di un'atassia del gesto l'operatore chiede all'assistito di scrivere qualcosa e se la persona impugna la penna con troppa forza premendo contro il foglio, scrivendo in modo rallentato e faticoso con calligrafia troppo grande e con lettere disuguali, sono delle chiare indicazioni della presenza di tale disturbo. Per valutare l'atassia della marcia l'operatore chiede all'assistito di camminare e, se il disturbo è presente, si osserverà un cammino con base allargata, passi brevi e con lunghezza disuguale, arti inferiori sollevati troppo in alto e gettati a terra con troppa forza, traiettoria a zig-zag e difficoltà nei cambi di direzione.

Il neglect:

- Caratteristiche del sintomo: é l'incapacità di esplorare lo spazio controlaterale alla lesione cerebrale. La persona è inconsapevole degli stimoli presenti in quella porzione di spazio esterno o corporeo e dei relativi disordini funzionali. Generalmente si manifesta con: deviazione degli occhi, del viso, del tronco e del cammino verso il lato della lesione.

- Esame obiettivo: esistono diversi test che vengono somministrati alla persona per riconoscere la presenza di neglect, ma i più utilizzati sono quattro: 1) il test di Barrage: si chiede alla persona di barrare su un foglio tutte le linee oblique presenti e, se la persona soffre del disturbo di neglect, barrerà solo quelle presenti su un lato del foglio; 2) il test di Bisiach: si chiede alla persona di descrivere a memoria la piazza del Duomo di Milano. Il paziente con neglect quando immagina di essere rivolto con la faccia al Duomo descrive solo metà della piazza, mentre quando immagina di essere rivolto schiena al Duomo descrive l'altra metà della piazza; 3) il test di copia di figure e 4) il test di bisezione di linee.

Il test di Smithard o Water Swallow Test o test della deglutizione dell'acqua

L'operatore sanitario dopo aver posizionato l'assistito seduto comodamente col busto eretto, somministra il Water Swallow Test e osserva l'eventuale comparsa di: segni di soffocamento, tosse, cambio della qualità della voce o sforzo nel deglutire. Il test di Smithard viene utilizzato per valutare la presenza e il grado della disfagia. Il test consiste nell'offrire per tre volte alla persona, posta in posizione seduta e con la testa in asse, 5 mL di acqua liscia a temperatura ambiente con un cucchiaio, e ad ogni cucchiaio viene verificata l'avvenuta deglutizione attendendo qualche secondo, se si presenta tosse severa e voce gorgogliante si sospende il test, definendo così un grado di disfagia come: Grado 4 o Disfagia grave. Se la persona non tossisce si offre di bere l'acqua direttamente con un piccolo sorso dal bicchiere, per poi attendere qualche secondo, chiedendo al paziente di parlare per valutare la qualità della voce, in caso di tosse o voce rauca o gorgogliante, il grado si definisce: Grado 3 o Disfagia moderata. Se la persona presenta solo voce rauca o gorgogliante senza tosse, il grado è definito come: Grado 2 o Disfagia lieve. Se i test precedenti sono negativi e non si presenta nessun disturbo bevendo dal bicchiere 50 mL di acqua, allora possiamo definire la disfagia come: Grado 1 o Disfagia assente.

22.4 I fattori di rischio

I fattori di rischio per l'ictus cerebrale possono essere classificati in modificabili e non modificabili. I fattori modificabili sono: l'ipertensione, il diabete mellito, l'obesità, le diete ad alto rischio (ricche di grassi saturi, grassi trans e calorie), la vita sedentaria, la dislipidemia, l'ipercoagulabilità, le vasculiti, le abitudini voluttuarie (il fumo di sigaretta, il consumo di alcol e l'uso di alcuni tipi di droghe), i disturbi cardiaci che predispongono alla formazione di emboli, gli aneurismi intracranici (ESA) e lo stress psicosociale. I fattori non modificabili sono: l'età avanzata (maggiore incidenza dopo i 55-60 anni), l'anamnesi familiare positiva per l'ictus, una storia di pregresso ictus, l'appartenenza al sesso maschile, una storia di pre-eclampsia e i fattori razziali (sono soprattutto colpiti asiatici, africani e caraibici).

22.5 L'accertamento iniziale

Quando il paziente con ictus cerebrale arriva in ospedale, dovrebbe essere possibilmente ricoverato all'interno di un'unità altamente specializzata per la sua patologia, cioè all'interno dell'Unità di Patologia Cerebrovascolare o Stroke Unit. L'accertamento infermieristico nella prima fase del nursing, si concentra nella raccolta dati relativi al paziente. La raccolta dati avviene tramite: il colloquio/intervista (se il paziente è incosciente l'operatore rivolge le domande ai familiari) e l'osservazione. I dati raccolti riguardano la persona nella sua globalità: i dati anagrafici, il tipo di lavoro svolto e il grado d'istruzione, le caratteristiche del nucleo socio-familiare, l'eventuale terapia farmacologica domiciliare e se vi è la presenza di allergie a farmaci e intolleranze alimentari, le abitudini di vita, l'eventuale utilizzo di ausili, la presenza di edemi, lesioni, contusioni o arrossamenti della cute (valutazione attraverso la Scala di Braden), le patologie pregresse o concomitanti e se ci sono stati precedenti interventi chirurgici. Successivamente l'infermiere effettua la rilevazione dei parametri vitali: la PA, la FC, la FR (le lesioni cerebrali sono in grado di alterare il ritmo respiratorio), la SpO2, la glicemia, la temperatura (quando vi è un'emorragia cerebrale le alterazioni della temperatura corporea potrebbero aumentare il dolore), il bilancio idrico (riscontro di incontinenza o ritenzione urinaria) e l'integrità cutanea (viene valutata con apposite scale per prevenire la formazione di lesioni cutanee). L'infermiere deve sempre tenere in considerazione che tra i fattori favorenti l'ictus, l'ipertensione è il più rilevante, pertanto fra tutti i parametri vitali monitorati dall'operatore, la PA deve avere il primo posto, perciò deve essere monitorata frequentemente, per poter rilevare prontamente eventuali modifiche. Un altro fattore importante che l'infermiere deve rilevare è lo stato neurologico dell'assistito, tale condizione viene rilevata principalmente attraverso l'utilizzo di tre scale validate: la GCS (valuta lo status neurologico), la Mini Mental State Examination o MMSE (valuta il decadimento cognitivo dell'assistito) e la scala Conley (valuta il rischio di caduta dell'assistito). Durante la visita medica l'infermiere deve assistere il medico, cercando di contribuire a tranquillizzare il paziente. L'operatore effettua su richiesta del medico il prelievo degli esami ematochimici, allo scopo di accertare la presenza di eventuali alterazioni metaboliche. Una volta che i dati sono stati raccolti vengono esaminati ed elaborati per la creazione del PAI.

22.6 Gli esami strumentali

Gli esami strumentali per la diagnosi di ictus cerebrale sono:

- ECG: permette di osservare se ci sono a livello cardiaco patologie che hanno portato all'insorgenza dell'ictus, come ad esempio una stenosi mitralica, un infarto del miocardio acuto, una fibrillazione, ecc...;

- TAC: la TAC cerebrale senza mezzo di contrasto è indicata nei casi di urgenza (entro sei ore nei centri attrezzati e comunque non oltre le 24 ore dall'esordio clinico), per effettuare la diagnosi differenziale tra ictus ischemico ed emorragico, per riconoscere se ci sono altre patologie a carico del cervello (ad esempio tumori) e per individuare segni precoci di sofferenza ischemica encefalica;

- RM e angio-RM (in inglese Magnetic Resonance Angiography, MRA): la risonanza magnetica viene eseguita successivamente alla TAC in caso di ictus ischemico, per poter definire meglio la sede e le dimensioni dell'area ischemica. Attraverso l'angio-RM, che si può effettuare solo dopo aver conosciuto il valore della creatinemia nel sangue (poiché viene eliminato il mezzo di contrasto iodato per via renale), è possibile visualizzare il flusso sanguigno nei vasi arteriosi e venosi;

- Angiografia intracranica: prevede l'inserimento di un catetere all'interno di una grande arteria (in genere l'arteria femorale a livello inguinale), che viene poi fatto scorrere attraverso il sistema circolatorio, in via retrograda, lungo l'arco aortico, fino a ottenere la successiva incannulazione selettiva dell'arteria carotide o dell'arteria vertebrale. Una volta raggiunto questo sito, l'esaminatore procede ad iniettare un mezzo di contrasto iodato, eseguendo una prima serie di radiografie, mentre il mezzo di contrasto si diffonde attraverso il sistema arterioso del cervello, viene poi fatta una seconda serie di radiografie quando il m.d.c. raggiunge il sistema venoso. L'acquisizione di queste immagini è resa possibile grazie all'utilizzo di un apposito apparecchio a raggi X chiamato angiografo digitale. L'angiografia consente di vedere il flusso di sangue nei vasi cerebrali e nelle arterie maggiori e nelle loro diramazioni a livello della testa e del collo, utilizzando un mezzo di contrasto iodato e i raggi X;

- EEG: viene utilizzato quando si sospetta la natura epilettica del disturbo focale in esame;

- Ecodoppler tronchi sovraortici: è un'ecografia vascolare che permette lo studio morfologico (spessore e diametro di un determinato vaso) e funzionale (velocità e direzione del flusso ematico all'interno del vaso) dei vasi del collo (arterie e vene).

22.7 Le diagnosi Infermieristiche per la persona affetta da ictus cerebrale

- Compromissione della comunicazione, correlata agli effetti del danno dell'emisfero (destro o sinistro) sul linguaggio;

- Liberazione inefficace delle vie aeree correlata al rilasciamento della lingua e al riflesso faringeo, secondario ad alterazione dell'innervazione muscolare;

- Rischio di lesione correlato a deficit motori, percettivi o del campo visivo;

- Rischio di compromissione dell'integrità cutanea, correlato a immobilità, incontinenza, deficit sensitivi o motori, scarso apporto calorico;

- Compromissione della mobilità, correlata a diminuizione delle funzioni motorie secondaria a lesione dei motoneuroni superiori;

- Incontinenza funzionale, correlata a incapacità o difficoltà di raggiungere il bagno secondaria a diminuita mobilità o carenza di motivazione;

- Incontinenza totale, correlata a perdita del tono vescicale, perdita del controllo sfinteri o incapacità di percepire gli stimoli vescicali;

- Scarsa igiene correlata a ridotta mobilità o a deficit neuropsicologici secondari;

- Compromissione della deglutizione, correlata a paralisi o paresi muscolare, secondaria a lesione dei motoneuroni superiori;

- Nutrizione inferiore al fabbisogno correlata a disfagia, affaticamento, paralisi muscolare;

- Deficit della cura di sé, correlato a compromissione della mobilità o confusione mentale;

- Rischio di gestione inefficace del regime terapeutico, correlato a alterata capacità di autogestione a domicilio secondario a deficit sensitivi, motori o cognitivi e mancanza di conoscenze da parte dei caregiver, perdita dell'orientamento e alterazione della realtà, non conoscenza del programma intestinale/vescicale da rispettare, mancanza di conoscenze sulla cura della cute, non saper riconoscere i segni e sintomi di complicanze, non essere informato sulle risorse presenti nel territorio;

- Rischio di disturbo del concetto di sé, correlato agli effetti di una prolungata condizione debilitante, a difficoltà nello svolgimento dei compiti e ad alterazione dello stile di vita;

- Adattamento inefficace correlato a alterazioni dei processi familiari, ansia, cambiamenti delle normali abitudini;

- Rischio elevato di isolamento sociale correlato a difficoltà di deambulazione e affaticamento;

- Ansia correlata a perdita del proprio ruolo nell'ambito familiare, sociale e all'interno dei rapporti interpersonali.

D.I.: Compromissione della comunicazione, correlata agli effetti del danno dell'emisfero (destro o sinistro) sul linguaggio:
NOC: L'assistito riferisce di sentirsi soddisfatto rispetto alle sue capacità di comunicare.
NIC: Saper distinguere i disturbi del linguaggio (afasia) dai disturbi di articolazione del linguaggio (disartria). Collaborare con il medico logopedista. Promuovere una partecipazione frequente alle sedute di linguaggio. Garantire un'atmosfera di accettazione e di privacy. Rispettare e incoraggiare gli sforzi comunicativi dell'assistito. Insegnare le tecniche appropriate per migliorare il linguaggio (parlare con calma, usare parole comuni, ecc...).
D.I.: Rischio di lesione correlato a deficit motori, percettivi o del campo visivo:

NOC: L'assistito non presenta nessun tipo di lesione.

NIC: Adottare misure idonee per ridurre i rischi ambientali e insegnare all'assistito o ai familiari come aumentare la sicurezza, ad esempio eliminando tappeti in cui potrebbe scivolare, applicando maniglie al bagno a cui la persona si potrebbe sorreggere. In caso di diminuita sensibilità, insegnare le strategie per risolvere tutte quelle situazioni in cui è necessaria la percezione sensoriale, ad esempio imparare la tecnica per verificare la temperatura dell'acqua. Ispezionare gli arti per prevenire o trattare la comparsa di lesioni. Verificare la corretta utilizzazione, da parte dell'assistito o del caregiver, dei presidi di assistenza.

D.I.: *Compromissione della mobilità, correlata a diminuizione delle funzioni motorie secondaria a lesione dei motoneuroni superiori:*

NOC: L'assistito riferisce un aumento della forza e della resistenza degli arti.

NIC: Promuovere l'esecuzione degli esercizi di escursione articolare degli arti non coinvolti direttamente dalla lesione (gli esercizi devono essere fatti almeno 4 volte al giorno). Promuovere l'esecuzione, almeno 4 volte al giorno, degli esercizi passivi di escursione articolare degli arti coinvolti dalla lesione. Garantire e educare ad un corretto allineamento corporeo quando l'assistito è a letto. Garantire una mobilitazione precoce e progressiva.

D.I.: *Incontinenza funzionale, correlata a incapacità o difficoltà di raggiungere il bagno secondaria a diminuita mobilità o carenza di motivazione:*

NOC: L'assistito è apiretico e non presenta episodi di incontinenza funzionale.

NIC: Verificare che non siano presenti barriere per accedere al bagno. Provvedere quando necessario all'applicazione delle maniglie laterali e al rialzo del wc. Se la persona necessita di assistenza predisporre il campanello di chiamata e rispondere in modo tempestivo. Se la persona ha deficit cognitivi ricordarle di andare in bagno ogni 2 h, dopo i pasti e prima di coricarsi. Garantire e promuovere il mantenimento di una buona idratazione.

D.I.: Compromissione della deglutizione, correlata a paralisi o paresi muscolare, secondaria a lesione dei motoneuroni superiori:

NOC: L'assistito migliora la deglutizione.

NIC: In accordo con il medico consultare l'otorinolaringoiatra o il logopedista per valutare la disfagia e le alterazioni del linguaggio e per predisporre un piano di interventi specifici. Somministrare i pasti quando il paziente è riposato, verificando la presenza e la funzionalità dell'aspiratore. Interrompere l'alimentazione se l'assistito manifesta stanchezza. Modificare la consistenza degli alimenti in base al livello di disfagia dell'assistito. Definire il quantitativo di liquidi che deve essere assunto. Nel caso di una persona con gravi deficit cognitivi suddividere l'assunzione degli alimenti in tanti piccoli pasti, descrivere gli alimenti che può assumere e dare indicazioni verbali per ogni fase. Promuovere un passaggio progressivo delle varie consistenze degli alimenti che possono essere assunti con il miglioramento della deglutizione.

D.I.: Deficit della cura di sé, correlato a compromissione della mobilità o confusione mentale:

NOC: L'assistito svolge le attività di cura di sé e utilizza tutte le risorse di cui è a disposizione.

NIC: Coinvolgere il più possibile l'assisto nell'alimentazione per mantenere l'autonomia, fornendo i presidi adattativi necessari (ventose sotto i bicchieri per renderli stabili, posate con impugnatura imbottita, etc...). Coinvolgere il più possibile l'assistito nell'igiene personale: rispettare i tempi, le abitudini e la privacy. Valutare la capacità di movimento e di utilizzo in autonomia del gabinetto (fornire assistenza solo quando è necessario). Promuovere o fornire assistenza per la cura dell'aspetto o per vestirsi.

D.I.: Rischio di gestione inefficace del regime terapeutico, correlato a alterata capacità di autogestione a domicilio secondario a deficit sensitivi, motori o cognitivi e mancanza di conoscenze da parte dei caregiver, perdita dell'orientamento e alterazione della realtà, non conoscenza del programma intestinale/vescicale da rispettare, mancanza di conoscenze sulla cura della cute, non saper riconoscere i segni e sintomi di complicanze, non essere informato sulle risorse presenti nel territorio:

NOC: L'assistito dimostra una buona adesione al regime terapeutico, partecipa attivamente alle decisioni sull'assistenza sanitaria e conosce la sua condizione di salute.

NIC: Educare rispetto alla malattia, alle cause e ai trattamenti. Identificare i fattori di rischio e controllarli: ipertensione arteriosa, fumo, obesità, dieta iperlipidica, dieta ipercalorica e vita sedentaria. Indicare e spiegare i segni e i sintomi di complicanze: comparsa o aggravamento di astenia, letargia, disfagia, problemi visivi, afasia, confusione mentale o convulsioni. Discutere con i familiari delle fonti di stress legate all'ictus e al relativo trattamento. Fornire informazioni o indirizzare ai servizi territoriali. Fornire informazioni sui possibili effetti indesiderati della terapia tromboembolica, quali emorragie o ictus cerebrale emorragico.

22.7.1 I risultati dell'attività infermieristica

L'assistito sarà in grado di comunicare i suoi bisogni di base e dimostrerà una migliorata capacità di esprimersi e di comprendere gli altri. La funzionalità respiratoria dell'assistito sarà mantenuta costante e sarà inoltre in grado di eseguire una liberazione efficace delle vie aeree e un corretto scambio gassoso. L'assistito non presenterà lesioni né alterazioni dell'integrità cutanea, né presenterà episodi di incontinenza funzionale. L'assistito mostrerà un aumento della forza e della resistenza degli arti, con progressiva mobilizzazione (nei limiti delle proprie capacità residue), avvalendosi dell'aiuto del caregiver per ridurre il rischio della Sindrome da immobilizzazione. L'assistito accetterà il proprio stato di salute e le limitazioni derivanti dalla propria patologia. Il paziente per quanto possibile, sarà in grado di provvedere da solo allo svolgimento delle ADL, alla propria igiene e alla cura di sé, inoltre sarà in grado assieme alla sua famiglia di identificare e comunicare agli operatori sanitari l'eventuale insorgenza di segni e sintomi di complicanze. Il paziente e la famiglia saranno in grado di gestire correttamente e autonomamente il regime terapeutico, l'eliminazione, l'alimentazione e l'apporto di liquidi (un'idratazione ottimale) durante l'arco della giornata. L'assistito manterrà integri i rapporti interpersonali (sociali e familiari) e non si isolerà, riducendo così le sensazioni di ansia, stress e depressione.

22.8 I problemi collaborativi

I problemi collaborativi associati all'ictus cerebrale sono principalmente:

- l'ipertensione/ipotensione;
- la ritenzione urinaria;
- le infezioni delle vie urinarie;
- la trombosi venosa;
- le complicanze cerebrali.

23 Il piano assistenziale della persona ricoverata con TSO in SPDC

23.1 Cos'è e quando nasce il TSO

Il Trattamento Sanitario Obbligatorio (TSO) nasce con la Legge del 13 Maggio 1978, n. 180 o Legge Basaglia (dal promotore della riforma, il medico psichiatra di Venezia, Franco Basaglia). La Legge Basaglia sostituisce la Legge abrogata del 14 Febbraio 1904, n. 36. Sempre nello stesso anno, i suoi articoli furono inclusi nella riforma sanitaria della Legge 23 Dicembre 1978, n. 833 (Art. 33-35).

Con TSO, in Italia s'intende, una serie di interventi sanitari che attraverso specifiche tutele di legge, possono essere applicati in caso di motivata necessità e urgenza clinica, conseguenti al rifiuto del trattamento da parte del soggetto che soffre di una grave patologia psichiatrica non gestibile diversamente, a tutela della sua salute e sicurezza o della salute pubblica. La risoluzione ONU n. 46/119 del 1991 è una risoluzione non vincolante che afferma alcune procedure di ampio respiro in materia di ricovero coatto.

23.2 Legge del 14 Febbraio 1904, n. 36 in materia di "Disposizione sui manicomi e sugli alienati. Custodia e cura degli alienati"

Art. 1: Debbono essere custodite e curate nei manicomi le persone affette per qualunque causa da alienazione mentale, quando siano pericolose a sé o agli altri e riescano di pubblico scandalo e non siano e non possano essere convenientemente custodite e curate fuorché nei manicomi. Sono compresi sotto questa denominazione, agli effetti della presente legge, tutti quegli istituti, comunque denominati, nei quali vengono ricoverati alienati di qualunque genere. Può essere consentita dal Tribunale, sulla richiesta del procuratore del re, la cura in una casa privata, e in tal caso la persona che le riceve e il medico che le cura assumono tutti gli obblighi imposti dal regolamento. Il direttore di un manicomio può sotto la sua responsabilità autorizzare la cura di un alienato in una casa privata, ma deve darne immediatamente notizia al procuratore del re e all'autorità di pubblica sicurezza.

Art. 2: L'ammissione degli alienati nei manicomi deve essere chiesta dai parenti, tutori o protutori, e può esserlo da chiunque altro nell'interesse degli infermi e della società. Essa è autorizzata, in via provvisoria, dal pretore sulla presentazione di un certificato medico e di un atto di notorietà, redatti in conformità delle norme stabilite dal regolamento, ed in via definitiva dal tribunale in camera di consiglio sull'istanza del pubblico ministero in base alla relazione del direttore del manicomio e dopo un periodo di osservazione che non potrà eccedere in complesso un mese. Ogni manicomio dovrà avere un locale distinto e separato per accogliere i ricoverati in via provvisoria. L'autorità locale di pubblica sicurezza può, in caso di urgenza, ordinare il ricovero, in via provvisoria, in base a certificato medico, ma è obbligata a riferirne entro tre giorni al procuratore del re, trasmettendogli il cennato documento. Tanto il pretore quanto l'autorità locale di pubblica sicurezza, nei casi suindicati, debbono provvedere alla custodia provvisoria dei beni dell'alienato. Con la stessa deliberazione dell'ammissione definitiva il tribunale, ove ne sia il caso, nomina un amministratore provvisorio che abbia la rappresentanza legale degli alienati, secondo le norme dell'Art. 330 del codice civile, sino a che l'autorità giudiziaria abbia pronunciato sull'interdizione. E' loro applicabile l'Art. 2120 del codice civile. Il procuratore del re deve proporre al tribunale, per ciascun alienato, di cui sia autorizzata l'ammissione in un manicomio o la cura in una casa privata, i provvedimenti che convenisse adottare in conformità delle disposizioni contenute nel titolo X, libro I, del codice civile.

Art. 3: Il licenziamento dal manicomio degli alienati guariti, è autorizzato con decreto del presidente del tribunale sulla richiesta o del direttore del manicomio, o delle persone menzionate nel primo comma dell'articolo precedente o della Deputazione provinciale. Negli ultimi due casi dovrà essere sentito il direttore. Sul reclamo degli interessati il presidente potrà ordinare una perizia. In ogni caso contro il decreto del presidente è ammesso il reclamo al tribunale. Il direttore del manicomio può ordinare il licenziamento, in via di prova, dell'alienato che abbia raggiunto un notevole grado di miglioramento e ne darà immediatamente comunicazione al procuratore del re e all'autorità di pubblica sicurezza.

Art. 4: Il direttore ha piena autorità sul servizio interno sanitario e l'alta sorveglianza su quello economico per tutto ciò che concerne il trattamento dei malati, ed è responsabile dell'andamento del manicomio e della esecuzione della presente legge nei limiti delle sue attribuzioni. Esercita pure il potere disciplinare nei limiti del seguente articolo. Alle sedute della Deputazione provinciale o delle commissioni e consigli amministrativi, nelle quali debbansi trattare materie tecnico-sanitarie, il direttore del manicomio interverrà con voto consultivo.

Art. 5: I regolamenti speciali di ciascun manicomio dovranno contenere le disposizioni di indole mista sanitaria ed amministrativa, come quelle relative alle nomine del personale tecnico-sanitario, al numero degli infermieri in proporzione degli infermi, agli orari di servizio e di libertà, ai provvedimenti disciplinari da attribuirsi secondo i casi, alla competenza dell'amministrazione o del direttore, e ad altri provvedimenti dell'indole suindicata. Detti regolamenti dovranno essere deliberati, sentito il direttore del manicomio, dell'Amministrazione provinciale dalla commissione amministrativa, se trattisi di opera pia, e saranno approvati dal consiglio superiore di sanità con le forme e modi stabiliti dall'Art. 198 della legge comunale e provinciale.

Art. 6: Nulla è innovato alle disposizioni vigenti circa l'obbligo delle provincie di provvedere alle spese pel mantenimento degli alienati poveri. La spesa pel trasporto di questi al manicomio è a carico dei comuni nei quali essi si trovano nel momento in cui l'alienazione mentale viene constatata; quella per ricondurli in famiglia è a carico della provincia a cui incombeva l'obbligo del mantenimento; quella pel trasferimento da un manicomio all'altro a carico della provincia che l'ha ordinato. Le spese di qualunque genere per gli alienati esteri sono a carico dello Stato, salvo gli effetti delle relative convenzioni internazionali. Le spese per gli alienati condannati o giudicabili, ricoverati sia in manicomi giudiziari, sia in sezioni speciali di quelli comuni, sono a carico dello Stato pei condannati fino al termine di espiazione della pena e pei giudicabili fino al giorno in cui l'autorità giudiziaria dichiari non farsi luogo a procedimento a carico di essi. Negli altri casi, compreso quello contemplato dall'Art. 46 del codice penale, la competenza della spesa è regolata dalle norme comuni.

Art. 8: La vigilanza sui manicomi pubblici e privati e sugli alienati curati in casa privata è affidata al ministro dell'interno ed ai prefetti. Essa è esercitata in ogni provincia da una commissione composta dal prefetto, che la presiede, del medico provinciale e di un medico alienista nominato dal ministro dell'interno. Il ministro deve disporre ispezioni periodiche. E' applicabile ai manicomi pubblici e privati la disposizione dell'Art. 35 della legge 22 Dicembre 1888 sulla tutela dell'igiene e della sanità pubblica. Le spese per le ispezioni ordinarie e straordinarie sono impostate nel bilancio del Ministero dell'interno, salvo rimborso dalle amministrazioni interessate, secondo le norme fissate dal regolamento, nel caso in cui siano constatate trasgressioni delle disposizioni contenute nella presente legge e nel regolamento. Alle dette amministrazioni è fatto salvo il regresso contro gli amministratori e gli impiegati responsabili delle trasgressioni. Le controversie relative alla competenza di tali spese, sono decise, anche nel merito, dalla IV sezione del Consiglio di Stato, in camera di consiglio.

Art. 9: Nel caso di gravi trasgressioni della presente legge e del relativo regolamento il prefetto, senza pregiudizio delle sanzioni penali che fossero applicabili, può sentito il consiglio provinciale di sanità, al quale è per l'oggetto aggregato il medico alienista, di cui all'articolo precedente, sospendere o revocare l'autorizzazione di apertura e di esercizio pei manicomi privati. Contro tale provvedimento è ammesso il ricorso al ministro dell'Interno, il quale provvede, sentito il Consiglio di Stato o il Consiglio superiore di sanità, a seconda dell'indole della controversia. Pei manicomi pubblici si provvede in conformità della legge che regola l'ente, al quale appartengono.

Art. 10: Le disposizioni degli articoli 98 della legge 17 Luglio 1890, n. 6972, e 124 del regolamento amministrativo 5 Febbraio 1891, n. 99, sono applicabili a tutti i manicomi pubblici e privati.

23.3 Legge del 13 Maggio 1978, n. 180 in materia di "Accertamenti e trattamenti sanitari volontari e obbligatori"

Art. 1: Gli accertamenti e i trattamenti sanitari sono volontari
Nei casi di cui alla presente legge e in quelli espressamente previsti da leggi dello Stato possono essere disposti dall'autorità sanitaria accertamenti e trattamenti sanitari obbligatori nel rispetto della dignità della persona e dei diritti civili e politici garantiti dalla Costituzione, compreso per quanto possibile il diritto alla libera scelta del medico e del luogo di cura. Gli accertamenti e i trattamenti sanitari obbligatori a carico dello Stato e di enti o istituzioni pubbliche sono attuati dai presidi sanitari pubblici territoriali e, ove necessiti la degenza, nelle strutture ospedaliere pubbliche o convenzionate. Nel corso del trattamento sanitario obbligatorio chi vi è sottoposto ha diritto di comunicare con chi ritenga opportuno. Gli accertamenti e i trattamenti sanitari obbligatori di cui ai precedenti commi devono essere accompagnati da iniziative rivolte ad assicurare il consenso e la partecipazione da parte di chi vi è obbligato. Gli accertamenti e i trattamenti sanitari obbligatori sono disposti con provvedimento del Sindaco, nella sua qualità di autorità sanitaria locale, su proposta motivata di un medico.

Art. 2 Accertamenti e trattamenti sanitari obbligatori per malattia mentale
Le misure di cui al secondo comma del precedente articolo possono essere disposte nei confronti delle persone affette da malattie mentali. Nei casi di cui al precedente comma la proposta di trattamento sanitario obbligatorio può prevedere che le cure vengano prestate in condizioni di degenza ospedaliera solo se esistano alterazioni psichiche tali da richiedere urgenti interventi terapeutici, se gli stessi non vengano accettati dall'infermo e se

non vi siano le condizioni e le circostanze che consentano di adottare tempestive ed idonee misure sanitarie extra ospedaliere. Il provvedimento che dispone il trattamento sanitario obbligatorio in condizioni di degenza ospedaliera deve essere preceduto dalla convalida della proposta di cui all'ultimo comma dell'articolo 1 da parte di un medico della struttura sanitaria pubblica e deve essere motivato in relazione a quanto previsto nel precedente comma.

Art. 3 Procedimento relativo agli accertamenti e trattamenti sanitari obbligatori in condizioni di degenza ospedaliera per malattia mentale

Il provvedimento di cui all'articolo 2 con il quale il Sindaco dispone il trattamento sanitario obbligatorio in condizioni di degenza ospedaliera, corredato dalla proposta medica motivata di cui all'ultimo comma dell'articolo 1 e dalla convalida di cui all'ultimo comma dell'articolo 2, deve essere notificato, entro 48 ore dal ricovero, tramite messo comunale, al giudice tutelare nella cui circoscrizione rientra il comune. Il giudice tutelare, entro le successive 48 ore, assunte le informazioni e disposti gli eventuali accertamenti, provvede con decreto motivato a convalidare o non convalidare il provvedimento e ne dà comunicazione al Sindaco. In caso di mancata convalida il Sindaco dispone la cessazione del trattamento sanitario obbligatorio in condizioni di degenza ospedaliera. Se il provvedimento di cui al primo comma del presente articolo è disposto dal Sindaco di un comune diverso da quello di residenza dell'infermo, ne va data comunicazione al Sindaco di questo ultimo comune. Se il provvedimento di cui al primo comma del presente articolo è adottato nei confronti di cittadini stranieri o di apolidi, ne va data comunicazione al Ministero dell'interno e al consolato competente, tramite il prefetto. Nei casi in cui il trattamento sanitario obbligatorio debba protrarsi oltre il settimo giorno, ed in quelli di ulteriore prolungamento, il sanitario responsabile del servizio psichiatrico di cui all'articolo 6 è tenuto a formulare, in tempo utile, una proposta motivata al Sindaco che ha disposto il ricovero, il quale ne dà comunicazione al giudice tutelare, con le modalità e per gli adempimenti di cui al primo e secondo comma del presente articolo, indicando la ulteriore durata presumibile del trattamento stesso. Il sanitario di cui al comma precedente è tenuto a comunicare al Sindaco, sia in caso di dimissione del ricoverato che in continuità di degenza, la cessazione delle condizioni che richiedono l'obbligo del trattamento sanitario; comunica altresì la eventuale sopravvenuta impossibilità a proseguire il trattamento stesso. Il Sindaco, entro 48 ore dal ricevimento della comunicazione del sanitario, ne dà notizia al giudice tutelare. Qualora ne sussista la necessità il giudice tutelare adotta i provvedimenti urgenti che possono occorrere per conservare e per amministrare il patrimonio dell'infermo. La omissione delle comunicazioni di cui al primo, quarto e quinto comma del presente articolo determina la cessazione di ogni effetto del provvedimento e configura, salvo che non sussistano gli estremi di un delitto più grave, il reato di omissione di atti di ufficio.

Art. 4 Revoca e modifica del provvedimento di trattamento sanitario obbligatorio

Chiunque può rivolgere al Sindaco richiesta di revoca o di modifica del provvedimento con il quale è stato disposto o prolungato il trattamento sanitario obbligatorio. Sulla richiesta di revoca o di modifica il Sindaco decide entro dieci giorni. I provvedimenti di revoca o di modifica sono adottati con lo stesso procedimento del provvedimento revocato o modificato.

Art. 5 Tutela giurisdizionale

Chi è sottoposto a trattamento sanitario obbligatorio, e chiunque vi abbia interesse, può proporre al tribunale competente per territorio ricorso contro il provvedimento convalidato dal giudice tutelare. Entro il termine di trenta giorni, decorrente dalla scadenza del termine di cui al secondo comma dell'articolo 3, il Sindaco può proporre analogo ricorso avverso la mancata convalida del provvedimento che dispone il trattamento sanitario obbligatorio. Nel processo davanti al tribunale le parti possono stare in giudizio senza ministero di difensore e farsi rappresentare da persona munita di mandato scritto in calce al ricorso o in atto separato. Il ricorso può essere presentato al tribunale mediante raccomandata con avviso di ricevimento. Il presidente del tribunale fissa l'udienza di comparizione delle parti con decreto in calce al ricorso che, a cura del cancelliere, è notificato alle parti nonché al pubblico ministero. Il presidente del tribunale, acquisito il provvedimento che ha disposto il trattamento sanitario obbligatorio e sentito il pubblico ministero, può sospendere il trattamento medesimo anche prima che sia tenuta l'udienza di comparizione. Sulla richiesta di sospensiva il presidente del tribunale provvede entro dieci giorni. Il tribunale provvede in camera di consiglio, sentito il pubblico ministero, dopo aver assunto informazioni e raccolte le prove disposte di ufficio o richieste dalle parti. I ricorsi ed i successivi procedimenti sono esenti da imposta di bollo. La decisione del processo non è soggetta a registrazione.

Art. 6 Modalità relative agli accertamenti e trattamenti sanitari obbligatori in condizioni di degenza ospedaliera per malattia mentale

Gli interventi di prevenzione, cura e riabilitazione relativi alle malattie mentali sono attuati di norma dai servizi e presìdi psichiatrici extra ospedalieri. A decorrere dall'entrata in vigore della presente legge i trattamenti sanitari per malattie mentali che comportino la necessità di degenza ospedaliera e che siano a carico dello Stato o di enti e istituzioni pubbliche sono effettuati, salvo quanto disposto dal successivo articolo 8, nei servizi psichiatrici di cui ai successivi commi. Le regioni e le province autonome di Trento e di Bolzano, anche con riferimento agli ambiti territoriali previsti dal secondo e terzo comma dell'articolo 25 del decreto del Presidente della Repubblica 24 Luglio 1977, n. 616, individuano gli ospedali generali nei quali, entro sessanta giorni dall'entrata in vigore della presente legge, devono essere istituiti specifici servizi psichiatrici di diagnosi e cura. I servizi di cui al secondo e terzo comma del presente articolo - che sono ordinati secondo quanto è previsto dal decreto del Presidente della Repubblica 27 Marzo 1969, n. 128, per i servizi speciali obbligatori negli ospedali generali e che non devono essere dotati di un numero di posti letto superiore a 15 - al fine di garantire la continuità dell'intervento sanitario a tutela della salute mentale sono organicamente e funzionalmente collegati, in forma dipartimentale con gli altri servizi e presìdi psichiatrici esistenti nel territorio. Le regioni e le province autonome di Trento e di Bolzano individuano le istituzioni private di ricovero e cura, in possesso dei requisiti prescritti, nelle quali possono essere attuati trattamenti sanitari obbligatori e volontari in regime di ricovero. In relazione alle esigenze assistenziali, le province possono stipulare con le istituzioni di cui al precedente comma convenzioni ai sensi del successivo articolo 7.

Art. 7 Trasferimento alle regioni delle funzioni in materia di assistenza ospedaliera psichiatrica

A decorrere dall'entrata in vigore della presente legge le funzioni amministrative concernenti la assistenza psichiatrica in condizioni di degenza ospedaliera, già esercitate dalle province, sono trasferite, per i territori di loro competenza, alle regioni ordinarie e a statuto speciale. Resta ferma l'attuale competenza delle province autonome di Trento e di Bolzano. L'assistenza ospedaliera disciplinata dagli articoli 12 e 13 del decreto-legge 8 Luglio 1974, numero 264, convertito con modificazioni nella legge 17 Agosto 1974, n. 386, comprende i ricoveri ospedalieri per alterazioni psichiche.

Restano ferme fino al 31 Dicembre 1978 le disposizioni vigenti in ordine alla competenza della spesa. A decorrere dall'entrata in vigore della presente legge le regioni esercitano anche nei confronti degli ospedali psichiatrici le funzioni che svolgono nei confronti degli altri ospedali. Sino alla data di entrata in vigore della riforma sanitaria, e comunque non oltre il 1 Gennaio 1979, le province continuano ad esercitare le funzioni amministrative relative alla gestione degli ospedali psichiatrici e ogni altra funzione riguardante i servizi psichiatrici e di igiene mentale. Le regioni e le province autonome di Trento e di Bolzano programmano e coordinano l'organizzazione dei presìdi e dei servizi psichiatrici e di igiene mentale con le altre strutture sanitarie operanti nel territorio e attuano il graduale superamento degli ospedali psichiatrici e la diversa utilizzazione delle strutture esistenti e di quelle in via di completamento. Tali iniziative non possono comportare maggiori oneri per i bilanci delle amministrazioni provinciali. E' in ogni caso vietato costruire nuovi ospedali psichiatrici, utilizzare quelli attualmente esistenti come divisioni specialistiche psichiatriche di ospedali generali, istituire negli ospedali generali divisioni o sezioni psichiatriche e utilizzare come tali divisioni o sezioni neurologiche o neuropsichiatriche. Agli ospedali psichiatrici dipendenti dalle amministrazioni provinciali o da altri enti pubblici o dalle istituzioni pubbliche di assistenza e beneficenza si applicano i divieti di cui all'articolo 6 del decreto-legge 29 Dicembre 1977, n. 946, convertito con modificazioni nella legge 27 Febbraio 1978, n. 43. Ai servizi psichiatrici di diagnosi e cura degli ospedali generali, di cui all'articolo 6, è addetto personale degli ospedali psichiatrici e dei servizi e presidi psichiatrici pubblici extra ospedalieri. I rapporti tra le province, gli enti ospedalieri e le altre strutture di ricovero e cura sono regolati da apposite convenzioni, conformi ad uno schema tipo, da approvare entro trenta giorni dalla data di entrata in vigore della presente legge, con decreto del Ministro della sanità di intesa con le regioni e l'Unione delle province di Italia e sentite, per quanto riguarda i problemi del personale, le organizzazioni sindacali di categoria maggiormente rappresentative. Lo schema tipo di convenzione dovrà disciplinare tra l'altro il collegamento organico e funzionale di cui al quarto comma dell'articolo 6, i rapporti finanziari tra le province e gli istituti di ricovero e l'impiego, anche mediante comando, del personale di cui all'ottavo comma, del presente articolo. Con decorrenza dal 1 Gennaio 1979 in sede di rinnovo contrattuale saranno stabilite norme per la graduale omogeneizzazione tra il trattamento economico e gli istituti normativi di carattere economico del personale degli ospedali psichiatrici pubblici e dei presidi e servizi psichiatrici e di igiene mentale pubblici e il trattamento economico e gli istituti normativi di carattere economico delle corrispondenti categorie del personale degli enti ospedalieri.

Art. 8 Infermi già ricoverati negli ospedali psichiatrici

Le norme di cui alla presente legge si applicano anche agli infermi ricoverati negli ospedali psichiatrici al momento dell'entrata in vigore della legge stessa. Il primario responsabile della divisione, entro novanta giorni dalla entrata in vigore della presente legge, con singole relazioni motivate, comunica al Sindaco dei rispettivi comuni di residenza, i nominativi dei degenti per i quali ritiene necessario il proseguimento del trattamento sanitario obbligatorio presso la stessa struttura di ricovero, indicando la durata presumibile del trattamento stesso. Il primario responsabile della divisione è altresì tenuto agli adempimenti di cui al quinto comma dell'articolo 3. Il Sindaco dispone il provvedimento di trattamento sanitario obbligatorio in condizioni di degenza ospedaliera secondo le norme di cui all'ultimo comma dell'articolo 2 e ne dà comunicazione al giudice tutelare con le modalità e per gli adempimenti di cui all'articolo 3. L'omissione delle comunicazioni di cui ai commi precedenti determina la cessazione di ogni effetto del provvedimento e configura, salvo che non sussistano gli estremi di un delitto più grave, il reato di omissione di atti di ufficio. Tenuto conto di quanto previsto al quinto comma dell'articolo 7 e in temporanea deroga a quanto disposto dal secondo comma dell'articolo 6, negli attuali ospedali psichiatrici possono essere ricoverati, sempre che ne facciano richiesta, esclusivamente coloro che ci sono stati ricoverati anteriormente alla data di entrata in vigore della presente legge e che necessitano di trattamento psichiatrico in condizioni di degenza ospedaliera.

Art. 9 Attribuzioni del personale medico degli ospedali psichiatrici

Le attribuzioni in materia sanitaria del direttore, dei primari, degli aiuti e degli assistenti degli ospedali psichiatrici sono quelle stabilite, rispettivamente, dagli articoli 4 e 5 e dall'articolo 7 del decreto del Presidente della Repubblica 27 Marzo 1969, n. 128.

Art. 10 Modifiche al codice penale

Nella rubrica del libro III, titolo I, capo I, sezione III, paragrafo 6 del codice penale sono soppresse le parole: "di alienati di mente". Nella rubrica dell'articolo 716 del codice penale sono soppresse le parole: "di infermi di mente o". Nello stesso articolo sono soppresse le parole: "a uno stabilimento di cura o".

Art. 11 Norme finali

Sono abrogati gli articoli 1, 2, 3 e 3-bis della legge 14 Febbraio 1904, n. 36, concernente "Disposizioni sui manicomi e sugli alienati" e successive modificazioni, l'articolo 420 del codice civile, gli articoli 714, 715 e 717 del codice penale, il n. 1 dell'articolo 2 e l'articolo 3 del testo unico delle leggi recanti norme per la disciplina dell'elettorato attivo e per la tenuta e la revisione delle liste elettorali, approvato con decreto del Presidente della Repubblica 20 Marzo 1967, n. 223, nonché ogni altra disposizione incompatibile con la presente legge. Le disposizioni contenute negli articoli 1, 2, 3, 4, 5, 6, 7, 8 e 9 della presente legge restano in vigore fino alla data di entrata in vigore della legge istitutiva del servizio sanitario nazionale. Fino a quando non si provvederà a modificare, coordinare e riunire in un testo unico le disposizioni vigenti in materia di profilassi internazionale e di malattie infettive e diffusive, ivi comprese le vaccinazioni obbligatorie, sono fatte salve in materia di trattamenti sanitari obbligatori le competenze delle autorità militari, dei medici di porto, di aeroporto e di frontiera e dei comandanti di navi o di aeromobili.

23.4 Il Servizio Psichiatrico di Diagnosi e Cura (SPDC)

Il Servizio Psichiatrico di Diagnosi e Cura (SPDC) fa parte del Dipartimento di Salute Mentale (DSM), ed è un servizio ospedaliero nel quale vengono attuati Trattamenti Sanitari Volontari (TSV) e trattamenti sanitari obbligatori (TSO) in condizioni di ricovero. L'SPDC non esegue solo trattamenti ma riveste anche un importante ruolo di consulenza per gli altri servizi ospedalieri. Fisicamente si trova all'interno delle strutture ospedaliere quali: Aziende Ospedaliere, Presidi ospedalieri di Aziende sanitarie e Policlinici universitari. L'SPDC ha un numero di posti letto limitato, può accogliere un massimo di sedici assistiti, i quali vengono collocati all'interno di sezioni divise (maschile e femminile), inoltre dispone di spazi adibiti allo svolgimento di attività comuni. L'utilizzo dei mezzi di contenzione in SPDC, è configurato come atto coercitivo (in contrasto con la libertà personale), per cui è richiesta una motivata prescrizione medica e deve essere limitato ai casi eccezionali, il cui impiego ha un ruolo esclusivamente di tutela della salute e della vita della persona stessa e di terzi. Quando la contenzione è motivata da scelte punitive, carenze organizzative o per convenienza del personale può dar luogo un'ipotesi di reato: Art. 605 (sequestro di persona), 610 (violenza privata) e 572 (maltrattamenti) del codice penale. L'Art. 30 del Codice Deontologico definisce la figura dell'infermiere come colui che: "Si adopera affinché il ricorso alla contenzione sia evento straordinario, sostenuto da prescrizione medica o da documentate valutazioni assistenziali". L'SPDC ha il suo interno un'équipe multiprofessionale e multidisciplinare: medici specialisti in psichiatria, psicologi, infermieri professionali specializzati in assistenza psichiatrica, assistenti sociali, educatori professionali, ausiliari, OTA/OSS.

23.4.1 L'accesso in SPDC

L'accesso degli utenti in SPDC avviene normalmente attraverso una richiesta scritta di consulenza fatta dal medico del PS. Di regola non viene ammesso l'accesso diretto all'SPDC in quanto una persona potrebbe avere delle patologie acute in atto, perciò tutti coloro che si presentano con tale modalità, vengono rinviati al PS per una valutazione delle condizioni fisiche generali, nel caso in cui il medico del PS riscontrerà delle situazioni cliniche che richiedono effettivamente di essere trattate dal servizio psichiatrico, allora scriverà una richiesta di consulenza all'SPDC. Per poter entrare in SPDC, oltre alla necessaria richiesta scritta di consulenza del PS, possono esistere delle eccezioni a questa prassi che sono riassumibili in questi 3 casi:

1. l'assistito è una persona ben conosciuta, già in carico ai servizi di salute mentale, il cui passaggio in PS si concluderebbe comunque con un invio in consulenza, di conseguenza il medico presente in SPDC o il medico reperibile (nelle ore notturne e nei festivi) su segnalazione degli infermieri può decidere a sua totale discrezione di dare direttamente la prestazione richiesta;

2. nei casi di accompagnamento diretto dei pazienti da parte degli operatori dei Centri di Salute Mentale (CSM). L'accesso all'SPDC deve essere concordato con il responsabile o con il medico presente in servizio, spiegando le ragioni per cui si ricorre al servizio di SPDC piuttosto che al CSM per quel caso particolare;

3. nel caso di accompagnamento diretto in SPDC di una persona da parte degli agenti della polizia di Stato, qualora non vi sia stata già una valutazione del PS, il medico presente in SPDC ha la facoltà di richiedere una valutazione preliminare al medico del PS e quindi può inviare la persona in "prima battuta" al PS prima di effettuare la valutazione e il trattamento specialistico psichiatrico.

23.5 Le condizioni richieste per eseguire un TSO e la sua esecuzione

23.5.1 Condizioni richieste per un TSO

Le condizioni richieste dalle legge 833/78 per effettuare un TSO in unità di degenza ospedaliera (SPDC) sono tre: la prima condizione è che devono esistere alterazioni psichiche tali da richiedere urgenti interventi terapeutici, la seconda è che l'infermo non accetti gli interventi terapeutici urgenti e la terza condizione è che non vi siano le condizioni e le circostanze che consentano di adottare tempestive ed idonee misure sanitarie extra-ospedaliere (ad esempio a domicilio con attivazione delle visite domiciliari).

Alcune patologie psichiatriche (schizofrenia, psicosi, disturbi maniacali) nel corso della loro evoluzione possono costituire un'emergenza psichiatrica, tale da richiedere in molti casi il TSO. In particolare ci riferiamo a situazioni in cui il soggetto, rifiuta ripetutamente i farmaci ed ogni altro approccio terapeutico, presenta comportamenti ostili o lesivi (auto-diretti o etero-diretti) e tentativi anti-conservativi. L'acuzia psichiatrica può essere rappresentata oltre che dalla manifestazione psicopatologica, anche da una non consapevolezza della condizione di malattia, dalla non accettazione delle cure e dal rifiuto delle medesime.

23.5.2 Come si esegue il TSO

La proposta di TSO in degenza ospedaliera viene effettuata sotto forma di certificazione, stilata e motivata da due medici di fronte al paziente. Uno dei due medici che certifica il TSO deve essere uno psichiatra del servizio pubblico: dipendente del SSN, medico del Dipartimento di Prevenzione dell'ASL, medico del Servizio di Urgenza ed Emergenza (118) o del servizio di continuità assistenziale. Quest'ultimo convalida la richiesta motivata del primo medico attraverso una sua seconda valutazione. Le proposte vengono redatte in triplice copia, di cui una rimane assieme all'assistito, un'altra viene inviata al Sindaco (in qualità di massima autorità sanitaria sul territorio) del comune dove fisicamente si trova il paziente e una copia viene inviata dal Sindaco al giudice tutelare (ogni copia deve riportare firma autografa e timbro del medico) che ha giurisdizione in quel comune. Il Sindaco entro 48 h dalla proposta emette l'ordinanza di TSO e dà il mandato alla polizia Municipale (la polizia locale o il Sindaco ordinante possono chiedere la collaborazione di carabinieri o polizia in caso di necessità). La titolarità della procedura di TSO appartiene alla polizia Municipale in tutta la fase di ricerca del malato e del trasporto fino al luogo dove inizierà il trattamento (solitamente il ricovero avviene in SPDC). In altri casi, come nei servizi territoriali, sarà compito di questi fornire il personale sanitario durante l'attuazione del TSO, altrimenti sarà il 118 a garantire l'intervento sanitario. E' molto importante durante la fase dell'attuazione del TSO, rispettare la dignità della persona e sollecitare il paziente alla collaborazione. Il rispetto della dignità della persona è un diritto tutelato dalla Costituzione, infatti l'Art. 32 enuncia: "La Repubblica tutela la salute come fondamentale diritto dell'individuo e interesse della collettività, e garantisce cure gratuite agli indigenti. Nessuno può essere obbligato a un determinato trattamento sanitario se non per disposizione di legge. La legge non può in nessun caso violare i limiti imposti dal rispetto della persona umana". La collaborazione del personale sanitario permette l'attuazione di tutte le opportune precauzioni per rendere il meno traumatico possibile il procedimento, inoltre garantisce l'esecuzione degli interventi sanitari necessari durante il trasporto. La collaborazione tra la polizia Municipale e l'operatore sanitario permetterà di combinare sicurezza e qualità dell'assistenza. Le 48 h disponibili per la notifica da parte del messo comunale al giudice tutelare, decorrono dal momento del ricovero, che viene attestato dal medico accettante con firma autografa su copia dell'ordinanza del Sindaco. Il giudice tutelare nelle 48 h successive deve provvedere a convalidare o meno il TSO al Sindaco. Se il TSO non venisse convalidato, il Sindaco deve disporne l'immediata cessazione. L'eventuale prolungamento del TSO, dopo la scadenza dei primi 7 giorni, avviene in seguito a proposta motivata da parte del responsabile dell'SPDC (il sanitario responsabile del servizio psichiatrico), in cui il paziente è stato ricoverato, al Sindaco che ha disposto il ricovero (deve giungere al Sindaco entro 48 h prima della scadenza), quest'ultimo a sua volta deve entro 48 h mandare la richiesta di prolungamento del TSO al giudice tutelare. L'infermiere è il principale responsabile dell'assistenza e deve prestare particolare attenzione quando assiste una persona ricoverata in SPDC in regime obbligatorio. La scelta del ricovero in TSO non è voluta dalla persona, quindi l'infermiere, durante la fase dell'accertamento, deve tenere in considerazione, oltre al problema principale legato al ricovero, anche i rischi associati al fattore di "non volontarietà".

23.6 Il ruolo dell'infermiere nel TSO

L'infermiere svolge un ruolo determinante nel recupero e miglioramento della qualità di vita dell'assistito durante tutto l'iter del TSO, partecipando non solo all'attivazione del mezzo di soccorso, ma anche alla sua successiva gestione, alla presa in carico all'interno dell'SPDC, alle visite domiciliari durante i TSO extra-ospedalieri e, per quanto riguarda il territorio, prendendo parte all'educazione sanitaria. Durante la sua attività di assistenza consulta gli altri professionisti del settore medico-sanitario per effettuare sia la pianificazione che le eventuali modificazioni del trattamento e collabora con il medico della struttura, il medico della ASL e la polizia Municipale, per garantire una continuità assistenziale durante l'attività di presa in carico. L'infermiere di SPDC ha una formazione clinica avanzata nel trattamento dei disordini mentali, una preparazione specifica in ambito legislativo, ottime capacità relazionali e di problem solving. L'infermiere deve essere in grado, durante la fase della comunicazione con l'assistito, di mettersi in posizione d'ascolto, evitando di prendere prese di posizione, esprimere giudizi o fare minacce all'assistito per ottenere una gestione "più facilitata". L'infermiere identifica ed elimina i fattori ambientali, organizzativi, personali che possono scatenare una destabilizzazione nell'assistito. E' importante che l'operatore si assicuri che il paziente: assuma la terapia negli orari stabiliti, si alimenti, effettui il colloquio medico ed esegua contestualmente tutti gli accertamenti di routine previsti (prelievi, rilevamento dei PV, ecc...). Attraverso un attento monitoraggio, l'infermiere è in grado di riconoscere atteggiamenti che sono premonitori di un'emergenza psichiatrica e, di conseguenza, attivarsi per ridurre i rischi derivanti da tale condizione. Inoltre durante l'attività assistenziale assume un importante ruolo in merito alla formazione, all'educazione e al supporto dei pazienti e delle loro famiglie. L'infermiere custodisce e mantiene le cartelle cliniche degli assistiti durante tutto il periodo del ricovero. Le terapie farmacologiche delle persone ricoverate sia in TSO che in TSV vengono somministrate dall'infermiere che ne è congiuntamente responsabile insieme al medico dirigente responsabile dell'SPDC. Quest'ultimo deve valutare la terapia farmacologica che è stata prescritta al paziente e deve comunicare eventuali modifiche, effettuate in base alle diverse necessità incorse durante il trattamento, ai medici referenti del caso.

23.7 La presa in carico e l'accertamento iniziale in SPDC

23.7.1 La presa in carico

Il paziente che viene inviato dal PS all'SPDC, viene preso in carico, valutato e trattato dall'équipe medico-infermieristica del servizio psichiatrico. Entro 2 h l'SPDC deve comunicare per telefono al PS l'esito della consulenza: rinvio a casa, presa in carico da parte dei servizi territoriali di riferimento o prolungamento del tempo d'osservazione fino ad un massimo di 24 h. Dopo 24 h di osservazione in SPDC, si passa dal periodo di osservazione alla formalizzazione di un vero e proprio ricovero con creazione di una cartella clinica.

I ricoveri vengono generalmente fatti:

1. in regime di volontarietà in caso di pazienti presenti in Unità Operative (UO) del Dipartimento di Salute Mentale (DSM) con particolari necessità cliniche o in caso di carenza di posti letto all'interno del CSM;

2. in regime di obbligatorietà su proposta del CSM come luogo iniziale di trattamento;

3. ricoveri di persone in attesa di essere prese in carico dal CSM;

4. ricoveri in regime di volontarietà decisi dal PS o dal medico di guardia;

5. ricoveri decisi dall'Amministratore Giudiziario (A.G.) in TSO giudiziario (per paziente imputati di reati, per una perizia psichiatrica o per fini terapeutici);

6. ricoveri volontari richiesti dal Dipartimento Delle Dipendenze (DDD);

7. ricoveri volontari richiesti dalle altre UO ospedaliere, per permettere il proseguimento delle cure mediche o chirurgiche, nel caso ci siano problemi psichiatrici acuti che ne impediscano il normale svolgimento.

23.7.2 L'accertamento iniziale

Una volta che il paziente entra in reparto, il personale infermieristico lo accoglierà e lo prenderà in carico raccogliendo informazioni relative ai dati anagrafici, l'anamnesi personale e familiare, la documentazione clinica e i trattamenti farmacologici in atto. L'operatore inoltre fornirà tutte le informazioni necessarie all'assistito per orientarlo all'interno della struttura. Durante la fase dell'accertamento iniziale, viene eseguito il colloquio psichiatrico, quest'ultimo rappresenta uno strumento essenziale del processo diagnostico. Il colloquio psichiatrico permette di: valutare lo stato mentale, identificare i fattori di rischio da monitorare, individuare la presenza di problemi psicosociali, delle paure e dell'aggressività, determinare i punti di forza, riconoscere le debolezze e le preoccupazioni del paziente. Una volta reperiti tutti i sintomi attraverso l'anamnesi, viene effettuato l'esame obiettivo per la ricerca dei segni, quindi una volta raccolti segni e sintomi necessari per l'inquadramento dell'assistito, in base a quanto assunto, il medico prescriverà determinati accertamenti diagnostici per effettuare una diagnosi corretta e completa.

23.8 Le diagnosi infermieristiche per la persona ricoverata in TSO

1. Rischio di fuga dell'assistito dall'unità di degenza, correlata alla non accettazione del ricovero, alla paura dell'ambiente di cura, ecc... ;

2. Rischio che l'assistito manifesti aggressività, verso il personale, sé stesso e con gli altri degenti, correlato a un determinato motivo o alla sua patologia di base;

3. Inefficace gestione del regime terapeutico correlato alla non collaborazione dell'assistito, in quanto rifiuta le cure (compliance ridotta);

4. Deficit della cura di sé correlato a incapacità di provvedere da solo alla pulizia personale, a vestirsi e curare il proprio aspetto autonomamente;

5. Inefficace mantenimento della salute;

6. Compromissione delle interazioni sociali;

7. Disturbo dei processi di pensiero.

D.I.: Rischio di fuga dell'assistito dall'unità di degenza, correlata alla non accettazione del ricovero, alla paura dell'ambiente di cura, ecc...:
NOC: L'assistito comprende e accetta il motivo del ricovero.

NIC: Assicurare un ambiente tranquillo. Una volta stabilito un primo rapporto con la persona, cercare di scendere a compromessi, ovvero stabilire quali sono i problemi e cercare di trovare una soluzione comune nel risolverli, spiegando l'importanza del colloquio medico e della terapia. Programmare frequenti colloqui durante i quali si invita il paziente a esternare le proprie preoccupazioni e gli stati d'ansia, usando toni e modi rassicuranti. Dare al paziente tutte le informazioni riguardanti: la struttura, la modalità di degenza e le regole del reparto. Stabilire un rapporto di fiducia con l'assistito, attraverso l'utilizzo della coerenza e della sincerità. Mettersi in posizione d'ascolto, creare una comunicazione con l'assistito, evitando prese di posizione, giudizi e minacce.

D.I.: Rischio che l'assistito manifesti aggressività, verso il personale, sé stesso e con gli altri degenti, correlato a un determinato motivo o alla sua patologia di base:

NOC: L'insorgenza di crisi violente dirette e indirette sono prevenute.

NIC: Creazione di un clima positivo che favorisce la comunicazione. Creare del tempo tra l'impulso e l'azione attraverso la comunicazione, facendo quando possibile deviare l'attenzione dell'assistito su altri argomenti. Sostituire l'azione con le parole per prevenire le conseguenze connesse all'azione. Comunicare in maniera chiara, decisa ma non impositiva le regole, partendo dal presupposto che le regole servono a contenere ed educare e non a punire. Identificare qual'è stata la richiesta non soddisfatta che ha fatto scatenare la rabbia o l'evento che il paziente ha percepito come ingiusto, al fine di evitare il ripresentarsi della crisi. Mostrare interesse e preoccupazione sulle condizioni di salute del paziente e incoraggiare a esprimere i suoi sentimenti, le sue preoccupazioni e il suo dolore. Far sentire il paziente capito, ascoltato e contenuto nel contempo.

D.I.: Inefficace gestione del regime terapeutico correlato alla non

collaborazione dell'assistito, in quanto rifiuta le cure (compliance ridotta):

NOC: Il paziente aderisce al regime terapeutico, partecipa inoltre alle decisioni sull'assistenza sanitaria e attua comportamenti volti al trattamento della sua condizione patologica.

NIC: Stabilire un rapporto di fiducia con l'assistito, attraverso l'utilizzo della coerenza e della sincerità. Instaurare un dialogo con la persona nel momento della somministrazione della terapia, prestando attenzione alla corretta assunzione e al rispetto degli orari stabiliti. Fornire all'assistito informazioni riguardanti il servizio e la tipologia di terapia farmacologica. Spiegare che gli effetti della terapia non sono immediati e che occorrerà del tempo prima di ottenere dei risultati visibili. Promuovere un atteggiamento positivo e la partecipazione attiva dell'assistito.

D.I.: *Deficit della cura di sé correlato a incapacità di provvedere da solo alla pulizia personale, a vestirsi e curare il proprio aspetto autonomamente:*

NOC: L'assistito svolge le attività di cura di sé (igiene personale, vestirsi, curarsi e alimentarsi).

NIC: Coinvolgere il più possibile l'assistito durante l'igiene personale, aiutandolo durante questo momento (ove necessario), assicurando riservatezza e fornendo gli ausili necessari per il miglior comfort possibile. Promuovere o aiutare nella cura dell'aspetto e nel vestirsi. Assicurare un'adeguata igiene orale prima e dopo i pasti. Stabilire una relazione di fiducia con la persona assistita e sfruttare questi momenti per instaurare un dialogo.

23.9 I risultati attesi

1. L'assistito prenderà coscienza del proprio stato psico-fisico e del motivo che lo ha portato al ricovero;

2. L'assistito si mostrerà collaborativo con il personale durante la decisione del piano terapeutico e aderirà alla terapia;

3. L'assistito sarà in grado di orientarsi all'interno dell'UO;

4. L'assistito sarà in grado di esporre i suoi problemi, le sue preoccupazioni, le sue sensazioni e ansie;

5. L'assistito saprà riferire eventuali segni e sintomi di complicanze della propria malattia all'équipe multiprofessionale (infermieri, psichiatra, assistente sociale, psicologo);

6. Il quadro psicopatologico risulterà stabile grazie alla corretta gestione del regime terapeutico, alle attività di socializzazione svolte e alla partecipazione ai colloqui medici giornalieri.

24 L'infermiere in assistenza domiciliare e il case management del paziente schizofrenico

24.1 La schizofrenia

La schizofrenia è una psicosi cronica, ovvero un grave disturbo psichiatrico con sintomo psicotico, ad evoluzione variabile, caratterizzato da:

1. alterazioni delle funzioni percettive: perdita del contatto con la realtà, creazione di false percezioni che causano allucinazioni e deliri. Ad una percezione reale e corretta, viene attribuito un significato abnorme e di solito autoriferito;

2. alterazioni delle funzioni cognitive: compromissione del ragionamento;

3. alterazioni del comportamento e del linguaggio: comportamento disorganizzato;

4. appiattimento dell'affettività;

5. compromissione nella capacità di svolgimento delle normali attività di vita quotidiana;

6. malfunzionamento a livello sia occupazionale che sociale.

Il Diagnostic and Statistical Manual of Mental Disorders 4th Edition TR (DSM-IVTR) descrive la schizofrenia come una forma di patologia psichiatrica caratterizzata, secondo le convenzioni scientifiche, da un decorso superiore ai sei mesi (tendenzialmente cronica o recidivante), dalla persistenza di sintomi caratteristici (due o più sintomi, ciascuno presente per un tempo significativo, del periodo di un mese): deliri, allucinazioni, eloquio disorganizzato, comportamento grossolanamente disorganizzato o catatonico e sintomi negativi, cioè appiattimento affettivo, alogia (povertà dell'eloquio) e abulia (mancanza di volontà).

24.2 Il Case Management infermieristico

Il case management infermieristico è un processo che utilizza e coordina gruppi assistenziali multidisciplinari di programmazione, attuazione, controllo, valutazione, facilitazione e advocacy per le scelte delle prestazioni. L'obiettivo del case management è quello di rispondere ai bisogni di salute e di cura dell'assistito e della sua famiglia, attraverso l'utilizzo dello strumento comunicativo e delle risorse a disposizione. Per raggiungere il suo fine, presta un'elevata qualità assistenziale, senza mai tralasciare la valutazione del bilancio tra costi ed efficacia del trattamento. Il case management attraverso il Case Manager garantisce la continuità delle cure e il coordinamento degli interventi socio-assistenziali. Le qualità che deve possedere un buon Case Manager sono: capacità empatica e relazionale (sia con gli altri professionisti che con gli altri servizi, sia con il paziente e la sua famiglia). Le principali funzioni dell'infermiere Case Manager sono: l'erogazione di assistenza diretta, l'educazione del paziente e della sua famiglia, essere un facilitatore della comunicazione, documentare e supervisionare i progressi del paziente, il controllo della coerenza tra le attività che vengono assicurate al paziente e i suoi reali bisogni, la valutazione del paziente e del programma assistenziale e la stilazione del programma post-dimissione. Il case-manager deve "accompagnare" l'assistito nel percorso di cura, instaurando un clima di fiducia e di rispetto reciproco, mostrando una coerenza tra quanto espresso e la sua mimica corporea, cercando di creare un'alleanza forte (anche con i familiari dell'assistito) fondata su un obiettivo condiviso. L'infermiere è il referente del percorso di cura e rappresenta il garante della qualità del progetto e delle prestazioni erogate. L'infermiere Case Manager è responsabile: del coordinamento dell'assistenza dei pazienti che gli sono stati assegnati dall'ammissione al post-dimissione, del processo di nursing e dell'attuazione di un progetto di nursing case-management da concretizzare durante lo svolgimento delle attività di assistenza nelle ADL, dell'assistenza orientata a risultati positivi sia in termini di efficacia/efficienza che di costi di gestione. L'infermiere deve dimostrare coerenza tra pensiero e azione. Il case management infermieristico si "prende cura" delle persone, fornendo un supporto sia sanitario che sociale, nel modo più personalizzato possibile.

24.3 Il Centro di Salute Mentale (CSM)

Il CSM è la struttura cardine del Dipartimento di Salute Mentale (DSM), rientrando appieno all'interno di quell'insieme di strutture create per farsi carico della domanda legata alla cura, all'assistenza e alla tutela della salute mentale nell'ambito del territorio definito dall'ASL. Il DSM offre oltre al CSM anche altri servizi, ossia: i Servizi Psichiatrici di Diagnosi e Cura o SPDC, le Comunità Terapeutiche-Riabilitative di tipo 1 a carattere intensivo o CTR1, le Comunità Terapeutiche-Riabilitative di tipo 2 a carattere estensivo o CTR2, le Unità di Convivenza o UC, i Day Hospital psichiatrici (DH), i centri semi-residenziali o Centri Diurni (CD).
Le CTR1 sono strutture nelle quali vengono accolti pazienti con gravi compromissioni del funzionamento personale e sociale, per i quali si ritengono

efficaci gli interventi ad alta intensità riabilitativa, da attuare con programmi a diversi gradi di assistenza tutelare e che possono essere appropriati per una vasta gamma di situazioni, tra cui sono compresi anche gli esordi psicotici e le fasi di post-acuzie.

Le CTR2 sono strutture che accolgono pazienti con compromissioni del funzionamento personale e sociale gravi o di gravità moderata, persistenti e invalidanti, per i quali si ritengono efficaci i trattamenti di natura terapeutico-riabilitativa e di assistenza tutelare, da attuare attraverso programmi a media intensità riabilitativa. Le CTR2 sono inoltre finalizzate al recupero e al mantenimento del buon funzionamento delle risorse personali dell'assistito.

Il Centro Diurno (CD) è una struttura presente all'interno del territorio, di tipo semi-residenziale con funzioni terapeutico-riabilitative, aperta per almeno 8 ore al giorno per 6 giorni a settimana. Il CD possiede un proprio team di professionisti, i quali possono essere aiutati nell'assistenza da operatori di cooperative sociali e organizzazioni di volontariato. All'interno dei CD la natura tecnica riabilitativa personalizzata delle prestazioni erogate permette l'attuazione di percorsi terapeutici individualizzati, la sperimentazione e l'apprendimento di abilità nella cura di sé, nello svolgimento delle ADL e nelle relazioni interpersonali sia individuali che di gruppo (tali capacità sono particolarmente utili anche per l'inserimento all'interno del mondo lavorativo). Il CD può essere gestito dal DSM o dal privato sociale e imprenditoriale. I rapporti tra il CD e il DSM sono regolati da apposite convenzioni che garantiscano la continuità della presa in carico.

Il Day Hospital psichiatrico (DH psichiatrico) è una struttura di assistenza semi-residenziale per prestazioni diagnostiche e terapeutico-riabilitative a breve-medio termine, aperta per almeno 8 ore al giorno per sei giorni la settimana. Si può situare all'interno dell'ospedale e attraverso un collegamento funzionale e gestionale relazionarsi con l'SPDC, oppure può essere collocato presso strutture esterne all'ospedale collegate con il CSM. I DH psichiatrici sono dotati di adeguati spazi, attrezzature e personale specializzato. Le funzioni principali dei DH psichiatrici sono effettuare accertamenti diagnostici ed eseguire trattamenti farmacologici. I DH psichiatrici permettono inoltre la riduzione del ricorso al ricovero vero e proprio o comunque agiscono andando a limitarne la durata. L'utente può accedere ai DH attraverso programmi concordati con gli operatori del DSM. Per quanto riguarda le regioni e le province autonome, definiscono la disposizione e il numero dei posti letto all'interno dei DH, tenendo in considerazione che un posto letto all'interno del DH è equiparabile ad un posto letto in SPDC.

Il Centro di Salute Mentale (CSM) assicura la coerenza dei servizi offerti nel territorio, in merito agli interventi di prevenzione, diagnostica, assistenziale e di riabilitazione dei cittadini con patologie psichiatriche, inoltre gestisce e tratta le urgenze psichiatriche. Il CSM possiede un'autonomia tecnico-operativa e rappresenta il nodo strategico nella rete delle strutture territoriali e delle azioni del DSM. Garantisce una continuità assistenziale, attivandosi sin dall'inizio del percorso con: l'accettazione, la prima visita, la valutazione e l'orientamento della domanda, attraverso l'esecuzione di visite psichiatriche, colloqui psicologici per la definizione di programmi terapeutico riabilitativi e socio-riabilitativi (utilizza le diverse competenze dei membri dell'équipe multidisciplinare). Una volta che l'assistito viene preso in carico dal CSM, quest'ultimo individua ed attua un percorso personalizzato di trattamenti specialistici, individuando i professionisti sanitari più utili nel caso in merito e le misure terapeutiche ritenute più efficaci negli ambiti logistici di intervento che possiedono tali requisiti (come ad esempio: ambulatori, domicilio, strutture residenziali, centri diurni, comunità terapeutiche, day hospital, ecc...). Durante lo svolgimento della sua attività coinvolge le figure familiari e le associazioni di volontariato, le scuole, le cooperative sociali e tutte le agenzie della rete territoriale che possono contribuire all'efficacia dell'intervento terapeutico. Il CSM svolge un importante ruolo di filtro e controllo dei ricoveri e delle degenze nelle case di cura neuro-psichiatriche private accreditate. Secondo il DPR del 1 Novembre 1999 (Gazzetta Ufficiale n. 274 del 22.11.1999) il DSM in relazione alla sua articolazione asserisce che: "in relazione alla densità della popolazione o alla estensione territoriale, può essere articolato in più moduli tipo, "sottounità" del DSM che comprendono le componenti organizzative relative al corrispondente ambito territoriale. Ciascun modulo ha una direzione unica, sempre a garanzia dell'unitarietà e continuità degli interventi; esso serve un ambito territoriale, tendenzialmente coincidente con uno o più distretti e con un bacino d'utenza in ogni caso non superiore a 150.000 abitanti". Il CSM deve essere dotato di personale medico e infermieristico per tutta la durata della sua apertura, cioè sei giorni alla settimana per almeno 12 h diurne con reperibilità notturna e festiva. Le figure professionali del CSM sono: un responsabile medico psichiatra, un coordinatore infermieristico, infermieri, 3/4 medici psichiatri, 1/2 psicologi, 1 assistente sociale e operatori sanitari.

24.4 I sottotipi del disturbo schizofrenico

I sottotipi del disturbo schizofrenico si distinguono in base ai sintomi prevalenti al momento della valutazione più recente, e includono: tipo paranoide, tipo disorganizzato, tipo catatonico, tipo indifferenziato e tipo residuo.

24.4.1 Il disturbo di tipo paranoide

Il disturbo è caratterizzato da deliri di tipo persecutorio e di grandezza o allucinazioni uditive (sono correlate al contenuto dei deliri), senza alterazioni dell'affettività e del funzionamento cognitivo. La persona si vittimizza e innesca un atteggiamento ostile e sospettoso. L'esordio è più tardivo rispetto alle altre tipologie di deliri ed è anche più stabile nel tempo. Si manifesta un lieve deterioramento cognitivo che non impedisce l'esecuzione delle attività lavorative e di vita.

24.4.2 Il disturbo di tipo disorganizzato o ebefrenico

Il disturbo è predominato dalla disorganizzazione dell'eloquio, il comportamento disorganizzato e inadeguato (smorfie, manierismi, stranezze comportamentali) e una marcata alterazione della percezione delle emozioni (appiattimento delle emozioni). Il disturbo impedisce lo svolgimento delle attività di vita quotidiana. Il livello cognitivo è notevolmente deteriorato. L'esordio è precoce e ha un decorso cronico senza remissioni significative.

24.4.3 Il disturbo di tipo catatonico

Il disturbo di tipo catatonico è predominato da un marcato disturbo psicomotorio che può manifestarsi con: catalessia, stupor (mancata reattività, con diminuzione dell'attenzione, dell'orientamento e modifica della capacità di comprensione, dalla quale la persona può essere destata solo con una stimolazione fisica vigorosa), stereotipie (la ripetizione di una sequenza invariata e costante di uno o più comportamenti), manierismi (una mimica, un comportamento e un linguaggio privi di naturalezza o semplicità), ecolalia o ecoprassia (disturbi del linguaggio), immobilità assoluta (acinesia), eccessiva attività motoria (ipercinesia) fino a violenza contro gli altri e contro se stessi (autolesionismo). Gli ultimi due atteggiamenti non sono supportati da uno scopo e non sono influenzati dagli stimoli esterni. L'ecolalia è la patologica ripetizione involontaria, senza senso, di una parola o di una frase pronunciata da un'altra persona. L'ecoprassia è l'imitazione spontanea di movimenti effettuati da altre persone. Le posizioni catatoniche si manifestano con posture inappropriate e insolite. A volte è necessaria un'assistenza medica a causa della malnutrizione, del deperimento, dell'iperpiressia e del rischio di autolesionismo.

24.4.4 Il disturbo di tipo residuo

Il disturbo di schizofrenia residuo si definisce tale, quando è presente almeno un episodio di schizofrenia, sintomi negativi e assenza nel quadro clinico di deliri, allucinazioni, eloquio e comportamento disorganizzato.

24.4.5 Il disturbo di tipo indifferenziato

Quando la schizofrenia non risponde a nessuno dei criteri presenti nei sottotipi dominanti sopra elencati, viene definito il disturbo di tipo indifferenziato.

Per poter effettuare la diagnosi di un sottotipo di disturbo schizofrenico, il quadro generale deve avere tutti i criteri della schizofrenia, previa esclusione di altre possibili cause.

24.5 I fattori di rischio

I fattori che possono influire sull'insorgenza della schizofrenia sono: la familiarità (fratelli, genitori, zii, ecc...), gli squilibri neuro-chimici (alterazioni a livello dei neurotrasmettitori: serotonina, glutammato e dopamina), lo stress materno durante la gravidanza, le complicanze ostetriche, le complicanze prenatali e perinatali, il traumatismo cranico, gli abusi durante l'infanzia, l'educazione sbagliata ricevuta dai genitori, la condizione di migrante, l'isolamento sociale, lo status economico e la classe sociale, il risiedere in contesti particolarmente urbanizzati, l'utilizzo di sostanze stupefacenti e l'età giovanile.

24.6 L'esordio e le fasi della malattia

La patologia esordisce generalmente durante l'adolescenza e nella prima età adulta, con un picco intorno ai 17-30 anni negli uomini e 20-40 anni nelle donne, nel 5-15% dei casi l'esordio è acuto e con prognosi favorevole. La schizofrenia durante l'infanzia è molto rara. L'esordio può essere brusco o insidioso, ma la maggior parte delle volte presenta delle fasi progressive: la fase prodromica, la fase prodromica avanzata, la fase iniziale della psicosi, la fase centrale e la fase tardiva della malattia. Nella fase prodromica la persona può non manifestare sintomi, tuttavia presenta una compromissione nello svolgimento delle attività quotidiane nei vari ambiti di vita (disfunzione sociale/lavorativa e scolastica) che viene manifestata attraverso: deficit di coping, una compromissione della vita relazionale, un'alterazione percettiva, una lieve disorganizzazione cognitiva e un'anedonia. Nella fase prodromica avanzata si mostrano i sintomi subclinici: isolamento sociale, perdita d'interesse nella scuola e nel lavoro, irritabilità e elevata distraibilità, eloquio impoverito, percezione distorta, idee strane e bizzarre, cambiamento caratteriale, esordio della schizofrenia (deliri e allucinazioni) in modo acuto o lento e insidioso (generalmente l'esordio è lento e graduale). La fase iniziale della psicosi è caratterizzata da sintomi attivi, mentre nella fase centrale i sintomi possono essere episodici (episodi di remissione alternati a esacerbazioni) o continui (malattia cronica che peggiora progressivamente) associati a deficit funzionali in peggioramento (nel caso di schizofrenia cronica la disabilità è grave). In fine, nella fase tardiva di malattia vi è una notevole variabilità nella modalità di presentazione della malattia, con un'invalidità che può peggiorare, stabilizzarsi o migliorare.

24.7 Le valutazioni trasversali e longitudinali

La valutazione trasversale valuta il singolo episodio, distinguendolo in tre fasi: acuto, di stabilizzazione e stabile. Queste tre fasi si differenziano in base a diversi aspetti:

1. la sintomatologia durante gli episodi di psicosi (stato mentale in cui la persona perde il contatto con la realtà), cioè:

    (a) sintomi positivi caratterizzati da: idee deliranti, allucinazioni, comportamenti bizzarri, convinzione che gli altri possono leggere il pensiero e controllare la mente, idee persecutorie e complotti;

    (b) sintomi negativi manifestati con: piattezza emotiva, perdita d'interesse e di voglia di vivere;

    (c) sintomi disorganizzati di pensiero, linguaggio e comportamento;

2. gli obiettivi di trattamento;

3. la strategia farmacologica;

4. l'ambiente terapeutico;

5. le strategie di sostegno del paziente;

6. il coinvolgimento della famiglia.

La valutazione longitudinale permette di valutare il disturbo nel tempo. La prospettiva longitudinale analizza: la frequenza, la gravità, gli esiti degli episodi successivi e il pattern di evoluzione nel tempo della malattia.

Quest'ultimo può essere distinto in tre modalità principali: singolo episodio con remissione completa e duratura (raro), esacerbazioni-remissioni parziali (forma più classica) o psicosi cronica senza remissioni.

24.8 La sintomatologia

Generalmente i sintomi sono classificati in sintomi fondamentali e sintomi accessori o secondari.

24.8.1 I sintomi fondamentali

I sintomi fondamentali si manifestano frequentemente e sono considerati necessari per poter effettuare una diagnosi di schizofrenia. I sintomi fondamentali sono:

1. Autismo: interruzione totale o parziale dei rapporti con il mondo esterno, negazione della realtà comune che viene sostituita da una realtà interiore (derealizzazione) e distacco dalle proprie emozioni (depersonalizzazione);

2. Ambivalenza: presenza di stati affettivi opposti verso una stessa persona/oggetto (amore e odio);

3. Dissociazione: disturbo di associazione delle idee, non esiste più una coerenza tra il pensiero, l'affettività, la volontà e le idee che concorrono a formare il pensiero;

4. Incongruenza affettiva: reazioni contrastanti rispetto alle idee che vengono espresse (ad esempio sorridere mentre viene raccontato un episodio triste).

24.8.2 I sintomi secondari

All'interno dei sintomi secondari troviamo:

1. delirio: caratterizzato da una percezione delirante in cui la persona attribuisce un significato abnorme a una percezione reale e dove l'intuizione delirante rappresenta la certezza assoluta dell'idea;

2. allucinazioni: percezione senza avere un oggetto reale da rilevare e senza avere disturbi di percezione provocati dagli stimoli del mondo esterno. Le allucinazioni maggiormente presenti durante la schizofrenia sono le allucinazioni uditive;

3. sintomi psicomotori: abulia, catatonia (persistere di un atteggiamento corporeo assunto spontaneamente o per imposizione) e atteggiamenti negativi (la persona rimane passiva ad ogni comando o fa il contrario di ciò che gli viene richiesto).

24.9 Il piano assistenziale e la presa in carico del paziente al CSM e il Case Manager a domicilio

24.9.1 La presa in carico del paziente schizofrenico al CSM

La richiesta di intervento al CSM spesso non viene effettuata direttamente dalla persona con patologia psichiatrica, perché il paziente nella maggior parte dei casi non è consapevole di essere malato, o nel caso in cui prenda coscienza di ciò, ha paura di esprimere la sua condizione in quanto i disturbi psichiatrici sono spesso accompagnati da uno stigma, perciò la persona non vuol far conoscere agli altri per non essere giudicata, di conseguenza la richiesta viene effettuata dai servizi in cui la persona è in carico, dai familiari o da parte di altre persone significative (ad esempio amici, conviventi, ecc...). Quando la domanda viene posta da persone diverse dal diretto interessato, l'équipe multidisciplinare deve valutare attentamente la richiesta, onde evitare psichiatrizzazioni non necessarie. La presa in carico al CSM consta di diverse fasi:

- l'accoglienza infermieristica;

- la discussione da parte dell'équipe sul nuovo caso;

- la valutazione operativa;

- l'individuazione all'interno del CSM di un Case Manager.

L'accoglienza infermieristica prevede l'orientamento della persona e della sua famiglia all'interno del servizio, attraverso l'utilizzo di una modalità di comunicazione sia verbale che non. Durante il dialogo con l'assistito (o con le persone che fanno le sue "veci") l'infermiere cerca di capire il tipo di domanda assistenziale e le aspettative della persona che ha di fronte, inoltre reperisce tutte quelle informazioni che sono necessarie per effettuare un inquadramento della situazione generale dell'assistito e del contesto che lo circonda. Quest'ultima informazione permette di conoscere l'eventuale supporto che il servizio può ricevere durante la sua assistenza al paziente. Attraverso il dialogo vengono individuati i punti di forza dell'assistito su cui l'infermiere può lavorare per ottenere il miglior risultato assistenziale possibile, viene altresì definita una prima stima dei bisogni dell'assistito. Le decisioni assistenziali prese dall'infermiere devono rispettare sia l'aspetto legale che quello etico. Oltre al dialogo, l'infermiere somministra, per reperire informazioni e selezionare i casi che sono di reale pertinenza psichiatrica, una scheda di accoglienza, nella quali vengono inserite alcune informazioni:

i dati anagrafici e anamnestici, la diagnosi clinica e funzionale, la modalità di invio e il tipo di richiesta.

La discussione da parte dell'équipe del nuovo caso prevede la trasmissione e l'elaborazione delle informazioni raccolte e delle percezioni avute nella fase dell'accoglienza, da parte di ogni professionista. Una volta raccolte tutte le informazioni, queste vengono integrate, rielaborate e utilizzate per stilare il Piano di Trattamento Individuale o PTI. Il PTI contiene gli elementi essenziali del programma di cura e rappresenta la sottoscrizione di un "accordo/impegno di trattamento" tra il DSM e l'utente, con firma del case-manager, del medico referente, del direttore dell'UO di psichiatria e dell'utente. Gli obiettivi che l'équipe deve porsi devono essere:

- chiari: comprensibili a tutti i componenti;

- condivisi: da parte di tutti i membri;

- operativi: realizzabili mediante strategie e procedure ben definite;

- realistici: adeguati alle competenze e alle risorse effettive del gruppo;

- prevedibili: per quanto riguarda i tempi di realizzazione;

- significativi: ossia che abbiano in sé e non in altro, il proprio senso e motivazione.

La Valutazione Operativa (VO) è l'insieme di tutte le valutazioni, effettuate dai singoli membri del team multiprofessionale, per l'individuazione dei reali bisogni del paziente e l'elaborazione e la realizzazione di un PTI e di un Progetto Terapeutico Riabilitativo Personalizzato (PTRP). I metodi di indagine utilizzati per la raccolta delle informazioni sono:

1. i colloqui con il paziente: permettono la conoscenza diretta della persona e costituiscono una procedura di base insostituibile, in quanto è in grado di fornire il maggior numero di informazioni;

2. i colloqui con i familiari: sono particolarmente utili per conoscere la situazione attuale e la storia della persona, quando il paziente è psicotico grave o comunque quando non è in grado di fornire lui stesso le informazioni necessarie all'operatore;

3. i colloqui con il paziente e con i familiari: forniscono un quadro più chiaro e obiettivo, tramite l'acquisizione di informazioni, da parte del diretto interessato e dai familiari;

4. l'osservazione dei comportamenti fatta al CSM o al domicilio del paziente: come si veste, come si atteggia, la puntualità agli appuntamenti, il modo di relazionarsi con gli altri, ecc...

All'interno della VO si deve tenere in considerazione anche altri elementi, ossia, se la persona ha delle figure di riferimento vicino, la rete sociale in cui la persona è inserita, il grado di autonomia o dipendenza della persona dagli altri e la capacità di coping. Quest'ultimo è l'insieme dei meccanismi psicologici adattativi, messi in atto da un individuo per fronteggiare problemi emotivi ed interpersonali, allo scopo di gestire, ridurre o tollerare lo stress ed il conflitto. L'elemento cardine che è alla base della buona riuscita del progetto terapeutico è l'instaurazione di un'alleanza terapeutica tra gli operatori e il paziente, per raggiungere tale scopo sarebbe opportuno individuare all'interno dell'équipe un "referente del caso", cioè un Case Manager. L'individuazione di un Case Manager all'interno dell'équipe multiprofessionale nei servizi psichiatrici territoriali, facilita la continuità delle cure (segue il paziente dall'ammissione al servizio fino al momento della sua dimissione) e il coordinamento dei vari interventi sanitari e sociali. Il Case Manager è particolarmente utile quando si devono trattare pazienti complessi, come ad esempio soggetti affetti da disturbi psicotici (schizofrenici), in cui è molto difficile instaurare una relazione terapeutica, a causa della profonda diffidenza che hanno nei confronti degli altri. Il Case Manager deve essere in grado di attuare tutte quelle strategie orientate alla creazione di una relazione di fiducia con il paziente. L'alleanza che si viene ad instaurare tra l'assistito e l'operatore, diviene la base per la cura della malattia e il caposaldo per ottenere un programma di trattamento efficace e duraturo. Il case management all'interno dei servizi psichiatrici è contraddistinto dall'essere un percorso molto lungo e intensivo, in cui l'accompagnamento all'interno del contesto di vita della persona affetta dal disturbo psichiatrico si rivela l'intervento di base. L'accompagnamento dell'assistito nel suo ambiente di vita ha lo scopo di far riacquisire alla persone tutte quelle abilità perdute completamente o in parte, legate alle ADL come ad esempio: l'igiene personale, l'abbigliamento, i pasti, le faccende di casa, fare la spesa, la gestione del denaro e dell'alloggio. Tale accompagnamento avviene attraverso: l'offerta di supporto alla persona e alla famiglia, la valorizzazione delle risorse presenti nell'ambiente e la realizzazione di un progetto che permette l'organicità dei vari interventi fatti dai servizi. Il Case Manager è un membro che appartiene all'équipe multiprofessionale: infermiere, psichiatra, psicologo, assistente sociale, tecnico della riabilitazione ed educatore. Una volta che viene scelto il professionista adibito a svolgere la funzione di Case Manager, questo coordina gli interventi sanitari effettuati su un singolo paziente, favorendo un'integrazione di tipo socio-assistenziale (ambito clinico e ambito sociale).

24.9.2 La presa in carico del paziente schizofrenico a domicilio

L'infermiere quando si reca al domicilio di un paziente a cui è stata diagnosticata una patologia psicotica quale la schizofrenia, gli obiettivi che si pone sono principalmente: il compenso della sintomatologia, la riduzione della disabilità, l'aumento dell'autonomia, il reinserimento sociale, la riduzione dello stigma, la prestazione di un supporto al contesto familiare dell'assistito, l'integrazione e la collaborazione con gli altri servizi sanitari e sociali. La presa in carico infermieristica al domicilio dell'assistito determina marcate riduzioni sia sul numero dei ricoveri ospedalieri che sugli inserimenti inappropriati all'interno delle strutture ospedaliere. Come per quanto avviene all'interno dei CSM, anche a domicilio lo strumento principale per il raggiungimento degli obiettivi socio-sanitari è l'instaurarsi di un clima empatico e di fiducia, per la creazione di una duratura ed efficiente alleanza terapeutica. Le strategie utilizzate dal Case Manager per acquisire fiducia nei confronti del paziente sono: la coerenza tra quanto l'operatore pensa e sente con quanto esprime attraverso l'espressione gestuale, la mimica e il tono della voce, la coerenza tra quanto si promette all'assistito e quanto realmente si è in grado di mantenere e la competenza che permette all'operatore di sapere come e quando intervenire. Gli interventi principali attuati a regime domiciliare sono: la creazione di un clima rassicurante e sereno onde evitare situazioni di stress per l'assistito, evitare di far sentire la persona ignorata, parlare piano con tranquillità e chiarezza evitando di parlare contemporaneamente ad altre persone per non creare confusione, cercare di evitare di insistere nel disilludere l'assistito quando ha delle false credenze (in quanto potrebbe essere per la persona una fonte di ulteriore stress), assicurare la corretta somministrazione della terapia farmacologica, incoraggiare l'assistito ad eseguire una quotidiana e corretta igiene personale e aiutare la persona a organizzare e rispettare una determinata routine, fornire attraverso i servizi del territorio (centri diurni) una possibilità di integrazione sociale e valorizzare l'assistito al momento del raggiungimento dei traguardi prefissati. Gli obiettivi generali che l'infermiere si pone nell'assistenza al paziente schizofrenico a livello domiciliare sono: la comprensione della famiglia in merito alla patologia e alle complicanze associate ad essa, l'acquisizione delle capacità di gestione della terapia da parte della famiglia e dell'assistito (la famiglia deve anche monitorare la corretta somministrazione dei farmaci), il riconoscimento da parte dell'assistito e della famiglia degli effetti indesiderati causati dai farmaci neurolettici e l'accettazione dell'assistito del piano terapeutico.

24.10 Il paziente schizofrenico e la gestione dell'aggressività

24.10.1 L'aggressività

Quando parliamo di aggressività intendiamo "una forma di interazione sociale, condotta con l'intenzione di infliggere un danno o altre spiacevoli conseguenze a un altro individuo simile, ad un oggetto o verso sé stessi". L'aggressività può manifestarsi in modo: diretto, indiretto, attraverso l'irritabilità, il negativismo, la sospettosità, il risentimento e l'aggressività verbale. L'aggressività diretta è definita come un insieme di azioni violente, distruttive, messe in atto contro gli altri, sé stessi (automutilazioni, tentativi di suicidio e omicidio) e gli oggetti. La persona quando si trova in particolari condizioni o momenti può percepire come una irrefrenabile violenza che non è in grado di poter controllare. L'aggressività indiretta si manifesta non con atti fisici irruenti, come nel caso dell'aggressività diretta, bensì attraverso atti di denigrazione, rabbia (quando si vuol fare una cosa e si incontrano delle difficoltà) o eccessi (nei momenti in cui fa delle "battute" con gli altri). L'irritabilità è caratterizzata da un'intolleranza e impazienza nei confronti degli altri. La persona irritabile si innervosisce immediatamente nel momento in cui è convinta di essere trattata ingiustamente o pensa di essere schernita. Questo convincimento può portare a condotte particolarmente ostili. Il negativismo è un sintomo psichiatrico che consiste nella resistenza e nell'opposizione tenace (nel caso dei pazienti schizofrenici catatonici è automatica) a ogni suggerimento che gli viene posto, assumendo anzi atteggiamenti o compiendo atti contrari a quelli che vengono suggeriti. Il risentimento è quel particolare stato d'animo in cui la persona si sente irritata contro qualcuno a causa di un rimprovero, o di un altro atto o comportamento, ritenuto da lui ingiusto o offensivo. La sospettosità rende la persona diffidente nei confronti delle altre persone di cui ha costantemente paura. Le persone sospettose pensano che gli altri vogliono fargli del male, oppure vogliono approfittarsi di loro o umiliarli, perciò tendono ad avere un comportamento di chiusura per proteggersi, non creando mai rapporti stretti, mostrando costantemente sfiducia negli altri e ostilità. L'aggressività verbale si mostra con una disapprovazione per certe azioni e una polemica continua con tutti quelli che non la pensano esattamente nello stesso modo, accompagnando spesso tale contrasto con insulti, minacce e l'uso di un linguaggio scurrile.

24.10.2 La gestione dell'aggressività

La prima cosa che si deve fare per gestire un paziente aggressivo è cercare di capire cosa si trova dietro a tale manifestazione violenta e, una volta capita qual'è la causa scatenante, effettuare, come primo intervento, un trattamento psicologico e, solo in un secondo momento, attuare anche quello farmacologico. Quando l'operatore si trova a lavorare con pazienti aggressivi già conosciuti, è possibile attuare interventi di prevenzione, il cui scopo è quello di andare a ridurre la tensione (che può essere un fattore scatenante della crisi aggressiva) con la creazione di un clima accogliente. Per poter intervenire preventivamente è necessario individuare precocemente i segni premonitori dell'aggressività, tra cui ci sono: una chiara ostilità, le minacce, l'ansia, la paura, la rabbia, lo stato confusionale e la scarsa alleanza terapeutica. Oltre all'individuazione dei segni anticipatori è necessaria una comunicazione efficace (si cerca di creare e mantenere un clima positivo), quando però si verifica comunque una situazione di aggressività, l'infermiere non deve mai mostrarsi spaventato, ma anzi deve mantenere un atteggiamento tranquillo, sicuro di sé, padroneggiando la situazione senza farsi prendere dal panico. E' importante altresì ricordare che è difficile far ragionare il paziente, in un breve lasso di tempo, quando ha in corso una crisi acuta. Per evitare che qualcuno si faccia del male (sia il paziente stesso che l'operatore e le altre persone potenzialmente presenti), è necessario non invadere lo spazio vitale della persona durante la crisi acuta, mantenendo una distanza di sicurezza con l'assistito, stabilendo un contatto verbale attraverso l'utilizzo di frasi brevi dal contenuto chiaro e semplice, con voce dal tono calmo, rassicurante e pacato, utilizzando il silenzio terapeutico e facendo parlare il paziente delle proprie impressioni, senza far trapelare emozioni come: la paura, la rabbia o l'irritazione. Inoltre, per ridurre la tensione, è necessario dichiarare di essere d'accordo con l'assistito (anche se non lo si pensa) esprimendo comprensione nei suoi confronti per quanto sta provando (per evitare conflitti che potrebbero ulteriormente aggravare la crisi) e, nel contempo, cercare di porre l'assistito davanti a delle scelte alternative, così da impegnare la sua attenzione in altro, distraendolo dal suo problema originario. Quando l'agitazione gradualmente decresce, l'operatore deve cercare di porre limiti sempre più crescenti, fino a ristabilire il controllo completo e quindi la messa in sicurezza della situazione. E' necessario che l'operatore possa avere sempre una possibilità di guadagnare un'uscita senza subire danni e di poter utilizzare l'aiuto dei membri dell'équipe. Quest'ultimi sono necessari non solo per aiutare fisicamente l'infermiere nel caso in cui vi sia un contatto fisico, ma anche per dissuadere, attraverso la presenza di un'altra persona eventuali atti aggressivi. Se al momento della dimissione vi è ancora un'elevata probabilità che la persona possa essere un pericolo per gli altri e per sé stesso, l'infermiere deve notificarlo all'autorità competente.

25 Il piano assistenziale della persona affetta da demenza senile

La demenza è una sindrome clinica caratterizzata da un deterioramento cognitivo globale di tipo cronico e irreversibile, il cui trattamento è solamente di supporto. La terapia di supporto che viene utilizzata per ritardare gli effetti e la progressione della demenza sono gli inibitori della colinesterasi. Si manifesta solitamente attraverso una riduzione precoce della memoria, tale situazione è in grado di interferire con le normalità attività sociali e lavorative, inoltre si ha una graduale perdita delle capacità di svolgimento delle ADL, questa condizione termina spesso con la morte del soggetto per insorgenza di infezioni. Oltre ai sintomi cognitivi sono presenti sintomi non cognitivi, che riguardano la sfera della personalità, dell'affettività, dell'ideazione, della percezione, delle funzioni vegetative e del comportamento.

25.1 La sintomatologia

La demenza è caratterizzata generalmente da:

1. deficit cognitivi multipli comprendenti:

    - anomia;
    - afasia;
    - alessia: perdita della capacità di leggere;

- agrafia: perdita della capacità di formulare per scritto i propri pensieri;
- agnosia: disturbo della percezione in cui la persona non riesce a riconoscere oggetti, persone, suoni, forme, odori già noti senza avere disturbi della memoria e lesioni dei sistemi sensoriali elementari;
- disfasia: incapacità di ordinare le parole secondo uno schema logico;
- aprassia;
- acalculia: difficoltà ad effettuare sia calcoli mentali che scritti;
- deficit del ragionamento astratto e della capacità di giudizio;
- deficit visuo-spaziali;
- disturbo delle funzioni esecutive e del comportamento;
- perdita della progettualità;
- alterazioni dell'umore: alternarsi di fasi di depressione con momenti di euforia;
- ansia, irritazione e agitazione;
- alterazioni della personalità;
- psicosi;
- disturbi dell'attività psicomotoria;
- sintomi neuro-vegetativi.

2. deficit della memoria.

Per effettuare una diagnosi di demenza i sintomi devono persistere per almeno 6 mesi. I deficit cognitivi devono essere sufficientemente severi da interferire con il regolare svolgimento delle attività sociali e occupazionali e devono esprimere un declino rispetto al precedente livello funzionale.

25.1.1 Sintomi di demenza precoce (segni di allarme)

I segni di allarme dell'insorgenza della demenza sono: il declino della memoria a breve termine (ad esempio tendono a ripetere più volte le stesse domande) a cui si può associare uno stato di agitazione irritabilità e ostilità, la difficoltà sempre maggiore ad eseguire da soli le ADL (anche se ancora è mantenuta la loro autonomia), la riduzione delle capacità cognitive (l'apprendimento di nuove informazioni risulta sempre più difficile) e del pensiero astratto, i problemi di linguaggio (dimenticano una parola specifica e usano perifrasi più complesse per compenso), la labilità emotiva e i cambiamenti della personalità, la capacità di critica compromessa, inoltre i familiari possono riferire comportamenti strani.

25.1.2 Sintomi di demenza intermedi

I sintomi intermedi sono caratterizzati da pazienti con: necessità di aiuto nello svolgimento delle ADL (lavarsi, alimentarsi, vestirsi, ecc...), memoria a lungo termine compromessa, gravi modifiche della personalità, labilità affettiva sempre più marcata, sviluppo di disturbi comportamentali, perdita della percezione spazio-temporale (perdita dei riferimenti geografici ed orientativi, ad esempio la persona può non essere in grado di trovare la sua camera da letto o altri luoghi da lei perfettamente conosciuti, inoltre ha un'incapacità di collocare cronologicamente eventi significativi), stato confusionale (a cui si possono associare aumento del rischio di cadute e fratture) e sonno alterato. Infine il paziente affetto da demenza senile può manifestare psicosi con allucinazioni, deliri di tipo paranoico e persecutorio.

25.1.3 Sintomi di demenza tardivi (gravi)

Nella fase grave della demenza i pazienti non sono più in grado di svolgere nessun tipo di ADL (spesso è necessario il ricovero presso una struttura di lungodegenza). Mostrano una perdita: della capacità del contenimento degli sfinteri, della memoria a breve e a lungo termine, della capacità di deglutire (con grave denutrizione e rischio di polmoniti ab ingestis). A causa della loro immobilità si associa un elevato rischio d'insorgenza di LDP. Con il passare del tempo, i pazienti perdono l'uso della parola e, poiché non sono in grado di riferire i loro sintomi agli operatori sanitari, incorrono spesso a complicanze quali: malnutrizione, disidratazione, LDP e malattie infettive, a quest'ultime fanno spesso seguito il coma e la morte.

25.2 L'accertamento

Non esiste alcun esame specifico oggigiorno per rilevare la presenza di demenza senile in un assistito, ma è riconoscibile attraverso: l'anamnesi clinica e familiare, l'esame obiettivo (rilevazione di segni e sintomi manifestati dall'assistito), gli esami strumentali (RMN e TAC dell'encefalo) e di laboratorio (analisi del sangue, stick glicemico, analisi delle urine, test tossicologici, analisi del liquido cerebrospinale e ormoni tiroidei), l'esame neurologico completo, l'esame cognitivo neuro-psicologico e infine attraverso un'attenta osservazione della persona (rilevazione di cambiamenti: nel modo di pensare, nel comportamento, nell'affettività, cognitivi e di funzionalità nello svolgimento delle ADL). Esistono vari tipi di demenza: morbo di Alzheimer, demenza vascolare e demenza a corpi di Lewy. Per poter discriminare tra i diversi tipi di demenza qual'è quella di cui è affetto l'assisto non è semplice, poiché i sintomi e le modifiche a livello cerebrale sono molto simili. Uno specialista, come un neurologo o un geronto-psicologo, può essere in grado di capire di quale tipo di demenza soffre l'assistito. Durante l'accertamento vengono rilevati i dati anagrafici, l'anamnesi clinica (ad esempio trauma cranico con perdita di coscienza, depressione, ecc...) e familiare (se ci sono o ci sono stati altri casi in famiglia di demenza senile).

25.3 Le diagnosi infermieristiche associate a persona affetta da demenza senile

1. Incapacità di curare la propria persona e di svolgere in autonomia le attività di base della vita quotidiana o Basic Activities of Daily Living (BADL) o disabilità e dipendenza nello svolgere le attività di vita quotidiana di base (incapacità strumentali come: utilizzare il telefono, fare la spesa, cucinare, fare le faccende domestiche, lavare la biancheria, usare i mezzi di trasporto, assumere le medicine, gestire il denaro. Attività di base, come ad esempio fare il bagno, vestirsi, spostarsi, usare la toilette, mantenere la continenza urinaria, fecale e mangiare);

2. Alterazioni delle abitudini alimentari, alimentazione insufficiente (iperfagia, inappetenza, polifagia, dimenticanza) o presenza di disfagia;

3. Alterazioni dell'umore e disturbi del comportamento;

4. Stitichezza, correlata a perdita della memoria circa le abitudini intestinali, dieta inadeguata o incontinenza urinaria e fecale;

5. Difficoltà nell'orientamento spazio-temporale;

6. Rischio elevato di danni fisici, correlato al vagare senza meta, ad afasia o agnosia;

7. Rischio elevato di adattamento inefficace della famiglia e isolamento sociale, correlato al progressivo deterioramento mentale del paziente;

8. Alterazioni del ciclo sonno-veglia.

D.I.: Incapacità di curare la propria persona e di svolgere in autonomia le attività di base della vita quotidiana o Basic Activities

of Daily Living (BADL) o disabilità e dipendenza nello svolgere le attività di vita quotidiana di base (incapacità strumentali come: utilizzare il telefono, fare la spesa, cucinare, fare le faccende domestiche, lavare la biancheria, usare i mezzi di trasporto, assumere le medicine, gestire il denaro. Attività di base, come ad esempio fare il bagno, vestirsi, spostarsi, usare la toilette, mantenere la continenza urinaria, fecale e mangiare:

NOC: Il processo di dipendenza è rallentato e la persona è coinvolta nello svolgimento delle attività.

NIC: Nell'igiene personale possiamo lasciare che la persona si lavi da sola, aiutandola soltanto quando è realmente necessario, oppure possiamo spiegarle o farle vedere passo a passo che cosa deve fare. Se possibile, è bene lasciare che inizi e finisca da sola le operazioni di pulizia personale, subentrando o dando aiuto solo quando serve, oppure un altro modo può consistere nel fare tutti i preparativi e lasciare poi che la persona si lavi da sola (ad es: preparare gli indumenti puliti, riempire l'acqua la vasca, preriscaldare la stanza, mettere in mostra l'asciugamano, sistemare vicino lo shampoo e il sapone, ecc...). Dare sempre la possibilità di scelta alla persona, così che possa sentirsi ancora padrona di sé stessa (ad esempio quando deve scegliere cosa indossare, si può mettere diversi capi sopra al letto, ovviamente attinenti al contesto e alle temperature e far si che sia la persona a dare l'ok finale al capo d'abbigliamento). Non trattare la persona come un bambino, o in modo troppo accondiscendente o peggio ancora, parlare di lei come se non fosse presente. Parlare con chiarezza e lentamente, usando una terminologia semplice e frasi molto brevi, accompagnando il linguaggio verbale con una gestualità coerente (per facilitare la comprensione e evitare la creazione di confusione nell'assistito). Cercare di aiutare l'assistito, incoraggiarlo e rassicurarlo dandogli il tempo sufficiente per svolgere le ADL (per facilitarlo ad esempio nel vestirsi si può cercare di limitare la scelta degli indumenti che dovrà indossare). Quando si aiuta l'assistito si deve sempre rispettare le sue esigenze personali.

D.I.: Alterazioni delle abitudini alimentari, alimentazione insufficiente (iperfagia, inappetenza, polifagia, dimenticanza) o presenza di disfagia:

NOC: La persona è adeguatamente nutrita e assume cibi più calorici e di consistenza morbida e semi-solida.

NIC: Se il paziente è iperfagico si deve evitare che la persona possa trovare nell'ambiente cibi grassi e dolci. Valutare eventuali cause di inappetenza quali: problemi alla masticazione, presenza di dentiera, solitudine, deficit visivi, ecc... Preparare cibi semplici (anche da masticare) e invitanti. Nascondere dalla vista: piante, detersivi, veleni, farmaci e rifiuti. Offrire una dieta equilibrata, costituita da piccoli pasti da somministrare a intervalli regolari, ai quali alternare degli spuntini. Quando è possibile, fornire cibo da consumare tenendolo in mano. Preparare in anticipo il vassoio in modo che il paziente possa consumare il cibo in maniera autonoma. Concedere il tempo necessario per consumare i pasti e assicurare la privacy. Controllare ed annotare giornalmente il peso corporeo.

D.I.: Stitichezza, correlata a perdita della memoria circa le abitudini intestinali, dieta inadeguata o incontinenza urinaria e fecale:

NOC: Il paziente presenta la cute integra, regolarità nell'eliminazione intestinale e urinaria, con assunzione di abbandonati liquidi e fibre.

NIC: Elaborare un programma intestinale personalizzato (microclismi, lassativi orali, supposte, lattulosio, ecc...). Usare presidi di contenzione ad esempio pannoloni. Controllare quotidianamente l'integrità cutanea. Fare in modo che il paziente identifichi il bagno con chiarezza e a intervalli regolari indurre il paziente ad andare in bagno. Esortarlo a rispettare una dieta terapeutica, in cui sia presente anche un'assunzione abbondante di liquidi e fibre durante la giornata. Osservare il paziente per individuare segni non verbali che denunciano il bisogno di eliminare. Controllare e documentare la frequenza delle evacuazioni.

D.I.: Difficoltà nell'orientamento spazio-temporale:
NOC: Il paziente è maggiormente orientato ed è in grado di eseguire una routine quotidiana.

NIC: E' importante creare un ambiente ristretto, dove il paziente possa orientarsi il più facilmente possibile autonomamente, e limitare al massimo gli spostamenti, in quanto possono essere una fonte di aumento del disorientamento. Se l'assistenza è suddivisa tra più familiari residenti in luoghi diversi, è meglio che siano loro a muoversi, piuttosto che spostare il malato da una casa all'altra a rotazione. Ogni cosa deve avvenire sempre alla medesima ora e con un rituale costante (per creare una routine quotidiana). Nei centri che ospitano i pazienti affetti da Alzheimer è importante creare il più possibile un ambiente familiare, in grado di favorire l'orientamento nello spazio e nel tempo e il riconoscimento di luoghi e persone. E' necessario mantenere il più a lungo possibile i legami con la famiglia e con il proprio passato attraverso l'uso di oggetti personali (quadri, fotografie, ecc...).

D.I.: Rischio elevato di danni fisici, correlato al vagare senza meta, ad afasia o agnosia:
NOC: Il paziente non presenta lesioni e mostra un aumento dell'indipendenza. Durante la degenza il paziente è vestito in maniera adeguata rispetto alla temperatura, passeggia soltanto se assistito e esegue un'attività fisica quotidiana.

NIC: Assicurarsi che il paziente sia vestito in modo adeguato, in rapporto alla temperatura. Fargli indossare scarpe che calzino bene, evitare l'uso di pantofole aperte. Evitare l'uso di mezzi di contenzione. Esortare nello svolgimento di un regolare programma di attività fisica, secondo il livello di tolleranza del paziente. Raccomandare ai familiari l'adozione di misure di sicurezza durante l'assistenza a casa. Riporre in un luogo sicuro e fuori dalla portata del paziente: oggetti piccoli, coltelli, farmaci, fiammiferi, solventi ed altri prodotti domestici tossici. Tenere una luce accesa durante la notte. Informare i vicini delle condizioni del paziente. Identificare i comportamenti non verbali che potrebbero indicare un problema, ad esempio: smorfie, ansimare, massaggiare o proteggere la zona danneggiata, notare anche eventuali parole ripetute in continuazione o apparentemente inappropriate ed educare i familiari a questo tipo di osservazioni.

D.I.: Rischio elevato di adattamento inefficace della famiglia e isolamento sociale, correlato al progressivo deterioramento mentale del paziente:

NOC: I mutamenti di ruolo sono facilitati e l'integrità della famiglia è mantenuta. Durante la degenza, i familiari sono coinvolti nel programma educativo e partecipano attivamente all'assistenza. Al momento della dimissione, i familiari sono in grado di organizzare un programma di assistenza e di sostegno e sanno identificare i servizi territoriali ai quali chiedere un supporto.

NIC: Coinvolgere i familiari in tutti gli aspetti del programma educativo. Usare l'insegnamento come un'opportunità per analizzare: i ruoli, le risorse ed i comportamenti di adattamento dei familiari. Offrire sostegno, comprensione e rassicurazione ai familiari. Facilitare gli sforzi che devono essere effettuati durante l'assistenza del paziente nell'ambiente domestico. Consigliare ai membri della famiglia di alternarsi nell'assistenza per consentire a ciascuno delle "vacanze". Coinvolgere l'assistente sociale per prendere decisioni che riguardino l'assistenza a casa o la sistemazione in una struttura residenziale sanitaria. Esortare, quando esistono determinate condizioni, i membri della famiglia a dire cosa pensano della possibilità di una sistemazione diversa da quella in cui vive attualmente il malato. Fornire informazioni sui servizi come l'assistenza domiciliare infermieristica. Esortare i familiari a utilizzare tutti i servizi che sono a disposizione.

D.I.: Alterazioni del ciclo sonno-veglia:
NOC: L'assistito presenta un regolare ciclo sonno-veglia.
NIC: Limitare i sonnellini del malato durante il giorno e mantenerlo attivo. Cercare di scoprire se l'insonnia ha qualche causa specifica (troppa luce, confusione, sonnellini durante il giorno, letto scomodo, ecc...). Consultare il medico se si ha il sospetto che il malato sia depresso. Far bere al malato un po' di latte può conciliare il sonno. Fare in modo di rendere il girovagare del malato privo di pericoli.

25.4 I problemi collaborativi con la persona affetta da Alzheimer

Le principali conseguenze della demenza senile da Alzheimer sono: il vagabondaggio causato dalla perdita della memoria e dal disorientamento, i disturbi dell'alimentazione, i deficit funzionali (riduzione di autonomia nell'esecuzione delle attività di ADL) e i problemi con l'ambiente di vita e di cura.

25.5 Il trattamento della demenza senile

Non esiste un trattamento specifico per questo tipo di patologia, ma attraverso l'utilizzo combinato di: farmaci, fisioterapia, stimolazione cognitiva, dieta, stile di vita e terapie (occupazionali, comportamentali e del linguaggio) è possibile ridurne la sintomatologia.
I farmaci utilizzati principalmente sono gli inibitori dell'acetilcolinesterasi

e la memantina, i quali agendo sul sistema glutammatergico determinano un rallentamento del declino cognitivo. In base al tipo di demenza vengono utilizzati farmaci differenti, ad esempio: nel caso della demenza vascolare si usano antipertensivi e anti-coagulanti, invece, nella demenza a corpi di Lewy si utilizzano principalmente farmaci tipici per la malattia del Parkinson (ad esempio il Levodopa).

La fisioterapia aiuta a migliorare le funzioni fisiche (equilibrio, coordinazione e forza), ridurre il rischio di cadute, migliorare l'umore (riduce la depressione) e la qualità del sonno, migliorare il sistema cardiovascolare e rallentare il declino cognitivo (riduce l'atrofia cerebrale).

Le terapie permettono una maggiore indipendenza dagli altri (terapie occupazionali), il controllo dei comportamenti problematici causati dalla malattia (terapie comportamentali), il recupero del linguaggio parlato (terapie del linguaggio) e il miglioramento della memoria grazie all'esecuzione quotidiana di varie tipologie di esercizi per la mente (stimolazione cognitiva).

26 Il piano assistenziale per il paziente pediatrico

26.1 L'infermiere pediatrico e i diritti del bambino

Quando parliamo di neonati-bambini (pazienti in età evolutiva) e di malattia dobbiamo considerare un tipo di assistenza infermieristica che richieda il possesso di determinate caratteristiche quali: competenze professionali specialistiche, abilità tecniche, relazionali e umane. L'obiettivo dell'assistenza al paziente pediatrico è l'individuazione e il soddisfacimento dei bisogni del neonato-bambino (i bisogni possono variare in base all'età) e il supporto delle famiglie durante la fase della malattia e del lutto, questi scopi sono raggiungibili attraverso le attività svolte da una figura specifica: l'infermiere pediatrico. Due sono le date importanti per quanto riguarda la figura dell'infermiere pediatrico e i diritti del bambino: il 1940, in cui nasce in Italia la figura dell'infermiere pediatrico, e il 1989, in cui viene riconosciuto il diritto di opinione anche del bambino attraverso la Carta di Ledha. Quest'ultima rappresenta la Carta dei Diritti del Bambino in Ospedale, redatta dalla European Association for Children in Hospital. Attraverso la Carta di Ledha viene riconosciuto al bambino il diritto di essere informato attraverso un linguaggio a lui comprensibile (una maggiore conoscenza è connessa a una maggiore autonomia di gestione), oltre a sancire l'importanza del suo consenso per l'esecuzione delle manovre, degli esami e per la cura della malattia.

Nel 1854, Charles West, considerato il padre dell'infermieristica pediatrica, enunciava le caratteristiche che doveva possedere l'infermiere pediatrico, cioè una solida preparazione nell'assistenza al bambino, per comprendere sia il linguaggio verbale, come ad esempio il tipo di pianto, che il comportamento, le condizioni cliniche e le disposizioni mediche. Successivamente Catherine Wood continuò ad esprimere gli ideali precedentemente divulgati da Charles West.

26.2 La carta di Ledha

1. Un bambino o una bambina saranno ricoverati in ospedale solo se le cure di cui hanno bisogno non possono essere assicurate, con la stessa efficacia, a casa o in regime di day hospital.

2. Un bambino o una bambina ricoverati in ospedale avranno diritto alla vicinanza dei propri genitori o di altre persone amiche in ogni momento della giornata.

3. I genitori verranno accolti all'interno del reparto e saranno aiutati e incoraggiati a rimanervi. Essi saranno messi in condizione di non dover affrontare spese aggiuntive o subire perdite economiche. Per partecipare alla cura del proprio figlio, i genitori saranno informati riguardo ai tempi e ai ritmi della vita del reparto e la loro attiva collaborazione sarà incoraggiata.

4. Bambini e genitori hanno diritto a ricevere informazioni in modo adeguato alle proprie conoscenze e capacità di comprensione. Il personale cercherà di minimizzare lo stress fisico ed emotivo conseguente al ricovero ed alla lunga ospedalizzazione.

5. Bambini e genitori hanno il diritto a partecipare consapevolmente alle decisioni sanitarie che li riguardano. Ad ogni bambino o bambina saranno evitate cure mediche ed esami superflui.

6. Un bambino o una bambina ricoverati saranno curati assieme ad altri bambini che hanno le stesse esigenze di crescita e sviluppo e non saranno inseriti in reparti per adulti. Non viene posto nessun limite all'età dei visitatori dei bambini ricoverati.

7. Un bambino o una bambina ricoverati avranno la possibilità di giocare, divertirsi e lavorare in maniera adeguata alla loro età e condizione medica. Avranno la possibilità di vivere in un ambiente pensato e attrezzato per le loro esigenze in questo senso.

8. Bambini o bambine saranno seguiti da uno staff adeguatamente preparato in grado di affrontare i bisogni fisici, emotivi, e di crescita dell'intero nucleo familiare.

9. Continuità e costanza nelle cure sarà assicurata dall'equipe del reparto.

10. Bambini e bambine ricoverati saranno trattati con tatto e comprensione; la loro privacy deve essere rispettata in ogni momento.

26.3 L'ospedalizzazione, il trauma per il bambino e l'assistenza infermieristica

Quando il bambino entra all'interno dell'ambiente ospedaliero, viene a contatto con un luogo che per lui risulta essere estraneo, freddo, ostile, minaccioso e lontano dal suo ambiente di vita. La lontananza dalla propria famiglia, dalle persone care e dalle proprie abitudini, assieme alla fragilità del suo senso di identità, dovuto all'immaturità della sua età, innescano nel bambino un trauma. L'angoscia, la paura, la sofferenza e il non saper associare una causa al suo stare male, sono tutti fattori che fanno percepire, al bambino, tutti gli atti terapeutici come qualcosa di invadente, senza senso e doloroso.

L'infermiere pediatrico si occupa dell'assistenza globale dell'assistito, ponendosi come obiettivi: il massimo grado di salute, il minor disagio possibile e il miglior trattamento terapeutico. L'infermiere deve, quando è possibile, far rimanere i genitori a fianco del loro bambino, rispettando sempre la privacy durante tutte le manovre assistenziali. Per ridurre la sensazione di essere in un ambiente ostile, si deve cercare un contatto sia mentale che fisico con il bambino, creando una forte relazione di fiducia e di rispetto, inoltre la creazione di una routine quotidiana integrata ad attività ludiche, come ad esempio il gioco e il disegno, può aiutare a ridurre la percezione di angoscia e di dolore. Per poter interagire con il bambino è necessario l'intervento dei genitori, i quali attraverso la loro conoscenza profonda del figlio, sono in grado di interpretare i segnali che questo utilizza per esprimere le proprie sensazioni ed emozioni. L'interazione genitore e operatore crea una sinergia tale da permettere all'infermiere pediatrico di interpretare i bisogni del bambino, e di conseguenza attuare degli interventi che siano coerenti con le reali necessità.

E' molto importante che durante l'interazione con l'assistito l'infermiere pediatrico mostri determinati comportamenti come: mostrare dolcezza e calma, dare rassicurazioni e rispetto, eseguire sempre interventi necessari e non far mai finta di nulla, rispondere sempre con sincerità e ascoltare attivamente. Attraverso l'utilizzo di appropriate strategie, quali il metodo del gioco, la narrazione, il disegno, lo studio, l'infermiere cerca di distogliere la mente dell'assistito dalla malattia.

In Italia i reparti dedicati ai neonati-bambini presenti nei maggiori ospedali sono: la terapia intensiva neonatale, la chirurgia pediatrica, la terapia intensiva pediatrica, la cardiochirurgia pediatrica, l'onco-ematologia pediatrica, la nefrologia pediatrica e la neuropsichiatria infantile.

26.4 Il processo assistenziale in ambito pediatrico

Il processo assistenziale è composto da cinque fasi:

1. l'accertamento;

2. le Diagnosi Infermieristiche;

3. la pianificazione degli interventi;

4. l'attuazione degli interventi;

5. la valutazione degli esiti.

L'accertamento, dal punto di vista teorico, può essere distinto, a sua volta, in quattro tipologie:

1. iniziale o globale: effettuato al momento della presa in carico per ottenere un quadro generale delle condizioni cliniche dell'assistito;

2. continuo o mirato: svolto durante tutta la durata della degenza;

3. riaccertamento: è la rivalutazione che viene effettuata dopo un certo periodo di tempo, orientata a verificare la risoluzione o meno di un problema precedentemente identificato;

4. mirato: viene attuato per la raccolta dati di un problema già identificato, per valutarne l'insorgenza o la sua evoluzione.

I metodi utilizzati durante l'accertamento possono essere: l'osservazione o l'intervista (quest'ultima deve avvenire in un clima sereno e di totale empatia).

Le diagnosi infermieristiche nascono intorno agli anni 50', ma iniziano a diffondersi solamente dopo il 1973 negli USA con la costituzione della North American Nursing Diagnosis Association (NANDA). Nel Marzo del 1990 durante la IX Conferenza della NANDA venne definita la Diagnosi Infermieristica come "un giudizio clinico sulle reazioni ai problemi di salute presenti o potenziali, ai processi di vita di una persona, di una famiglia, di una collettività". Strutturalmente la Diagnosi Infermieristica è composta da quattro elementi:

1. titolo;

2. definizione;

3. caratteristiche definenti;

4. fattori correlati.

Il titolo è la descrizione coincisa del problema di salute, che deve contenere un qualificatore, cioè un termine che fa distinguere immediatamente la diagnosi (esempi di qualificatori sono la dicitura: alterato, inefficace o insufficiente). La definizione ci permette di descrivere il significato della diagnosi (per poter così distinguere diagnosi simili tra loro).

Per capire meglio cosa si intende per definizione un esempio esplicativo può essere:

Titolo: "modello inefficace di alimentazione del bambino".

Definizione: "lo stato in cui il bambino di 0-9 mesi dimostra un'alterata capacità di poppare o di coordinare la risposta suzione-deglutizione, da cui deriva una nutrizione orale inadeguata al fabbisogno metabolico".

Le caratteristiche definenti sono le manifestazioni osservabili del problema e come il paziente lo sente, cioè i segni e i sintomi, maggiori/principali e minori/secondari. Le caratteristiche definenti maggiori sono gli indicatori critici presenti nell'80-100% dei casi, invece i definenti minori forniscono una prova di sostegno per la diagnosi, ma possono anche non essere presenti e si manifestano solitamente nel 50-70% dei casi. I fattori correlati sono le cause che determinano l'insorgenza di un determinato problema e si distinguono in:

- fisiopatologici (biologici o psichici);
- situazionali (ambientali, personali, sociali);
- fasi maturative (legate all'età);
- trattamenti (terapie/interventi).

La pianificazione dell'assistenza è costituita essenzialmente da tre momenti:

1. l'identificazione delle priorità;
2. l'identificazione degli obiettivi e dei criteri temporali e di risultato;
3. la definizione degli interventi infermieristici con le relative motivazioni scientifiche.

L'attuazione degli interventi implica l'applicazione delle abilità intellettuali, relazionali e tecniche, necessarie alla messa in atto degli interventi infermieristici previsti nel piano assistenziale.

Alfaro-Lefevre, nel 2001, ha definito la valutazione degli esiti come: "il giudizio sull'efficacia dell'assistenza infermieristica in relazione al raggiungimento degli obiettivi basandosi sulle risposte comportamentali della persona... Sebbene sia una fase separata e distinta, è anche un processo continuo nel corso di tutto il processo di nursing".

26.5 L'accertamento

Il colloquio/intervista inizia con una presentazione da parte dell'infermiere, seguita da una conversazione in cui esso stesso si posiziona a una certa distanza fisica su di una sedia, di fronte al bambino e i suoi familiari in modo tale da poter garantire un contatto visivo a dimostrazione di interesse e di ascolto attivo e contemporaneamente di rispetto degli spazi vitali. Il colloquio permette all'infermiere di acquisire informazioni sullo stato generale del paziente, consentendogli di entrare in relazione con il bambino e i familiari e instaurare un rapporto di reciproca fiducia e conoscenza. Durante la comunicazione l'infermiere fornisce informazioni al bambino e ai familiari e contemporaneamente osserva i loro comportamenti. L'infermiere dovrà valutare con molta cautela e attenzione tutti quei segni e sintomi che possano indicare l'esistenza di maltrattamenti familiari. Se il bambino è in grado di rispondere autonomamente, le domande dovranno essere poste direttamente a lui (se ha una età e uno sviluppo psicologico in grado di sostenerlo), per poi eventualmente integrare le informazioni con quelle dei genitori, mentre nel caso in cui il bambino non è in grado di sostenere direttamente lui il colloquio, saranno i genitori a rispondere al posto suo. L'osservazione effettuata dall'infermiere pediatrico deve, per quanto riguarda la patologia organica, essere in grado di riconoscere la presenza di alterazioni a carico dei principali organi e apparati, per i disturbi psichici deve saper identificare le alterazioni psichiatriche (tenendo in considerazione anche l'età evolutiva), osservando ad esempio: le modalità di gioco, i rapporti con i coetanei e il relazionarsi con i propri familiari. Durante il ricovero è importante che l'infermiere ponga particolare attenzione alla comparsa di sintomi quali: depressione, nevrosi (come ad esempio mangiarsi le unghie) e regressione (dipendenza eccessiva dai familiari). Tutti questi accorgimenti sono necessari per prevenire ripercussioni sul futuro psicologico e sulle reazioni del bambino alla malattia e alla degenza ospedaliera.

26.6 Le diagnosi infermieristiche pediatriche

In pediatria vengono principalmente utilizzati gli 11 modelli funzionali della salute di Marjory Gordon, chiamati anche "modello" Gordon. Tale modello si basa sul concetto che tutti gli esseri umani hanno in comune dei modelli funzionali che contribuiscono alla loro salute, qualità della vita e realizzazione del potenziale umano. Attraverso un'attenta descrizione e valutazione di tali modelli, l'infermiere è in grado di distinguere i modelli che sono funzionali da quelli disfunzionali. Di conseguenza una volta rilevate le disfunzioni vengono definite le Diagnosi Infermieristiche con associati gli obiettivi e gli interventi necessari per poterle risolvere.

26.6.1 Il "modello Gordon"

1. Modello di percezione e di gestione della salute: descrive il modello di salute e di benessere percepito dalla persona e le modalità di gestione della salute.

    Esempi di domande da effettuare sono:

    - In generale qual è lo stato di salute di sua/o figlia/o?
    - Qual è lo stato di salute di sua/o figlia/o attualmente?
    - Quali sono le cose più importanti che fa per mantenere in salute sua/o figlia/o?
    - Perché sua/o figlia/o è stata/o ricoverata/o in ospedale?
    - Quale trattamento sta ricevendo sua/o figlia/o? Pensa che sia utile? Conosce lo scopo?

- Sua/o figlia/o è mai stata/o ricoverata/o prima? Perché? Com'è stata quella esperienza per lei e sua/o figlia/o?

- Cosa si aspetta da questo ricovero?

- Prevede qualche problema durante la cura della/del figlia/o a casa? Se si, quali?

- Sua/o figlio/a ha delle allergie?

Esempi di diagnosi Nanda I 2009-2011: Autonegligenza; Contaminazione; Disponibilità a migliorare l'autogesione della salute; Rischio di infezione.

2. Modello di attività e di esercizio fisico: descrive i modelli dell'esercizio fisico, di altre attività, del tempo libero e delle attività ricreative. Esempi di domande da effettuare sono:

- Quando ha cominciato sua/o figlia/o a camminare da sola/o?

- Sua/o figlia/o pratica qualche sport?

- Lei ha delle preoccupazioni sulle capacità di sua/o figlia/o per le attività fisiche?

- Sua/o figlia/o riesce ad afferrare le cose, a usare le dita per prendere oggetti, a maneggiarli correttamente?

- Lei ha delle preoccupazioni sulle capacità di sua/o figlia/o ad usare le mani?

- Qual è il grado di indipendenza raggiunta nel mangiare, nell'eliminare, nel vestirsi e nel lavarsi?

Esempi di diagnosi Nanda I 2009-2011: Compromissione dei scambi gassosi; Compromissione della deambulazione; Fatigue; Rischio di cadute.

3. Modello di nutrizionale e metabolico: descrive il modello di assunzione del cibo e dei liquidi, correlato agli indicatori del fabbisogno metabolico nei vari distretti dell'organismo. Esempi di domande da effettuare sono:

    - Mangia in modo naturale, artificiale, parenterale o enterale?
    - Negli ultimi tempi mangia con appetito?
    - Di solito, cosa mangia e beve?
    - Ha preferenze alimentari?
    - Esistono alimenti che non gradisce?
    - E' soggetto a limitazioni dietetiche?
    - E' preoccupata per l'appetito, il comportamento alimentare o la dieta di sua/o figlia/o?
    - La cicatrizzazione della ferita è buona o presenta dei problemi?
    - Ha problemi alla mucosa orale?
    - Ha problemi cutanei?

    Esempi di diagnosi Nanda I 2009-2011: Allattamento al seno efficace; Compromissione della deglutizione; Deficit di sviluppo della persona adulta; Ipertermia; Nutrizione inferiore al bisogno.

4. Modello di eliminazione: descrive i modelli della funzione escretoria (intestino, vescica e cute). Esempi di domande da effettuare sono:

    - Quali sono le abitudini intestinali?
    - Quali sono le abitudini urinarie?

    Esempi di diagnosi Nanda I 2009-2011: Compromessa eliminazione urinaria; Diarrea; Incontinenza urinaria funzionale.

5. Modello di riposo e di sonno: descrive i modelli di sonno, riposo e rilassamento. Esempi di domande da effettuare sono:

   - Quante ore dorme nelle 24 h?
   - Quali sono le normali abitudini?

   Esempi di diagnosi Nanda I 2009-2011: Deprivazione di sonno; Disturbo del modello del sonno; Insonnia.

6. Modello cognitivo e percettivo: descrive i modelli sensoriale-percettivo e cognitivo. Esempi di domande da effettuare sono:

   - Come si comporta a scuola? Sono stati rilevati problemi sui risultati scolastici?
   - Qual è lo stato mentale;
   - Qual è il linguaggio utilizzato con la/il bambina/o?
   - Qual è la lingua parlata dalla/dal bambina/o?
   - Capacità di esprimersi;
   - Capacità di comprendere;
   - Capacità di interagire;
   - Udito;
   - Vista;
   - Dolore (assente, acuto, cronico, sede, tipo, frequenza).

   Esempi di diagnosi Nanda I 2009-2011: Confusione mentale acuta; Disponibilità a migliorare la conoscenza; Dolore acuto.

7. Modello di percezione del sé/concetto di sé: Descrive il modello del concetto di sé e delle percezioni di sé della persona (per esempio, concetto di sé/valore, immagine corporea, stato delle emozioni). Esempi di domande da effettuare sono:

- Come si sente rispetto alla malattia di sua/o figlia/o? Cosa la preoccupa di più?

- (chiedere al/alla bambino/bambina) Come ti senti rispetto alla malattia? Cosa ti preoccupa di più? Cosa provi riguardo te stesso?

Esempi di diagnosi Nanda I 2009-2011: Ansia; Disponibilità a migliorare il concetto di sé; Disturbo dell'identità personale; Autostima cronicamente scarsa.

8. Modello di ruoli e di relazioni: descrive il modello delle relazioni e delle responsabilità correlate al ruolo della persona. Esempi di domande da effettuare:

   - A quanti anni ha iniziato a dire qualche parola?
   - La/il bambina/o usa un linguaggio appropriato rispetto alla sua età?
   - Ha qualche preoccupazione sullo sviluppo o sulle caratteristiche del linguaggio?
   - Quale lingua si parla in casa?
   - Come è composta la famiglia in cui vive la/il bambina/o?
   - Ci sono problemi in famiglia?
   - Come sono i rapporti con i coetanei?
   - (parlando con i genitori) Lei ha delle preoccupazioni riguardo alle relazioni di sua/o figlia/o con gli altri?

Esempi di diagnosi Nanda I 2009-2011: Conflitto in rapporto al ruolo genitoriale; Inefficaci prestazioni di ruolo; Isolamento sociale; Rischio di solitudine.

9. Modello di sessualità e di riproduzione: descrive i modelli di soddisfazione e insoddisfazione della persona correlati alla sfera della sessualità; descrive il modello riproduttivo. Esempi di domande da effettuare sono:

- Sua/o figlia/o dimostra interesse per la sessualità?
- Cosa prova lei a riguardo?
- Come gestisce la curiosità?
- Esempi di domande da fare agli adolescenti:
- Ha conoscenza delle funzioni sessuali?,
- Qual è la sua attività sessuale?,
- Utilizza contraccettivi? Ha storie di gravidanza?,
- Quali sono i sentimenti per l'altro sesso?

Esempi di diagnosi Nanda I 2009-2011: Disfunzione sessuale; Inefficace modello di sessualità.

10. Modello di coping e di tolleranza allo stress: descrive il modello generale di coping della persona e l'efficacia del modello in termini di tolleranza allo stress. Esempi di domande da effettuare sono:

- Lei come prende decisioni?
- Nell'ultimo anno sono avvenute perdite o cambiamenti nella sua vita o di sua/o figlia/o?
- C'è qualcuno che l'aiuta nei momenti importanti o critici?
- Come gestisce la cura di sua/o figlia/o, della casa, e delle altre responsabilità?
- (per adolescenti) Come gestisci i tuoi compiti, gli sport e le altre attività?

- Cosa può fare il personale infermieristico per aiutarvi durante il ricovero?

Esempi di diagnosi Nanda I 2009-2011: Comportamento relativo alla salute che può causare dei rischi; Coping difensivo; Coping inefficace; Negazione inefficace.

11. Modello di valori e di convinzioni: descrive i modelli dei valori, delle convinzioni (comprese quelle spirituali) e gli obiettivi che orientano le scelte o le decisioni. Esempi di domande da effettuare sono:

    - Appartiene a qualche credo religioso?
    - C'è un religioso o una pratica che desidererebbe durante il ricovero di sua/o figlia/o?

Esempi di diagnosi Nanda I 2009-2011: Afflizione cronica; Compromissione del benessere; Compromissione della religiosità; Lutto; Lutto complicato; Sofferenza morale.

26.7 La pianificazione degli interventi

La pianificazione dell'assistenza in ambito pediatrico deve:

- Garantire un'assistenza continua e personalizzata;

- Fornire una guida scritta al gruppo infermieristico per l'assistenza al bambino e ai genitori;

- Formulare un piano di interventi realistici, efficaci e valutabili, orientando l'intervento infermieristico in primo luogo alla risoluzione dei problemi prioritari di assistenza del bambino;

- Favorire il coinvolgimento e la partecipazione del bambino, dei genitori e delle persone significative;

- Offrire uno strumento che possieda una doppia valenza, cioè che da un lato informi i componenti dell'équipe circa le attività svolte e dall'altro permetta di avere a disposizione uno strumento per rivedere e valutare l'assistenza.

Il piano assistenziale è un documento che viene condiviso con tutto il personale infermieristico che collabora alla sua attuazione, questa modalità di utilizzo permette di erogare un'assistenza che segue una strategia comune di attuazione degli interventi assistenziali, per il raggiungimento degli obiettivi comuni prefissati. Si deve coinvolgere (quando è possibile) in tutte le fasi del processo di assistenza infermieristica (compresa la fase della pianificazione) il bambino e i suoi genitori, quest'ultimi acquisiranno così un ruolo attivo nel processo di assistenza e di cura.

26.8 L'attuazione degli interventi

L'attuazione del piano infermieristico richiede il rispetto di alcuni principi quali: il maggior coinvolgimento possibile del bambino e dei genitori, la valutazione infermieristica degli interventi interdipendenti (in collaborazione con gli altri membri dell'équipe sanitaria) e dipendenti (sotto la responsabilità infermieristica), i quali non vanno eseguiti ciecamente ma vanno valutati segnalando eventuali dubbi al professionista che li ha prescritti, il mantenimento di una relazione interpersonale continua e l'attenta osservazione durante tutta l'erogazione delle prestazioni al fine di rilevare le reazioni del bambino e dei genitori. Tutte le prestazioni assistenziali che vengono delegate agli altri operatori o ai genitori/parenti devono essere coordinate, supervisionate e valutate dall'infermiere responsabile. Tutti gli interventi devono essere basati su evidenze scientifiche, ossia sulle Evidence Based Medicine (EBM) e sulle Evidence Based Nursing (EBN). Un sistema di pianificazione utile ed efficace dovrebbe comprendere: piani di assistenza generale (presenti all'interno dell'unità operativa), piani di assistenza standardizzati (essi sono utilizzati quando si ha a che fare con un gruppo di bambini con una specifica diagnosi medica o che sono sottoposti ad un particolare tipo di intervento chirurgico) formulati da infermieri esperti e piani di assistenza aggiuntivi (sono piani integrativi, specifici di un determinato problema di un singolo paziente/bambino).

26.9 La valutazione degli esiti

In questa fase l'infermiere valuterà i risultati ottenuti e li confronterà con gli obiettivi prefissati. E' quindi possibile distinguere tre situazioni: raggiungimento completo, raggiungimento parziale e non raggiungimento dell'obiettivo prefissato, inoltre è possibile evidenziare l'insorgenza di problemi aggiuntivi durante l'assistenza e questo implica la necessità di realizzare ulteriori Diagnosi Infermieristiche. Quando l'obiettivo è stato conseguito significa che il problema per cui era stata fatta la diagnosi è stato risolto, si documenta così il raggiungimento e si sospende la diagnosi infermieristica relativa. Nel caso in cui l'obiettivo è stato parzialmente raggiunto o non è stato possibile raggiungerlo, si procede ad un nuovo piano assistenziale individualizzato, quindi si ha: una rivalutazione dei problemi, l'esecuzione di una nuova pianificazione, una ridefinizione della diagnosi con correlata attuazione e valutazione degli esiti. La valutazione, oltre a permettere di porre un giudizio sul livello di raggiungimento degli obiettivi ed il grado di risoluzione dei problemi, è molto utile in quanto permette di: raccogliere dati sia soggettivi che oggettivi necessari per poter dare un valore alla qualità dell'assistenza fornita, inoltre consente di osservare le risposte comportamentali del paziente attraverso l'utilizzo di criteri di risultato predeterminati e fornisce una base per poter andare a rivedere e modificare il piano di assistenza originario. Quando l'obiettivo non viene raggiunto si deve effettuare una rivalutazione della situazione e teorizzare le possibili cause. I fattori principali che determinano il non raggiungimento di un obiettivo prefissato sono: un cambiamento o un peggioramento delle condizioni di salute dell'assistito, la programmazione e pianificazione di un obiettivo irrealistico e/o inadeguato, la prescrizione di interventi inadeguati o insufficienti e l'attuazione di un'assistenza incongruente alla prescrizione dell'intervento.

27 Glossario

27.1 Significato - Acronimo

- A
  A1C-Derived Average Glucose: ADAG
  Acido glutammico: Glu
  Activity Daily Living: ADL
  Alfa 1-antitripsina: A1AT
  American Diabetes Association: ADA
  Amministratore Giudiziario: A.G.
  Antidiuretic hormone: ADH
  Assist Control: AC
  Auxiliary Manual Breathing Unit: Ambu
  Azienda Sanitaria Locale: ASL

- B
  Basic Activities of Daily Living: BADL
  Biphasic Positive Airway Pressure: BiPAP
  Body Mass Index: BMI
  Brief Pain Inventory: BPI
  Broncopneumopatia cronico ostruttiva: BPCO

- C
  Carbossimetilcellulosa: CMC
  Catetere Venoso Centrale: CVC

Catetere Venoso Periferico: CVP

Catetere Vescicale: CV

Centro di Salute Mentale: CSM

Centri Diurni: CD

Charrière: CH

Children's Hospital Of Eastern Ontario Pain Scale: CHEOPS

Cloruro di Potassio: KCl

Cloruro di Sodio: NaCl

Collegio Medico di Accertamento: C.A.M

Commissione Centrale per gli Esercenti le Professioni Sanitarie: CCEPS

Comunità Economica Europea: CEE

Comunità Terapeutiche-Riabilitative di tipo 1: CTR1

Comunità Terapeutiche-Riabilitative di tipo 2: CTR2

Conformità Europea: CE

Continuous Positive Airway Pressure: CPAP

Crying Requires O2 Increased vital signs Expression Sleepless: CRIES

- D

    Day Hospital: DH

    Decreto del Ministero della Sanità: DMS

    Decreto del Presidente della Repubblica: DPR

    Diagnosi Infermieristiche: D.I.

    Dipartimento Delle Dipendenze: DDD

    Dipartimento di Emergenza e Accettazione: DEA

    Dipartimento di Salute Mentale: DSM

    Direzione Aziendale: DA

    Direzione Medica Ospedaliera: DMO

    Dispositivi di Protezione Individuale: DPI

    Douler Aigue du Nouveau-né: DAN

- E

  Eccesso di Basi: BE

  Echelle Douleur In confort Nouveau-né: EDIN

  Educazione Continua in Medicina: ECM

  Elettrocardiogramma: ECG

  Elettroencefalografia: EEG

  Elettromiografia: EMG

  Emogasanalisi: EGA

  Emorragia Sub-Aracnoidea: ESA

  Endovenoso: e.v.

  End-tidal CO2: EtCO2

  Evidence Based Medicine: EBM

  Evidence Based Nursing: EBN

  Expiratory Positive Airway Pressure: EPAP

- F

  Faces Pain Scale: FPS

  Farmaci Anti-infiammatori Non Steroidei: FANS

  Federazione Nazionale Ordini Professioni Infermieristiche: FNOPI

  Flusso Inspiratorio di O2: FiO2

  Frequenza Cardiaca: FC

  Frequenza Respiratoria: FR

- G

  Gittata Cardiaca: GC

  Glasgow Coma Scale: GCS

- H

  Hemoglobin A1c: HbA1c

Hemoglobin: Hb

Hereditary NonPolyposis Colorectal Cancer: HNPCC

- I

  Impaired Glucose Tolerance: IGT

  Infermieri Professionali, Assistenti Sanitari e Vigilatrici d'Infanzia: IPASVI

  Infezioni Correlate all'Assistenza: ICA

  Inspiratory Positive Airway Pressure: IPAP

  Intensive Care Unit: ICU

  Intention To Treat: ITT

  International Association for the Study of Pain: IASP

  International Diabetes Federation: IDF

  Intra-Aortic Balloon Pump: IABP

  Intubazione orotracheale: IOT

  Italian Resuscitation Council: IRC

- L

  Lesione Da Pressione: LDP

- M

  Magnetic Resonance Angiography: MRA

  Malformazione Artero-Venosa: MAV

  Mcgill Pain Questionnaire: MPQ

  Medico Anestesista Rianimatore: MAR

  Medico di Medicina Generale: MMG

  mezzo di contrasto: m.d.c.

  Mini Mental State Examination: MMSE

  Ministero della Salute: MdS

Ministero dell'Istruzione dell'Università e della Ricerca: MIUR

Multy Organ Failure: MOF

- N

  Nasal CPAP: NCPAP

  Nasal Intermittent Positive Pressure Ventilation: NIPPV

  Neutral protamine Hagedorn: NpH

  Non Invasive Ventilation: NIV

  Non-ST Elevation Myocardial Infarction: NSTEMI

  North American Nursing Diagnosis Association: NANDA

  Numerical Rating Scale: NRS

  Nursing Interventions Classification: NIC

  Nursing Outcomes Classification: NOC

  Nutrizione Enterale: NE

  Nutrizione Parenterale Totale: NPT

- O

  Operatori Socio Sanitari: OSS

  Operatori Tecnici dell'Assistenza: OTA

  Oral Glucose Tolerance Test: OGTT

  Oral Somministration: OS

  Organizzazione Mondiale della Sanità: OMS

- P

  Pain Assessment In Advanced Dementia: PAINAD

  Pain Disconfort Scale: PDS

  PaO2/FiO2: P/F

  Parametri Vitali: PV

  Partial Thromboplastin Time: PTT

  Percutaneous Transluminal Coronary Angioplasty: PTCA

Piano di Assistenza Individualizzato: PAI

Piano di Trattamento Individuale: PTI

Piano Sanitario Nazionale: PSN

Picco di Pressione Inspiratoria: PIP

Pneumotorace: PNX

Poliposi Adenomatosa Familiare: FAP

Poly-Cystic Ovary Syndrome: PCOs

Positive End-Expiratory Pressure: PEEP

Potassio: K

Premature Infant Pain Profile: PIPP

Pressione Arteriosa: PA

Pressione Arteriosa Media: PAM

Pressione di Perfusione Cerebrale: PPC

Pressione IntraCranica: PIC

Pressione parziale dell'anidride carbonica: PaCO2

Pressione parziale dell'ossigeno: PaO2

Pressione Venosa Centrale: PVC

Pressure Controlled Ventilation: PCV

Pressure Support Ventilation: PSV

Progetto Terapeutico Riabilitativo Personalizzato: PTRP

Pronto Soccorso: PS

Prothrombin Time: PT

Prova di Funzionalità Respiratoria: PFR

Pulmonary Artery Catheterization: PAC

- R

  Radiografia: RX

  Randomized Controlled Trial: RCT

  Risonanza Magnetica: RM

- S

  Sala Operatoria: SO

  Saturazione Parziale dell'Ossigeno: SpO2

  Servizio Psichiatrico di Diagnosi e Cura: SPDC

  Servizio Sanitario Nazionale: SSN

  Short-form MPQ: SF-MPQ

  Sistema Nervoso: SN

  Sistema Nervoso Centrale: SNC

  Sistema Nervoso Periferico: SNP

  Sondino-Naso-Gastrico: SNG

  ST Elevation Myocardial Infarction: STEMI

  Synchronized Intermittent Mandatory Ventilation: SIMV

- T

  Temperatura Corporea: TC

  Terapia Intensiva Post Operatoria Cardiochirurgica: TIPOC

  Tessuto Non Tessuto: TNT

  Tomografia Assiale Computerizzata: TAC

  Transient Ischemic Attack: TIA

  Trattamenti Sanitari Volontari: TSV

  Trattamento Sanitario Obbligatorio: TSO

  Tubercolosi: TBC

  Tubo orotracheale: TOT

- U

  Unione Europea: UE

  Unità di Convivenza: UC

  Unità di Terapia Intensiva: UTI

  Unità di Terapia Intensiva Coronarica: UTIC

  Unità Operative: UO

- V

  Valutazione Operativa: VO

  Velocità di Espirazione Massiva al Secondo: VEMS

  Ventilator-Associated Pneumonia: VAP

  Ventilatore Meccanico: VM

  Verbal Rating Scale: VRS

  Visual Analogic Scale: VAS

  Volume Controllato: VC

27.2 Acronimo - Significato

- A

  ADAG: A1C-Derived Average Glucose ADL: Activity Daily Living

  A1AT: Alfa 1-antitripsina

  ADA: American Diabetes Association

  A.G.: Amministratore Giudiziario

  ADH: Antidiuretic hormone

  AC: Assist Control

  Ambu: Auxiliary Manual Breathing Unit

  ASL: Azienda Sanitaria Locale

- B

  BADL: Basic Activities of Daily Living

  BiPAP: Biphasic Positive Airway Pressure

  BMI: Body Mass Index

  BPI: Brief Pain Inventory

  BPCO: Broncopneumopatia cronico ostruttiva

  BE: Eccesso di Basi

- C

  CMC: Carbossimetilcellulosa CVC: Catetere Venoso Centrale

  CVP: Catetere Venoso Periferico

  CV: Catetere Vescicale

  CSM: Centro di Salute Mentale

  CD: Centri Diurni

  CH: Charrière

  CHEOPS: Children's Hospital Of Eastern Ontario Pain Scale

  C.A.M: Collegio Medico di Accertamento

  CCEPS: Commissione Centrale per gli Esercenti le Professioni Sanitarie

  CEE: Comunità Economica Europea

  CTR1: Comunità Terapeutiche-Riabilitative di tipo 1

  CTR2: Comunità Terapeutiche-Riabilitative di tipo 2

  CE: Conformità Europea

  CPAP: Continuous Positive Airway Pressure

  CRIES: Crying Requires O2 Increased vital signs Expression Sleepless

- D

  DH: Day Hospital

  DMS: Decreto del Ministero della Sanità

  DPR: Decreto del Presidente della Repubblica

  D.I.: Diagnosi Infermieristiche

  DDD: Dipartimento Delle Dipendenze

  DEA: Dipartimento Delle Dipendenze

  DSM: Dipartimento di Salute Mentale

  DA: Direzione Aziendale

  DMO: Direzione Medica Ospedaliera

  DPI: Dispositivi di Protezione Individuale

DAN: Douler Aigue du Nouveau-né:

- E

    EDIN: Echelle Douleur In confort Nouveau-né

    ECM: Educazione Continua in Medicina

    ECG: Elettrocardiogramma

    EEG: Elettroencefalografia

    EMG: Elettromiografia

    EGA: Emogasanalisi

    ESA: Emorragia Sub-Aracnoidea

    e.v.: Endovenoso

    $EtCO_2$: End-tidal CO_2

    EBM: Evidence Based Medicine

    EBN: Evidence Based Nursing

    EPAP: Expiratory Positive Airway Pressure

- F

    FPS: Faces Pain Scale

    FANS: Farmaci Anti-infiammatori Non Steroidei

    FNOPI: Federazione Nazionale Ordini Professioni Infermieristiche

    FiO_2: Flusso Inspiratorio di O_2

    FC: Frequenza Cardiaca

    FR: Frequenza Respiratoria

- G

    GC: Gittata Cardiaca

    GCS: Glasgow Coma Scale

    Glu: Acido glutammico

- H

    HbA1c: Hemoglobin A1c

Hb: Hemoglobin

HNPCC: Hereditary NonPolyposis Colorectal Cancer

- I

    IGT: Impaired Glucose Tolerance

    IPASVI: Infermieri Professionali, Assistenti Sanitari e Vigilatrici d'Infanzia

    ICA: Infezioni Correlate all'Assistenza

    IPAP: Inspiratory Positive Airway Pressure

    ICU: Intensive Care Unit

    ITT: Intention To Treat

    IASP: International Association for the Study of Pain

    IDF: International Diabetes Federation

    IABP: Intra-Aortic Balloon Pump

    IOT: Intubazione orotracheale

    IRC: Italian Resuscitation Council

- K

    KCl: Cloruro di Potassio

    K: Potassio

- L

    LDP: Lesione Da Pressione

- M

    MRA: Magnetic Resonance Angiography

    MAV: Malformazione Artero-Venosa

    MPQ: Mcgill Pain Questionnaire

    MAR: Medico Anestesista Rianimatore MMG: Medico di Medicina Generale

    m.d.c.: mezzo di contrasto

MMSE: Mini Mental State Examination
MdS: Ministero della Salute
MIUR: Ministero dell'Istruzione dell'Università e della Ricerca
MOF: Multy Organ Failure

- N

  NCPAP: Nasal CPAP
  NIPPV: Nasal Intermittent Positive Pressure Ventilation
  NpH: Neutral protamine Hagedorn
  NIV: Non Invasive Ventilation
  NSTEMI: Non-ST Elevation Myocardial Infarction
  NANDA: North American Nursing Diagnosis Association
  NRS: Numerical Rating Scale
  NIC: Nursing Interventions Classification
  NOC: Nursing Outcomes Classification
  NE: Nutrizione Enterale
  NPT: Nutrizione Parenterale Totale

- O

  OSS: Operatori Socio Sanitari
  OTA: Operatori Tecnici dell'Assistenza
  OGTT: Oral Glucose Tolerance Test
  OS: Oral Somministration
  OMS: Organizzazione Mondiale della Sanità

- P

  PAINAD: Pain Assessment In Advanced Dementia
  PDS: Pain Disconfort Scale
  P/F: PaO2/FiO2
  PV: Parametri Vitali

PTT: Partial Thromboplastin Time

PTCA: Percutaneous Transluminal Coronary Angioplasty

PAI: Piano di Assistenza Individualizzato

PTI: Piano di Trattamento Individuale

PSN: Piano Sanitario Nazionale

PIP: Picco di Pressione Inspiratoria

PNX: Pneumotorace

FAP: Poliposi Adenomatosa Familiare

PCOs: Poly-Cystic Ovary Syndrome

PEEP: Positive End-Expiratory Pressure

PIPP: Premature Infant Pain Profile

PA: Pressione Arteriosa

PAM: Pressione Arteriosa Media

PPC: Pressione di Perfusione Cerebrale

PIC: Pressione IntraCranica

PaCO2: Pressione parziale dell'anidride carbonica

PaO2: Pressione parziale dell'ossigeno

PVC: Pressione Venosa Centrale

PCV: Pressure Controlled Ventilation

PSV: Pressure Support Ventilation

PTRP: Progetto Terapeutico Riabilitativo Personalizzato

PS: Pronto Soccorso

PT: Prothrombin Time

PFR: Prova di Funzionalità Respiratoria

PAC: Pulmonary Artery Catheterization

- R

  RX: Radiografia

  RCT: Randomized Controlled Trial

RM: Risonanza Magnetica

- S

    SO: Sala Operatoria

    SpO2: Saturazione Parziale dell'Ossigeno

    SPDC: Servizio Psichiatrico di Diagnosi e Cura

    SSN: Servizio Sanitario Nazionale

    SF-MPQ: Short-form MPQ

    SN: Sistema Nervoso

    SNC: Sistema Nervoso Centrale

    SNP: Sistema Nervoso Periferico

    SNG: Sondino-Naso-Gastrico

    STEMI: ST Elevation Myocardial Infarction

    SIMV: Synchronized Intermittent Mandatory Ventilation

- T

    TC: Temperatura Corporea

    TIPOC: Terapia Intensiva Post Operatoria Cardiochirurgica

    TNT: Tessuto Non Tessuto

    TAC: Tomografia Assiale Computerizzata

    TIA: Transient Ischemic Attack

    TSV: Trattamenti Sanitari Volontari

    TSO: Trattamento Sanitario Obbligatorio

    TBC: Tubercolosi

    TOT: Tubo orotracheale

- U

    UE: Unione Europea

    UC: Unità di Convivenza

    UTI: Unità di Terapia Intensiva

UTIC: Unità di Terapia Intensiva Coronarica

UO: Unità Operative

- V

  VO: Valutazione Operativa

  VEMS: Velocità di Espirazione Massiva al Secondo

  VAP: Ventilator-Associated Pneumonia

  VM: Ventilatore Meccanico

  VRS: Verbal Rating Scale

  VAS: Visual Analogic Scale

  VC: Volume Controllato

www.ingramcontent.com/pod-product-compliance
Lightning Source LLC
Chambersburg PA
CBHW080449220526
45465CB00006B/2214